U0123045

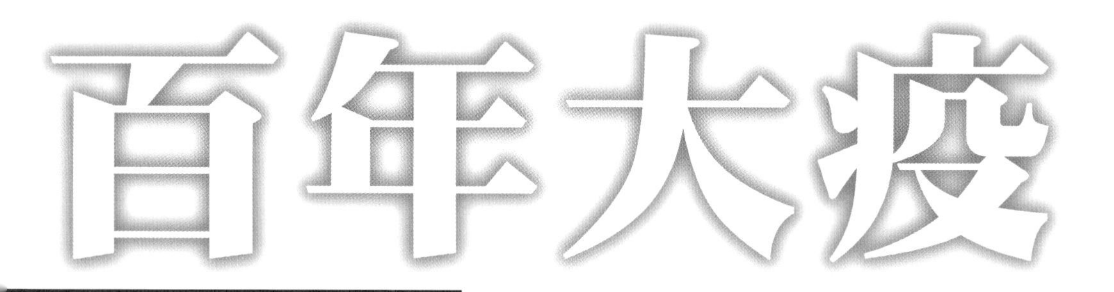

COVID-19
疫情全紀錄

中央通訊社——著

目 錄

序

1月　暗夜哨音：17年前SARS噩夢再襲

2月　世紀之瘟：失控恐懼　排山倒海

3月　全境封鎖：地球停止呼吸　宛如無人之境

4月　疫境求生：病毒 時間 殊死戰

5月　解封之路：烏雲如影隨形

6月　世界變了：危機下的新常態

7月　戰疫，不停止

全球抗疫現場圖輯

序

民主、透明與謙卑是抗疫成功的保證

陳建仁

中華民國前副總統
中央研究院院士

從 2019 年 12 月武漢爆發 COVID-19 的疫情以來，由於中國政府和世界衛生組織在 2020 年 1 月底以前，一直告訴全世界，中國的疫情是可防可控。各國既未能提早協助中國防疫、提高中國旅遊警示，也未能管控中國旅客入境、採行有效港埠檢疫。COVID-19 因此蔓延到全球各地，直到 2020 年 7 月底為止，已超過 1,727 萬名確定病例，以及超過 67 萬人死亡。COVID-19 導致各國封城封市、經濟蕭條，弱勢家庭和中小企業更是受到嚴重影響，帶給全人類震撼與恐慌。

在台灣，由於迅速應變、提前部署，疫情控制完善，至 8 月 17 日共有 485 名確診病例，七人死亡，每百萬人口的發生率和死亡率都很低，在全球 189 個國家當中表現優異。彭博社以公共衛生、經濟活動、政策三大指標，評比 75 個經濟體的防疫成效，台灣得到第一！日本生命保險公司智庫，根據疫情受害程度與經濟受損情形，評估 49 國的防疫成績，台灣也奪冠！

經歷了2003年的SARS風暴、2006至2008年的禽流感威脅、以及 2009 至 2010 年的 H1N1 流感大流行，台灣的防疫與公衛體系，全民的防疫意識與實踐，一直在謙卑地檢討與精進。「前事不忘、後事之師」，台灣這次的防疫成果，是全民累積十多年的學習經驗得來的！台灣在全球 COVID-19 疫情的嚴峻挑戰下防疫成功，更讓全世界重新看見台灣，認識台灣獨特的價值。這次台灣在 COVID-19 抗疫的成功，應該歸功於各級政府的密切合作、防疫醫護人員的努力不懈、防護物資增產與分配團隊的快速回應，以及全民積極配合防疫。

在疫難當頭的時刻，台灣民眾都能從驚慌中學習，2,370 萬台灣人展現了極佳的公民自律精神，不論是邊境檢疫、密切接觸者追蹤、居家檢疫或隔離、維持社交距離、實行良好衛生習慣，都表現得可圈可點，成為各國學習的典範。不僅做好自我的防護，還充分發揮「我為人人、人人為我」的公民素養，彼此幫忙、相互協助。甚至在防護物資缺乏的情況下，展現「我 OK，您先請」的禮讓美德。團結合作正是台灣防疫成功的最佳保證，台灣每一個人都是無名英雄！每一個人都燃燒自己照亮別人，使台灣閃爍著 2,370 萬燭光的光輝！

在自由、民主、開放的台灣，中央疫情指揮中心推展的「謹慎作為、迅速應變、超前部署」的台灣防疫模式，透過每日記者會公開說明疫情與風險，利用各大媒體詳盡解說防疫標準作為，很快贏得全國民眾的高度信任和支持！透明與信任，既是民主化的產物，又是民主成功的關鍵因素。過去 30 多年來，台灣的民主化，不只做到了自由開放、政黨良性競爭、尊重多元、保障人權、照護弱勢；同樣重要的，更凝聚了台灣主體意識、促進社會團結與提升公民素質。COVID-19 是這個時代最大的挑戰之一，讓我們真正見到民主體制蘊含的資訊開放、公眾信任、有效治理的正當性，不僅本身是重要的價值，也是一個社會面對各種挑戰的最有效武器。台灣就是最能證明這個命題的國家！台灣證明了民主可以為人類帶來永續、平安、共好的福祉。

全球的醫護防疫人員，無不堅守崗位、日以繼夜，不辭辛勞的服務照護病患，盡心盡力、捍衛病患的健康與生命，他們的「犧牲小我、成全大我」的慈悲善舉，令人感動佩服！台灣在口罩國家隊成功提高產量之後，也捐贈超過 5,000 萬個口罩，給全世界疫情嚴重國家的醫護人員！ Taiwan can help, Taiwan is helping! 因為我們體認到病毒無國界，沒有任何一個國家可以單獨防制 COVID-19，唯有世界大同、互助合作才能戰勝瘟疫！

中央社從疫情一開始，就密切關注疫情的發展，台北總社的堅強團隊，以及派駐在全球各大城市的特派員，都能夠深入觀察、詳實記錄、公正報導疫情的最新狀況和演變脈絡，提供正確可靠的疫情新聞和防疫新知。更難能可貴的，還製作了一系列內容豐富、容易理解的圖表，協助政府推動防疫紓困和振興經濟，呼籲民眾維持衛生習慣與社交距離。中央社以 COVID-19 大事件發生時間為主軸，彙編新聞內容摘要，搭配深度專題分析及照片影像，編輯成《百年大疫：COVID-19 疫情全紀錄》一書，很值得專業人士與一般民眾閱讀，既可掌握時勢潮流，又可增進新知！中央社的努力值得給予最高敬意！

序

沒有人該被遺落

陳其邁
前行政院副院長
高雄市市長

17 年前，台灣受到 SARS 侵襲，由於沒有接收到太多相關國際防疫資訊和援助，在獨自摸索的情況下，最終以 73 人死亡的沉重代價得到了慘痛教訓。而在 SARS 疫情過後，政府以及公衛相關單位皆痛定思痛，才逐步建立、完善了台灣面對流行性傳染病的防疫模式與應對措施。

2020 年的開端，人類社會卒不及防地受到不明病毒與肺炎病症的侵襲，首先是中國武漢驟然宣布封城，接著韓國、日本、香港、新加坡……等亞洲各國也紛紛傳出疫情。之後病毒遍及世界各地……封鎖與隔離成為日常風景，懷疑和恐懼也隨之逐漸蔓延。

台灣在這一波武漢肺炎的疫情中也面臨相當多的考驗與挑戰。我們得以在疫情初期即迅速做出反應，使得在世界各國瘋狂肆虐的病毒無法在台擴散，前述的沉痛經驗固然帶來深遠影響；

在疫情的不同階段，政府各部會的協調、合作，以及民間各界的支持與配合，全民團結也是決定性的因素之一。尤其在每一個環節所動員的醫護與國軍人力，他們於關鍵時刻挺身而出為抗疫所做的努力與犧牲，可說是因為有他們才能締造出現有的防疫成績。

而在台灣仍能維持安定穩健的日常生活時，全球各地正經歷另一波疫情擴散，如何在有效管控疫情和回復經濟與生活常軌之間取捨，成為各國政府的一大課題。台灣透過數位科技連結全民健保和公衛體系，做到精確有效的檢疫隔離，令防疫與社會穩定可以同步並進，這樣的經驗相信能夠為世界帶來回饋與幫助。

這次的疫情突顯出台灣身為國際成員的重要性；作為國際社會的一分子，台灣是有能力貢獻的，也十分樂意與世界各地的人們分享我們所做的努力。畢竟醫療衛生的福祉，是全人類共享的普世價值，沒有人該被遺落。

疫情發展至今，中央通訊社投入大量的人力與資源，為民眾帶來國內外的即時疫情資訊。現更進一步將其所做的報導與專題加以彙整，出版成《百年大疫：COVID-19 疫情全紀錄》一書；本書由中央社的採訪團隊撰錄、整理，詳實記錄了疫情初起，擴散，肆虐全球的重大歷程與關鍵事件。提供讀者一個更全面性的觀點，了解疫情現況，為仍在抗疫中的人們留下重要的歷史紀錄。

序
當下的歷史

陳時中

中央流行疫情指揮中心指揮官
衛生福利部部長

2020年很快地已經過了一半。年初，我們的社會和世界遭逢了來自武漢的肺炎病毒（SARS-CoV-2）侵襲，這場突如其來的疫情，在很多方面改變了我們的行為與思維，甚至很可能不會在世界上消失。諸如勤洗手、戴口罩、保持社交距離等防疫措施逐漸成為生活習慣的一部分，在可預見的未來將會一直持續陪伴著我們。

台灣在這次疫情中的醫療和防疫的突出表現，能夠廣受全球的好評和肯定，很大一部分必須歸功於站在第一線的醫護人員、防疫人員以及里長、警察、衛生局所等地方機關人員。如果沒有他們，任何防疫政策勢必無法落實，對疫情的防堵也無法如此成功。此外，所有的防疫措施也有賴台灣民眾的自發配合，才能夠有效地遏止病毒傳播與蔓延。總體而言，眼前的防疫成績是政府和全體國民共同努力、互相體諒、彼此包容才獲致的珍貴成果。

對比國內的情況，目前世界各地的疫情仍然持續延燒，確診病例不斷攀升，第二波乃至第三波的疫情反撲幾乎可說是一觸即發；許多國家仍處在封鎖控制疫情，和重啟挽救經濟的迴圈中來回擺盪掙扎。面臨人類歷史上前所未見的新型病毒疾病，顯然人們都還在摸索最佳的解決方案與應對之道。而在這個過程當中，我們做了什麼，世界其他各地的人們做了什麼；站在歷史的角度，對於人類社會如何抵抗病毒的散播和侵襲理當有所記錄，讓未來世代能夠以茲為鑑。

這次中央社將其從病疫爆發之初至今，一系列國內外疫情追蹤報導，以及各國封城第一現場的圖像紀錄，結集成《百年大疫：COVID-19 疫情全紀錄》一書。書中彙整了大量的第一手資訊和專題分析，並搭配中央社鑽研各項數據與資料後精心製作的新聞圖表，詳實記錄全球疫情演變，是相當珍貴的未來史料。

面對持續蔓延的疫情，對於未來感到憂慮或不安是能夠理解的。而從一個較宏闊的視野，在這史無前例的流行疫情之下，我們正站在一個歷史的關口，每個決定、作為都可能成為影響疫情走向的重要關鍵。即便可見的未來我們與疫病的這場戰爭仍會繼續，但只要能從個人衛生防疫習慣做起，落實真正的防疫新生活，將來世人回顧 2020 這一年，必然會注意到台灣經驗的難得可貴。

序
與疫共存的未來

中央通訊社董事長

元月 23 日武漢封城後隔一天，友人 S 從那裡發了封信跟我拜年。10 天前台灣總統大選時，我們以文會友，才在台北結緣。緊接著，S 便回北京。我因而甚感奇怪，他發信的地點何以是從這座疫情爆發岌岌可危的城市。

忍不住探問，「你怎麼會在武漢？」結果對方的理由再簡單不過，「爸媽在這裡，無論如何都必須回來。」又過個 10 來天，因為記掛著他，憂心地再了解狀況。S 僅回以，「我們小區已確診四個病人，現在實行封閉式管理不讓人出去了。」

武漢的小區封閉管理，通常僅保留一個進出通道，拒絕快遞與外送員，無特別情況居民也不能外出。後來，兩岸關係愈加惡化，我不好再追問任何封城之事，免得人家覺得繁瑣，只偶爾斷續關心他的狀況。

S雖身體無恙，這段封城期間並沒閒著，初時便已完成幾部紀錄片，諸如《有人離開有人歸來》、《送別李文亮》。後來又更忙，畢竟武漢是這場全球瘟疫的核爆點，他繼續製作跟疫情相關的報導。直到五月底疫情減緩，回北京了，以為終告解除，沒想到那裡反而出事了。

年初同時，長年定居紐約的版畫作家終於迢迢回到台灣。返鄉前口口聲稱要送我一幅版畫。但見面時，隨手攜帶的大布袋盡是口罩之類的防護用品。一直關切地問是否需要口罩，她在紐約買了很多。我微笑婉拒，提醒她在台灣還要待一陣，何妨送給更多鄉親。

她接受了我的意見，繼續按行程往南拜訪。但依舊憂心，一個月後，兒子一家從美國回來，住在南部是否會比較危險，因而不斷地打聽狀況，探問一些我們耳熟能詳的防疫問題。不及一星期，我又接到她的來信。

前幾日，她覺得台灣情勢愈來愈危險，臨時決定多花一些錢，買機票回紐約，兒子也謝絕了台灣的邀請。我安慰她，這樣也好，等台灣度過這次的危機，再回來仍不遲。

豈知，一個月不到，我又接到她的來信告知，紐約已瀕臨崩潰，不知疫情會蔓延到何種地步。她仔細深思，現在決定要回台灣買房定居。如果國內有人願意典藏，她想年底時辦一次版畫展，接著再把作品和過去寫作的手稿，全部捐給相關的美術館。

以上，隨手舉兩個自己跟國外友人互動的案例。武漢是疫情最早爆發的城市，紐約是後來感染最嚴重的都會。兩地的故事都證明，在疫情籠罩下，縱使彼此生活作息隔絕了，任何地方的未來福禍，依舊跟世界緊密相連。

台灣因管控嚴格，幸運地躲過一劫，卻無法忽視其它國依舊在艱苦抗疫中。我們在同一時間，繼續跟地球上任何人一樣感受同等危機。

人在台灣，心卻懸掛整個地球。相信許多人每天醒來也都如此，透過各種媒體，持續注意著世界各地疫情的變化。我自是重度的新聞需求者，好一陣持續著，一早最先打開的便是中央社「武漢肺炎蔓延圖解疫情一次看」。緊接，便是閱讀相關的新聞報導。

我所提出兩位親友的生活案例，乍看只是一個人在面對疫情時，毫無解決能力，但持續關心，映照自己的沮喪和反省。這類個人感懷，當然有別於各地國際新聞報導疫情的內容。然不論一個人、一個集體社會或國家，我們都同時朝一個懸崖奔騰過去。

本書的結集出版，當可對照出這一個意義的端倪。一來，這是一個全面爆發的瘟疫，傳染得既快又猛。波及的國家，影響生活之深遠都是二戰以來最嚴重的災難。再者我們都在此時此刻，親身參與了這場非傳統典型的戰疫。敵人不再是人類，而是無所不在的病毒。

我們不是歷史學者也非一國之君，無法洞察巨變的時局，做出偉大的治國方針，但人人可從己身做起，回顧在這個危險年代裡，自己做過何樣的處置。這段時間以來，正因無所遁逃於天地間，做為一個文字創作者，我的創作靈魂並未休假，書寫反而愈加繁重，強大而神聖。相信許多新聞工作者也抱持這種職責和專業，努力透過書寫的觀測，分享當下的見聞。

沒有人可以想像疫情結束後，還能照常過日子，生活秩序和節奏勢必會改變。未來的日子到底可以割捨和放棄哪些，個人又應該選擇何種生活價值？現有的新聞報導並無法清楚告訴我們答案，但它提供了多樣的線索。

邱吉爾在二戰最艱困時期說了一句名言，瘟疫蔓延時不斷被人引用，容我也在此借花獻佛：絕不要浪費一好危機的經驗（Never waste a good crisis）。中央社的武漢肺炎專輯成書，努力在幫忙讀者有序地見證這個階段性的過程，協助我們回顧台灣之外的世界到底怎麼了。

在與病毒共存的時日裡，我們從中學習到許多知識，目睹許多不幸的悲劇，無奈的悲苦，但也看到人性的溫暖，動人的社會力量。世界再如何暗黑，偏遠一角，總一有絲曙光和希望。

重新回顧這七個月來的國際時局，當也有此意義。17 年前，台灣在 SARS 的悲劇教訓裡，獲得了寶貴的正面能量。期待我們再次從這場戰役裡成長，終而有一個超越現在的更好狀態。

個人最好的才華，絕不是在美好時代鳴放，更應該體現在這樣未知、繁複和混亂的訊息中，做出正確的判斷。相對的，好的媒體此時更該放眼世界，展現自己的高度。從這份台灣應有的義務和責任裡，我們努力做出長期關懷的格局，跟閱聽大眾緊密呼應。

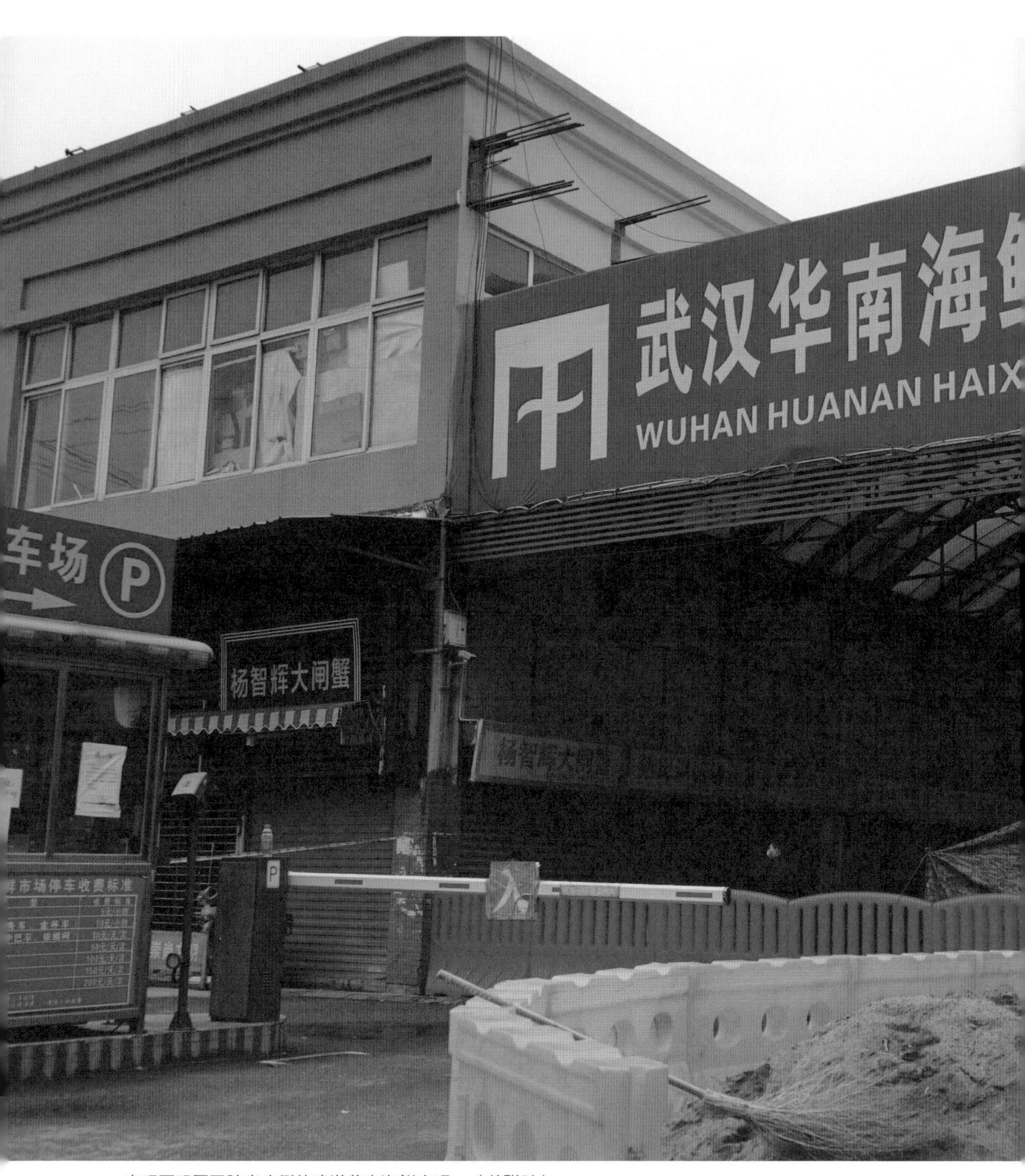

出現不明原因肺炎病例的武漢華南海鮮市場。（美聯社）

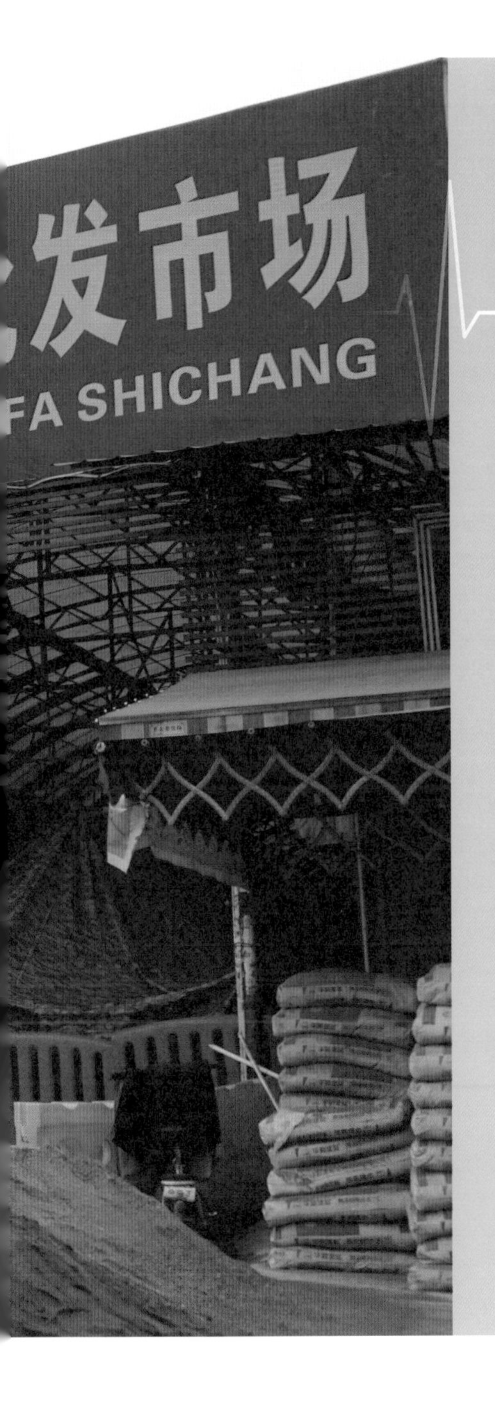

1月 暗夜哨音

17 年前 SARS 噩夢再襲

2020年前夕，人們歡喜準備迎接新年之際，不明肺炎悄悄地侵襲中國湖北武漢市，吹哨者李文亮醫師發出疫情示警，卻遭中國懲戒噤聲，疫情隨後如野火般肆虐亞洲。而台灣，因為 17 年前 SARS 的慘痛經驗，一路緊盯中國疫情，幾乎與哨聲響起同步展開防疫部署，這一步，就超越了全球。

1 月

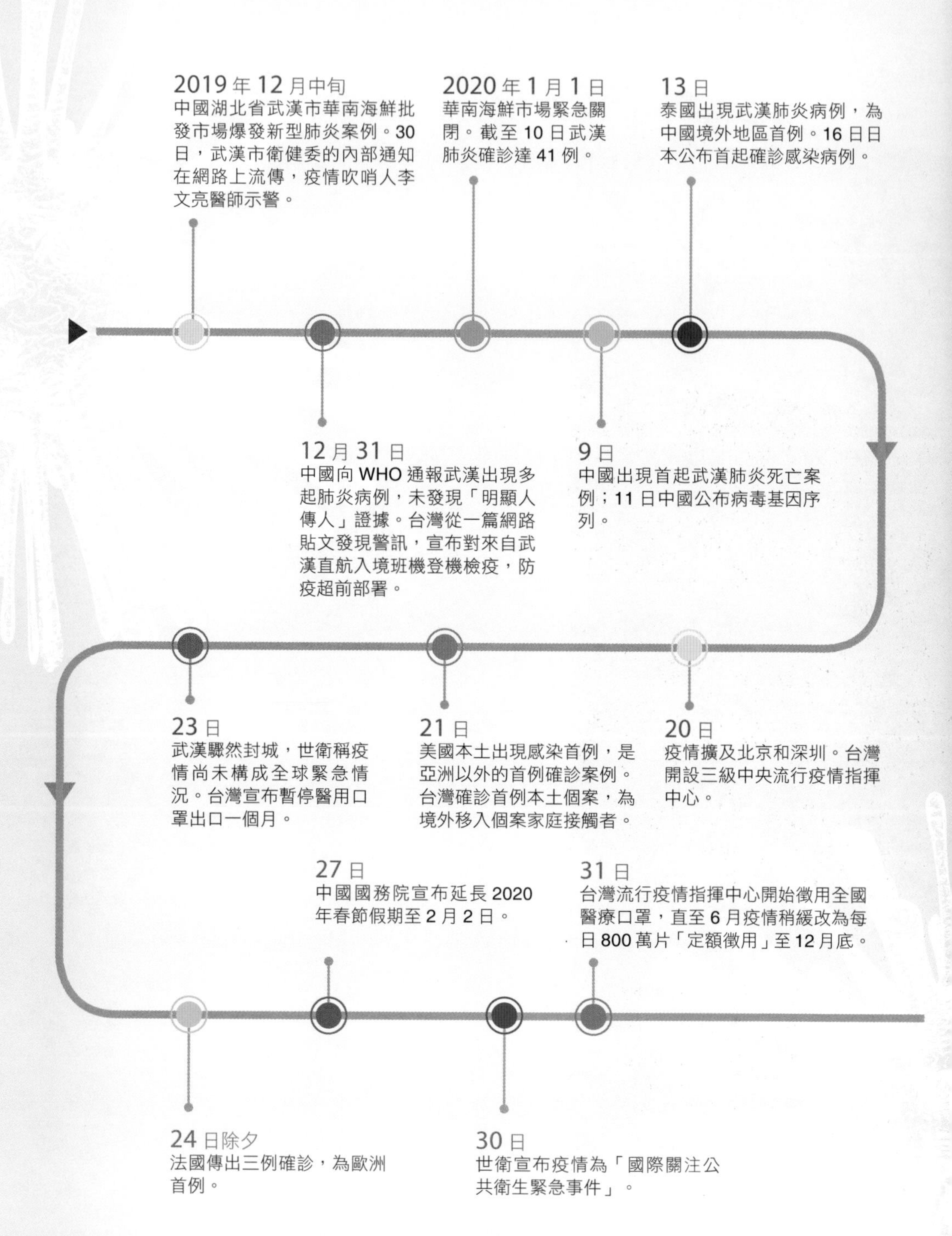

2019 年 12 月中旬
中國湖北省武漢市華南海鮮批發市場爆發新型肺炎案例。30 日，武漢市衛健委的內部通知在網路上流傳，疫情吹哨人李文亮醫師示警。
2020 年 1 月 1 日
華南海鮮市場緊急關閉。截至 10 日武漢肺炎確診達 41 例。
13 日
泰國出現武漢肺炎病例，為中國境外地區首例。16 日日本公布首起確診感染病例。
12 月 31 日
中國向 WHO 通報武漢出現多起肺炎病例，未發現「明顯人傳人」證據。台灣從一篇網路貼文發現警訊，宣布對來自武漢直航入境班機登機檢疫，防疫超前部署。
9 日
中國出現首起武漢肺炎死亡案例；11 日中國公布病毒基因序列。
23 日
武漢驟然封城，世衛稱疫情尚未構成全球緊急情況。台灣宣布暫停醫用口罩出口一個月。
21 日
美國本土出現感染首例，是亞洲以外的首例確診案例。台灣確診首例本土個案，為境外移入個案家庭接觸者。
20 日
疫情擴及北京和深圳。台灣開設三級中央流行疫情指揮中心。
27 日
中國國務院宣布延長 2020 年春節假期至 2 月 2 日。
31 日
台灣流行疫情指揮中心開始徵用全國醫療口罩，直至 6 月疫情稍緩改為每日 800 萬片「定額徵用」至 12 月底。
24 日除夕
法國傳出三例確診，為歐洲首例。
30 日
世衛宣布疫情為「國際關注公共衛生緊急事件」。

中國武漢爆不明原因肺炎
SARS 夢魘揮之不去

2019 年最後一天，當全球正在熱烈慶祝新的一年即將到來，中國社群平台微信及微博卻瘋傳湖北省武漢市衛生健康委員會醫政醫管處發布的兩份緊急通知，指當地醫療機構陸續出現不明原因肺炎病人。網路還盛傳多張武漢當地醫護人員聊天室截圖，有人稱武漢市第二醫院後湖院區已有病例確診為嚴重急性呼吸道症候群（SARS）冠狀病毒，病人已被隔離，一時間人心惶惶。

在新浪微博上，「# 武漢 SARS」或「# 武漢非典」的貼文閱讀量及討論迅速增加，微博上許多網友呼籲官方盡速公布真相，網友擔憂，2003 年 SARS 爆發時，就是因為很多人不知情所以沒有預防，導致疫情蔓延，希望官方記取教訓。

根據中國官媒央視新聞及財新網報導，國家衛生健康委員會專家組 12 月 31 日上午已抵達武漢，展開相關檢測核實工作。陸續出現不明原因肺炎病例的武漢華南海鮮市場，上午已有戴口罩、穿白衣人員背著噴霧器消毒，但商家仍正常開店。

武漢市籠罩風雨欲來前緊張感。武漢市衛生健康委員會官網下午通報，武漢市出現不明原因的多例肺炎與當地華南海鮮市場有關。透過在全市醫療衛生機構展開與華南海鮮市場有關的病例搜索和調查，已發現 27 個病例，其中七例病情嚴重，其餘病例病情穩定可控，有兩例病情好轉擬於近期出院。

通報指出，這些病例的臨床表現主要是發燒，少數病人呼吸困難，胸部 X 光片呈雙肺浸潤性病灶。

外傳這次出現的肺炎病例有可能是 SARS，但這份通報指出，調查未發現明顯「人傳人」現象，也未發現醫務人員感染，對病原的檢測及感染原因仍在調查。（文／張淑伶、繆宗翰，台北）

PTT 貼文發現疫情警訊 台灣超前部署關鍵

2019 年最後一天，中國社群為武漢不明原因肺炎吵得沸沸揚揚之際，台灣政府部門也迅速展開防疫措施，同步發信給中國求證，並提醒世界衛生組織（World Health Organization, WHO），中國武漢市可能爆發不明原因的肺炎病例。

政府這一連串超前部署的專業作為，起源於一篇批踢踢鄉民熱烈討論的貼文。

中央流行疫情指揮中心醫療應變組副組長羅一鈞表示，2019

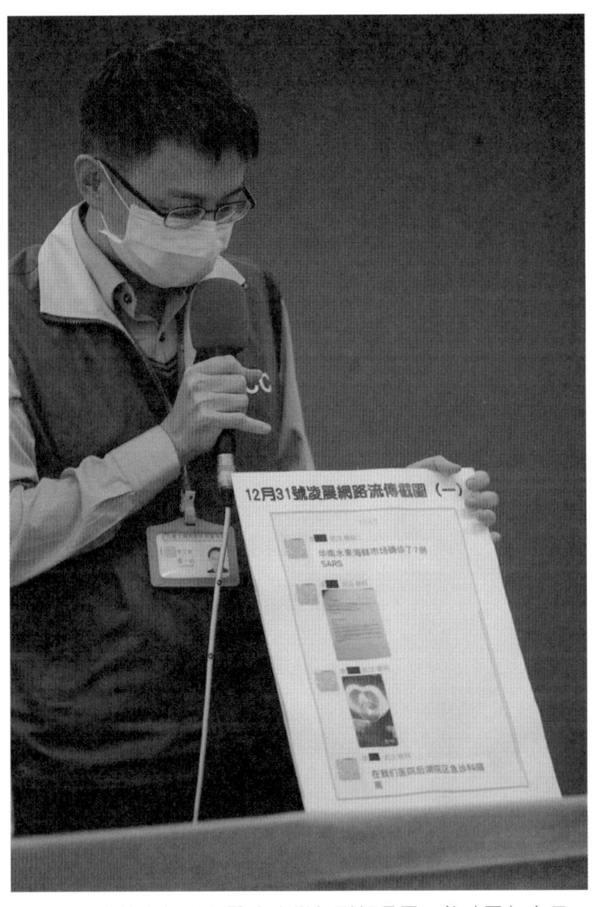

中央流行疫情指揮中心醫療應變組副組長羅一鈞（圖）表示，2019 年 12 月 31 日凌晨，他正好睡不著，約凌晨 3 時看到同樣沒睡著的防疫醫師在群組中分享 PTT 文章，提醒中國武漢可能出現類似 SARS 的疫情。意外發現這些網路流傳訊息，讓台灣得以提早部署、守住疫情。（中央流行疫情指揮中心提供）

年 12 月 31 日他睡不著，凌晨 3 時看到疾管署防疫醫師在群組中分享網路論壇批踢踢實業坊（PTT）文章，提醒中國武漢可能出現類似 SARS 的疫情。

羅一鈞說，從專業面來看，這篇貼文中確實有些重要的內容，文中吹哨人醫師李文亮表明，武漢出現七例與華南海鮮市場有關的 SARS 病例，並貼出檢驗報告、胸部電腦斷層檢查畫面。

羅一鈞進一步搜尋相關原文，發現這項電腦斷層檢查來自民間檢驗公司，該檢驗報告除了顯示患者狀況類似 SARS，也像綠膿桿菌病原體。他立即搜尋發現，該檢查屬於較大規模的撒網捕魚式的篩檢，可能同時驗出多種病原體，不見得是致命的，但因出現 SARS 字眼，讓檢查的醫師特別提高警覺。

他表示，由於檢驗報告中沒有官方單位戳章或印記，研判醫師應是拿到檢查報告後，立即用手機拍照傳出，從社群媒體內容中也能看出訊息是由醫療人員的內部群組流出，有一定可信度。

羅一鈞指出，除了 PTT，他也找到其餘外流出來的訊息，透過其他醫師、醫護人員說法，認為武漢可能真的出現醫院群聚，正因擔心感染更將病人隔離起來，避免院內感染。

看到這裡，「根本無法繼續回去睡。」羅一鈞說，他立即將相關資料提供到疾管署防疫群組。疾管署當天上午馬上向中國疾控中心及 WHO 窗口確認疫情訊息。中方傍晚回應，已派專家赴武漢，進行病原檢測及感染原因調查；若有進一步消息，將及時通報台灣。

行政院副院長陳其邁立即在 12 月 31 日下午，召集跨部會應變整備會議，強調把疫情阻絕於境外的決心。

同時，因應武漢市的肺炎流行疫情，疾管署依標準作業程序啟動邊境檢疫應變措施，加強入境旅客的發燒篩檢，並以電子看板告知入境旅客，留意自身健康狀況；若發現身體不適，請與 1922 防疫專線聯絡。

為求慎重，疾管署並宣布對自中國武漢直航入境的班機進行登機檢疫，主動評估旅客健康情形外，也於班機上向旅客宣導相關預防措施。（文／張茗喧、陳偉婷、侯姿瑩，台北）

武肺出現首起死亡病例
華南海鮮市場急休市

武漢華南海鮮市場 2019 年底陸續出現不明原因肺炎疫情，民眾恐懼 SARS 再度爆發。華南海鮮批發市場在 2020 年開始的第一天臨時宣布即日起休市，整治環境衛生。

報導表示，這則公告的落款時間為 1 月 1 日。大量市場商戶老闆上午聚集在華南海鮮市場門口，雖然商戶仍可進出，但不能營業。一位商販表示，剛看到通知後才知道要休市。

報導引述一名負責值守的監管人員表示，通知是清晨5時許才張貼的，商戶事前並不知情，「商戶老闆很多都提前進貨了」。

武漢確診的不明原因病毒性肺炎患者數持續增加，根據武漢市衛生健康委員會官網，1月10日晚上12時，武漢市衛生健康委組織對現有患者標本已完成病原核酸檢測。專家綜合研判後，初步診斷有新型冠狀病毒感染的肺炎病例41例，其中已出院兩例、重症七例、死亡一例。

首起死亡病例是61歲的男性患者，因呼吸衰竭、重症肺炎入院，同時患有腹部腫瘤及慢性肝病。這名患者常年在武漢市華南海鮮市場採買。入院後給予治療並持續以葉克膜體外生命支持，不過症狀沒有好轉，9日因呼吸循環衰竭死亡。

11日的通報指出，自3日以來未發現新發病例，也未發現明確的「人傳人」證據。但從10日開始的「中國春運」，直至2月18日才結束，官方估計這段期間全國旅客發送量將達約30億人次。美國醫學專家也憂心，春運將增加疫情傳播的可能性。

近年來中國旅客橫掃全亞洲，加上2003年SARS陰影仍在，亞洲各國嚴陣以待，香港、韓國均召開專家會議商討對策。為因應農曆新年可能入境的數十萬中國旅客，泰國從1月3日開始強化機場檢疫工作，並因此發現一名61歲中國婦女感染2019新型冠狀病毒。8日經隔離治療後，已康復到足以返家的程度。

中國官方在10日公布病原體為新型冠狀病毒，11日公布新型冠狀病毒基因序列。WHO 在 13 日證實泰國出現中國的武漢肺炎病例，是中國境外地區首例，世衛聲明並提到：「基於目前情勢發展，世界衛生組織秘書長譚德塞（Tedros Adhanom Ghebreyesus）將與緊急事務委員會成員商議，可能會在短時間內召開委員會會議。」WHO 在 12 日將此新型冠狀病毒命名為 2019 新型冠狀病毒（2019 novel coronavirus, 2019-nCoV）。（文／繆宗翰、楊昭彥，台北）

台灣首例武漢肺炎境外移入
疫情指揮中心成立

在中國一年一度春運人潮湧現的同時，類似 SARS 的新型冠狀病毒（武漢肺炎）疫情已由武漢蔓延到北京、廣東和泰國、日本、韓國等三個亞洲國家，造成 200 多人感染，其中有三人病故。知名的中國政府傳染病學專家鍾南山告訴中國官媒中央電視台（CCTV），病毒可透過人傳人。

台灣衛生福利部 2020 年 1 月 15 日新增「嚴重特殊傳染性肺炎」為第五類法定傳染病，由於有社區感染疑慮，對台灣的威脅增加，經衛福部提報，行政院 1 月 20 日同意成立三級中央流行疫情指揮中心，由疾管署署長周志浩擔任指揮官，協調各部會防治作為。

流行疫情指揮中心的分級：三級的成立條件是在國外有嚴重疫情且有明顯社區傳播和疫情擴大疑慮；二級是台灣有境外移入病例傳入；一級則是有本土確診個案。

中央流行疫情指揮中心 1 月 21 日晚上由衛生福利部長陳時中宣布，台灣確診首例境外移入武漢肺炎個案。疾管署提升武漢旅遊建議到第三級警告，民眾非必要應避免前往。

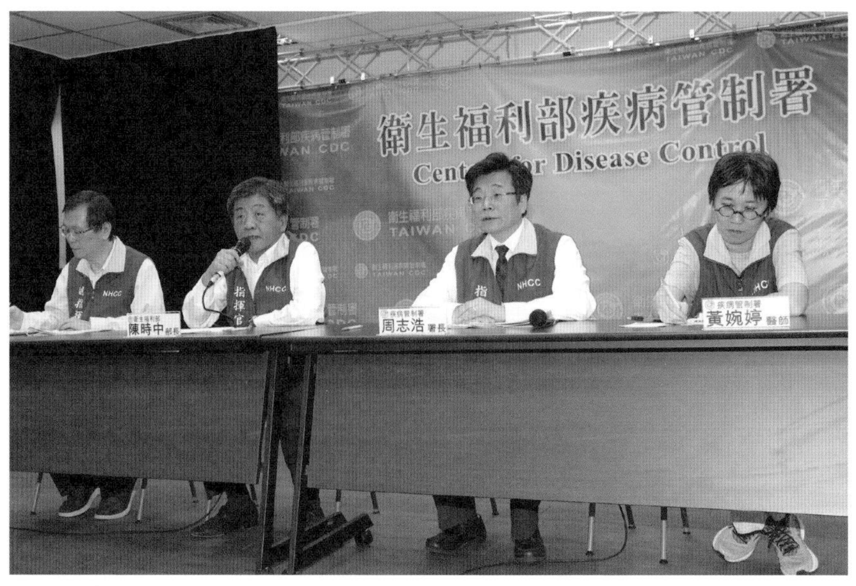

中央流行疫情指揮中心 1 月 21 日晚間召開記者會，衛福部長陳時中（左 2）證實，一名台灣女性自中國返台後檢驗出 2019 新型冠狀病毒，成台灣首例確診個案。（張皓安攝）

這名境外移入的武漢肺炎確診個案為55歲台商，是全球首例非中國籍確診個案。疾管署防疫醫師黃婉婷說，個案是在登機檢疫時被發現，她搭機全程幾乎都有自主戴口罩，從冠狀病毒的傳播能力和途徑判斷，密切接觸者匡列機上五排乘客及機組員。總共有46名接觸者，其中12人為機組員，34人為乘客，需觀察14天。

曾參與抗SARS的中研院生醫所兼任研究員何美鄉受訪時表示，從台灣這名確診病例可得知，沒有明顯接觸史的人也可能感染武漢肺炎，個案沒有傳統市場接觸史，也沒有親人染病，究竟是從何感染，「這是滿大的警訊」。

WHO在21日評估武漢肺炎已明確發生人傳人，且有持續性人傳人之可能性。

武漢市政府在鼠年來臨前夕的小年夜（1月23日）凌晨2時突然宣布，將在當天上午10時進行「封城」；台灣宣布將指揮中心疫情等級提升到第二級，由衛福部長陳時中擔任指揮官；並自2月27日改一級開設。（文／陳偉婷，台北）

醫療口罩全數徵用
每日 400 萬片供應通路

台灣接連出現武漢肺炎確診病例，口罩需求激增，經濟部 2020 年 1 月 23 日公告，停止出口醫療外科口罩和 N95 口罩一個月，優先供應國內的防疫需求。

1 月 28 日出現首宗本土病例家戶感染個案後，疫情及恐懼蔓延，疾管署宣布，連三天每日釋出 600 萬片，每人限購三片、每片定價新台幣八元，但各地仍出現口罩排隊長龍、搶購潮。部分民眾一罩難求。

衛生福利部 30 日上午在行政院會報告「嚴重特殊傳染性肺炎疫情現況及應處作為」，報告顯示，22 日至 29 日已釋出外科口罩 1970 萬片給四大超商及藥妝通路，30 日再釋出 600 萬片，增加口罩供給、支援通路與提升產能，並進行管制出口與徵用。

為避免排擠優先使用者，中央流行疫情指揮中心宣布，自 31 日起政府全數徵用國內口罩工廠生產的一般醫用口罩及外科手術口罩，每日共約 400 萬片。徵用的口罩分配，提供民生需求（每天約釋出 260 萬片）及醫療或公務防疫及儲備需求（每天約 140 萬片）。

總統蔡英文 30 日下午在副總統陳建仁陪同下舉行敞廳談話，

口罩 酒精 乾洗手
Mask Alcohol Hand Sanitizer
全數售完
Sold out

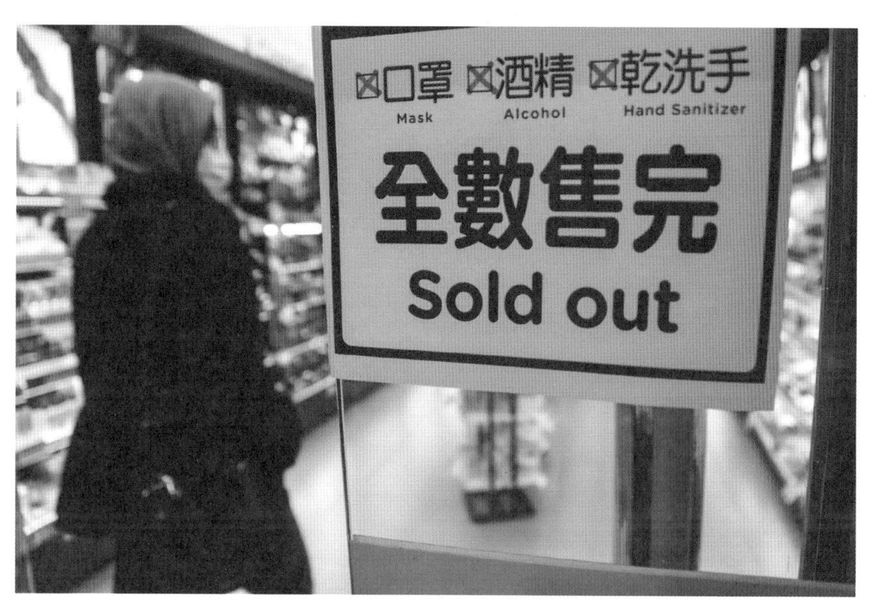

武漢肺炎疫情緊張，口罩、酒精、乾洗手等防疫用品被搶購一空。（王騰毅攝）

特別向防疫第一線的同仁說聲：「辛苦了。」

總統說，國人關心的口罩，年假後已經逐步恢復生產，每天可生產 420 萬片，政府相關部門會採取統一徵購、統一調控、統一售價的措施，並追蹤口罩產量與存量，確保國內供需無虞，且會嚴格查緝囤積與哄抬等問題。

行政院長蘇貞昌也掛保證說，根據統計國內每天能生產 188 萬副口罩，最高還可以達 244 萬副；平常國內需求是 130 萬副，政府目前有存貨，經濟部每天會向四大超商確認口罩存量，確保貨源充足，「口罩一定夠，不必囤太多」。（文／張茗喧、顧荃，台北）

武漢驟然封城
染疫死亡人數成謎

武漢肺炎疫情擴散，當地疫情防控指揮部在2020年1月23日凌晨2時宣布，上午10時開始暫停公共運輸，無特殊原因不得離開武漢；消息一出，大批市民趕在「封城」禁令前連夜「出逃」，火車站前大排長龍。還有不少人前往附近超市和便利商店搶購日常物品及糧食備用，但已被搶購一空。

中國湖北省武漢市驟然「封城」以來，毫無準備的千萬居民困在病毒飛傳的絕境，患者擠不進醫院就診，只能自生自滅；醫護人員缺乏防疫裝備接連倒下，悲劇不斷上演。

綜合媒體報導與網路社群訊息，因為官方刻意隱瞞淡化疫情，壓制「吹哨人」李文亮醫師等人發布警訊，武漢2019年12月初爆發新型冠狀病毒疫情後，到2020年1月中旬，市區仍處平靜狀態，民眾外出幾乎不戴口罩，毫無防範意識。

中國國家衛生健康委員會專家直到1月19日才判定武漢肺炎會人傳人，建議對武漢採取「不進不出」；並於22日深夜上報，建議武漢封城，避免疫情大規模向外擴散。

1月23日凌晨2時，武漢官方突然發布封城公告，明令當天上午10時起，所有大眾運輸停止營運，市民無特殊原因，不准離開武漢；機場、火車站離漢通道也將全部關閉。

公告發布後，數十萬人利用各種方式試圖在封城前逃離武漢，各個離漢通道、機場、火車站均被擠爆。天亮後，陷入恐慌的市民湧向菜市場、超市，生活、防疫用品被搶購一空，食物價格頓時暴漲，民生供應連續多日無法恢復正常。

與此同時，武漢疫情陷入失控。官方通報1月23日封城當天，新增確診70人，累計確診495人。而封城24小時後，武漢各地醫院人滿為患，急診室大排長龍，走廊上也坐滿人，連吊點滴的位子都不夠，不再接收發燒患者。

公民記者直播武漢疫情　病患求助無門

公民記者陳秋實在1月30日拍攝的影片講述武漢醫院的混亂情況，包括門診病患如何求助無門。影片還顯示，一名已經病逝的老人坐在輪椅上，家人守在一旁焦急地打電話叫車，但是電話一直無人接聽。

陳秋實說，他不知道老人家屬聯絡的是否為救護車，但到了晚上，武漢「一片黑寂，只有救護車在街上來回跑」，他說：「我第一次真的害怕了。」

2月1日，武漢另一名公民記者方斌上傳的多支影片顯示，醫院的門診排滿長龍，大量戴著口罩的市民正在各個診室排隊等候；走廊的座椅更有奄奄一息的患者等待救援。

方斌還在一家三甲醫院（最高等級醫院）的出入口區域，看到運屍車上已有八具屍體被套入運屍袋堆放車廂，隨後又有工作人員推來一具屍體。短短時間便有九具屍體被運走，令人震驚不已。

武漢當局自 1 月 26 日起禁止自用車通行，所有求診民眾必須先向社區提出申請排隊等待，再由公家派車接送，更增添就診的困難。

許多市民反映，疫情已瘋狂蔓延，發燒人滿為患，醫院不堪重負，眾多輕症和疑似患者只能在家自行隔離，導致全家被感染，使疫情更加嚴重。

武漢江岸區一名社區負責人 2 月 2 日向民生觀察網表示，武漢市被感染的肺炎患者太多了，遠遠不是政府公布的，起碼還有 2 萬患者在排隊等病床治療，「造孽啊！人死的太多了」！

困在武漢的民眾吳迪 2 月 5 日在隔離酒店發出網路求救信說，他一家五口均被感染，能上報的，能打的電話，能想的辦法都已經做了，但都未得到救治，情況十分危急。

民眾走投無路，許多人甚至放棄掙扎。封城後，武漢不時傳出求醫無門的病患跳樓、投河自殺，甚至發生因為怕傳染親人離家出走而橫屍街頭的慘劇。

與此同時，武漢醫護人員則在極度缺乏醫療與防護物資的惡劣狀況下超時工作，許多人因此染疫。武漢大學中南醫院重症科醫學主任彭志勇 2 月初接受財新網專訪說，醫院防護物資極度短

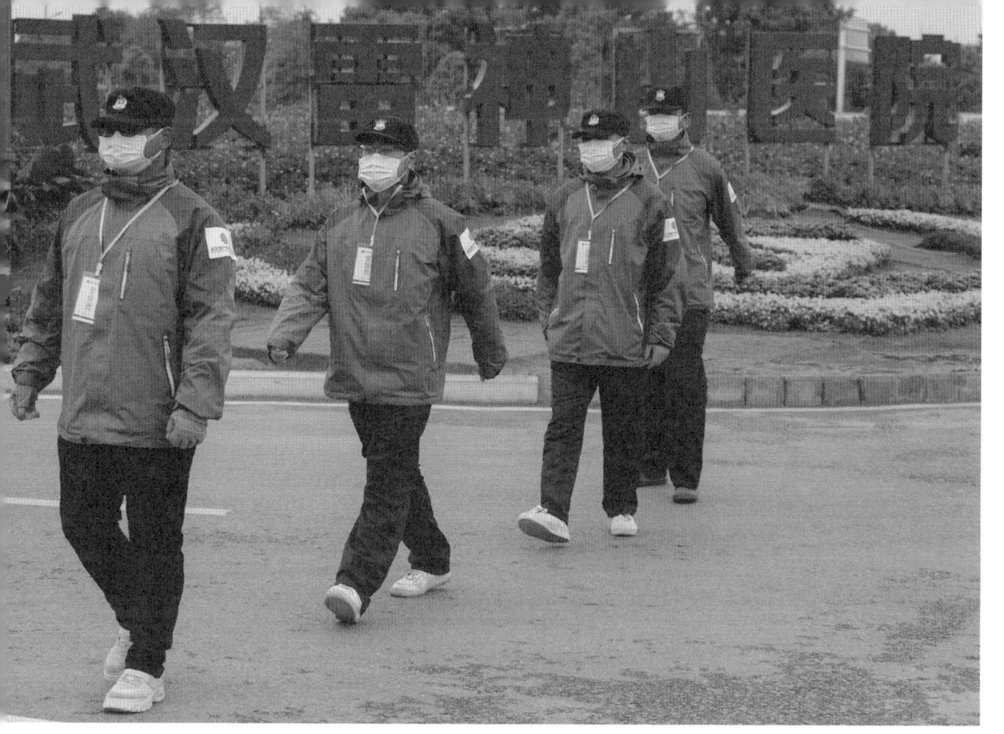

疫情爆發初期，武漢快速搭建雷神山等方艙醫院，以快速醫治大量病患。（美聯社）

缺，醫院庫存已優先提供加護病房醫務人員，但庫存也告急。

彭志勇曾前往支援武漢市第七醫院，發現該醫院加護病房三分之二醫護人員均被感染，「那裡的醫生就是『裸奔』狀態，缺乏防護物資，缺乏醫療手段，明擺著會感染，還得衝上去，導致ICU幾乎全軍覆沒，我們的醫務人員太不容易了」。

他說：「我有段時間經常落淚，那麼多痛苦的病人住不進院，在醫院門口哀嚎，甚至有的病人跪在地上求我收治他入院，但是床位已經滿了，我也沒有辦法，只能狠心拒絕，自己在一邊悄悄抹眼淚。我現在眼淚已經流乾了，我們的人民太苦了。我現在沒有別的想法，就想盡力做更多，搶救更多病人。」

封城防控疫情　死亡人數外界霧裡看花

武漢疫情自封城後持續惡化，2 月 12 日更因為首度納入「臨床診斷病例」而達到峰值，當日新增確診病例高達 1 萬 3,436 例，累計確診 3 萬 2,994 例；新增死亡 216 人，累計死亡 1,036 人。

其後，因為中國各地支援醫療團隊陸續進駐，武漢防控力度加大，很多之前未被確診的病患逐漸在「應收盡收」的政策下被檢測、收治入院，加上專收輕症病患的 14 間方艙醫院陸續投入使用，武漢疫情才漸趨緩和。

2 月 23 日，武漢封城滿月，當日新增確診數已降至 348 例。3 月 18 日，武漢首度實現確診病例零新增。

但武漢自 2 月 24 日實施社區封閉管理後，市民足不出戶，形同坐牢的苦悶加上必須忍受被迫買「高價菜」的怨氣，數度爆發當面向高官舉報、圍堵警察抗議的衝突。到了夜晚，社區不時可聽到情緒失控的民眾向外狂吼宣洩。凡此種種真實畫面，都讓官方正面抗疫宣傳顯得虛偽。

根據中國官方的疫情通報，武漢封城 76 天共有 2,549 人確診死亡，但當地民眾沒有人相信這個數字。

武漢封城兩個月後的 3 月 23 日，當地八間殯儀館終於開放民眾領取已故親屬的骨灰罈，每天 500 個，4 月 3 日清明節前夕發放完畢，推估這 12 天發放 4 萬 8,000 個骨灰罈。

財新網披露，僅在漢口殯儀館，兩天即到貨 5,000 個骨灰罈，這已是官方公布武漢肺炎死亡數字的兩倍。

就在美國質疑中國疫情統計嚴重短報之際，武漢民眾排長龍領骨灰以及議論死亡數字的相關圖文，遭到網管全面刪除，其中包括許多人控訴親屬染疫死亡，死因卻未被列為武漢肺炎。

自由亞洲電台引述一名接近湖北省民政廳的武漢人士披露，武漢市政府在 3 月初上報給省政府，在疫情最嚴重的一個月裡，武漢殯儀館處理了約 2 萬 8,000 具屍體。

該名不願具名的人士說，武漢疫情的死亡數字非常敏感，很多患者在來不及確診或根本沒有進入確診程序的情況下死去，包括在家裡、街道上、門診掛號室死亡。這批死者因人數眾多，來不及確診，也沒有時間去確診。

但中國仍堅稱死亡數字沒有瞞報。中國駐法國大使盧沙野 3 月 31 日在法國 BFM 電視台節目稱，根據武漢市統計，2019 年全市有 5 萬 1,200 人死亡，每個月平均 4,000 多人；因為冬季寒冷，所以 1 至 2 月死亡人數更多一些，每個月大約 5,000 人。

他說，3 月 23 日起，武漢各殯儀館重新開放領取骨灰，排隊人數較多，是因為武漢封城的兩個月裡，「除因新冠肺炎死亡人數外，還有 1 萬人左右是因其他原因死亡」。

根據中國官方通報，武漢封城 76 天期間，死亡 2,549 人（1 月 23 日至 4 月 7 日），但這只是確診死亡數據，遠低於外界推估的萬人起跳。到底有多少武漢人民染疫被奪走生命，恐將永遠成謎。（文／楊昇儒，台北）

武漢肺炎列國際公衛緊急事件史上第六度

中國武漢肺炎疫情蔓延快速，不只波及泰國、日本、韓國及台灣等亞洲鄰國，美國、法國接連在 2020 年 1 月 21 日、1 月 25 日發現確診病例。為確保安全，美國疾病管制暨預防中心（CDC）擴大機場篩檢，除了原先的舊金山、洛杉磯與紐約甘迺迪國際機場外，亞特蘭大與芝加哥國際機場也對來自武漢的直接與間接航班展開篩檢。

中國在 1 月 23 日決定關閉武漢機場及火車站，以圖控制疫情擴散，但 WHO 於 1 月 22 日召集的緊急委會議，卻認為需要更多訊息判斷，未決定宣告武漢肺炎為「國際關注公共衛生緊急事件」，遭外界質疑決策不夠明快。

疫情從 2019 年 12 月 31 日中國向 WHO 通報以來，一個月內，全球確診病例已上升至 7,818 例，在中國以外的 18 個國家中有 98 個新型冠狀病毒病例，其中德國、日本、越南和美國出現人傳人病例。WHO 才終於在 2020 年 1 月 30 日宣布武漢肺炎構成「國際關注公共衛生緊急事件（Public Health Emergency of International Concern, PHEIC）」，是史上第六度宣告，確認疫情對中國之外的國家有風險，需要國際社會一致應對。

世衛秘書長譚德塞表示，宣告 PHEIC 的主因不是在中國發生什麼，而是在其他國家正在發生什麼。不過，他強調，雖然宣告 PHEIC，但沒有理由採取不必要的措施干擾國際旅行和貿易，呼籲所有國家執行以證據為基礎且一致的決定。

根據國際衛生條例（IHR）協定，「國際關注公共衛生緊急事件」，代表發生嚴重、突然、不尋常、意外等事件；且很可能超出受影響國國界；需要立即採取國際行動的事件。

WHO 曾五度宣布「國際關注公共衛生緊急事件」，包括 2009 年的甲型流感病毒（H1N1）、2014 年西非伊波拉病毒

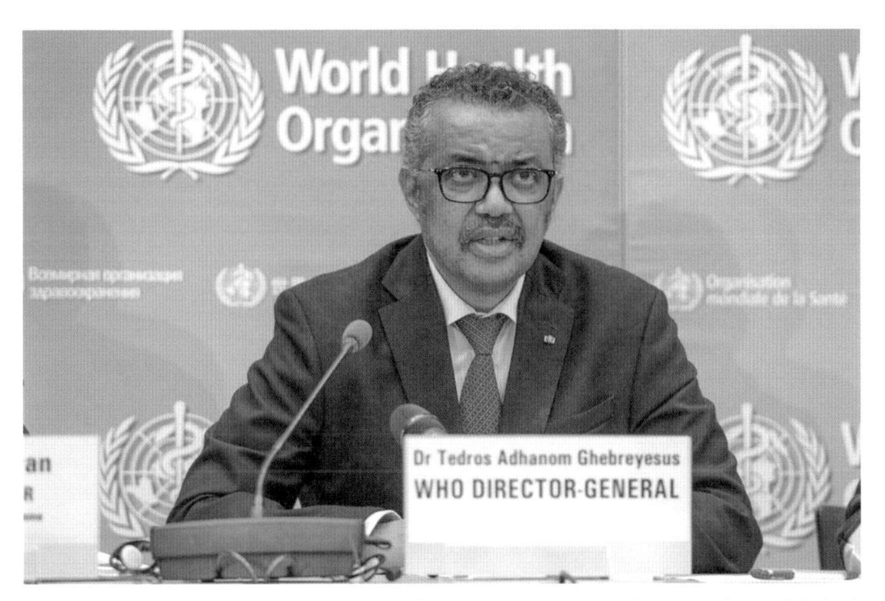

WHO 於 2020 年 1 月 30 日宣布武漢肺炎構成「國際關注公共衛生緊急事件」，秘書長譚德塞（圖）建議各國不要限制對中國的旅行和貿易。（圖取自 WHO 推特官網 twitter.com/WHO）

武漢肺炎、SARS比較表

疾病名稱	嚴重特殊傳染性肺炎（武漢肺炎）	嚴重急性呼吸道症候群（SARS）
致病原	新型冠狀病毒	SARS冠狀病毒
起源地	中國湖北武漢市	中國廣東
傳染方式	1.近距離飛沫、直接或間接接觸帶有病毒的口鼻分泌物、或無呼吸道防護下長時間與確診病人處於2公尺內之密閉空間裡，將增加人傳人之感染風險。 2.部分動物的冠狀病毒會讓動物出現腹瀉症狀，可在糞便中找到病毒，可能藉此造成病毒傳播。 3.據WHO指導方針，在某些特定情況下可能經空氣傳播，無症狀患者也能傳染病毒。	近距離傳染，主要經由「親密接觸」傳染。接觸到患者的呼吸道分泌物、體液及排泄物，有可能感染。
臨床症狀	1.發燒、乾咳、倦怠，約1/3會有呼吸急促。其他症狀包括肌肉痛、頭痛、喉嚨痛、腹瀉等，另有部分個案出現嗅覺或味覺喪失（或異常）等。 2.少數患者嚴重時將進展至嚴重肺炎、呼吸道窘迫症候群或多重器官衰竭、休克等，也會死亡。死亡個案多具有潛在病史。	突然發燒（>38℃）、咳嗽、呼吸急促或呼吸困難、胸部X光發現肺部病變。其他症狀為頭痛、肌肉酸痛、倦怠、腹瀉等。
潛伏期	1-14天 多數為5-6天	2-7天不等 最長可達10天以上

資料來源：衛生福利部疾病管制署　中央社製圖

（Ebola）、2014 年的小兒痲痺症、2015 年到 2016 年的茲卡病毒（Zika）、2019 年剛果民主共和國的伊波拉病毒。

另一方面，雖然譚德塞建議各國不要限制對中國的旅行和貿易，但實務上各國正不斷擴大對中國實施旅行及貿易限制建議。

除蒙古與俄羅斯採取關閉與中國接壤之邊界的嚴厲措施外，各國紛紛呼籲國民盡可能避免中國行，美國國務院領事事務局提升前往中國的旅遊警示至最高級，呼籲民眾勿前往中國湖北省。英國航空、法國航空宣布暫停所有往返中國的定期航班、聯合航空也將減少往返美中兩地的航班。

值得注意的是，對世界第二大經濟體的中國而言，武漢是中國汽車、通訊電子產業與生物醫藥產業重要城市，如今都面臨延遲開工及訂單減少的威脅。德國商業銀行（Commerzbank）分析師周浩及經濟學者華格納（Marco Wagner）認為，這次武漢肺炎對中國國民生產毛額衝擊，可能較 17 年前的嚴重急性呼吸道症候群（SARS）疫情時更嚴重。（文／江今葉，華盛頓；曾婷瑄，巴黎；唐佩君，布魯塞爾）

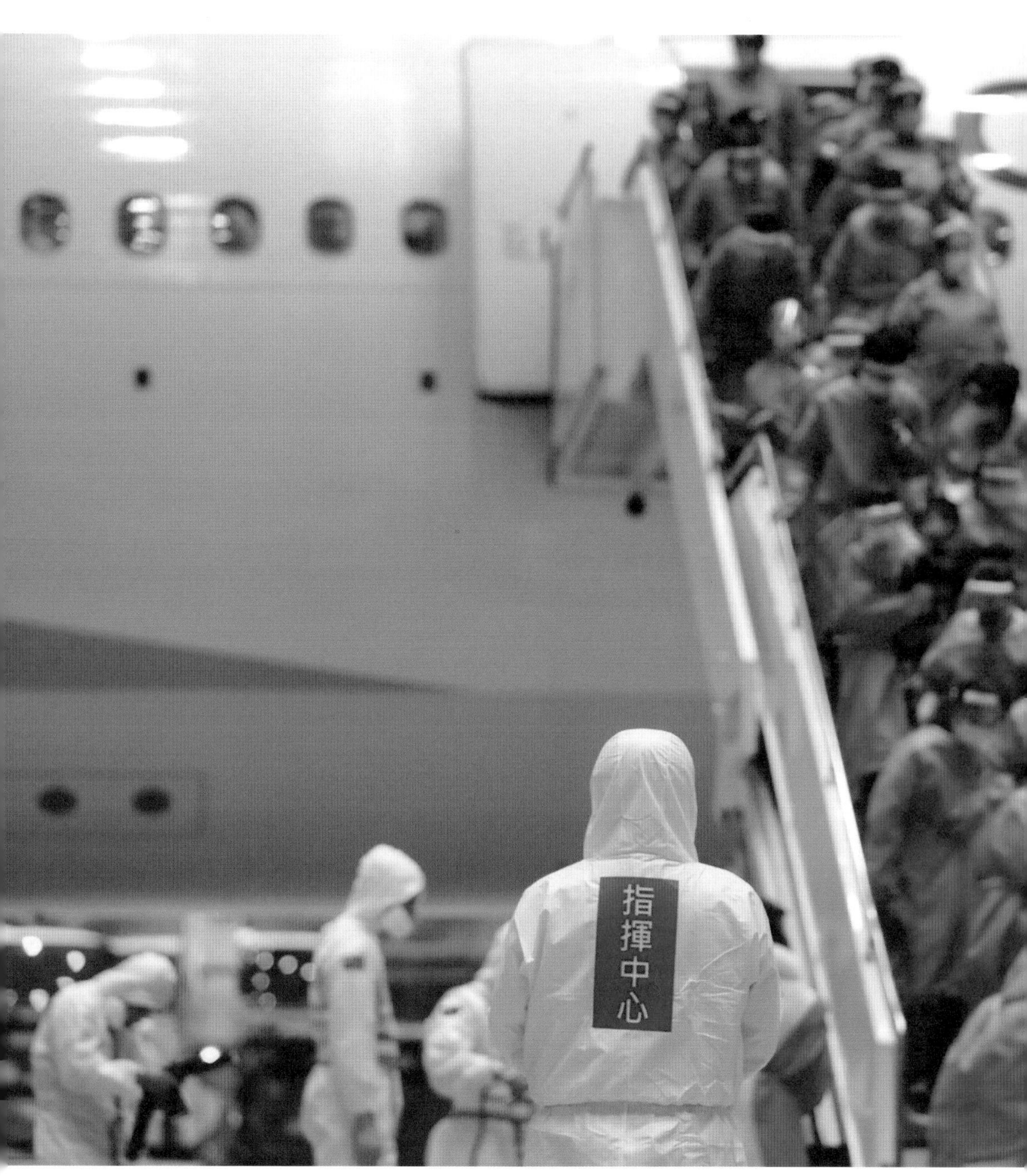

滯留武漢的台灣民眾分別於 2 月 3 日、3 月 10 日搭乘包機返台。回國民眾經嚴格檢疫，全數送往檢疫所隔離。（中央流行疫情指揮中心提供）

2月 世紀之瘟

失控恐懼 排山倒海

武漢肺炎疫情升溫，亞洲各國首當其衝，頻傳死亡首例，大型郵輪接二連三出現確診案例，群聚感染一觸即發，全球人心惶惶，包括台灣在內，各國紛以包機撤回滯留武漢及鑽石公主號上的公民，但疫情已難遏止，一場人與病毒的生存之戰，徹底改變全人類的日常。

2 月

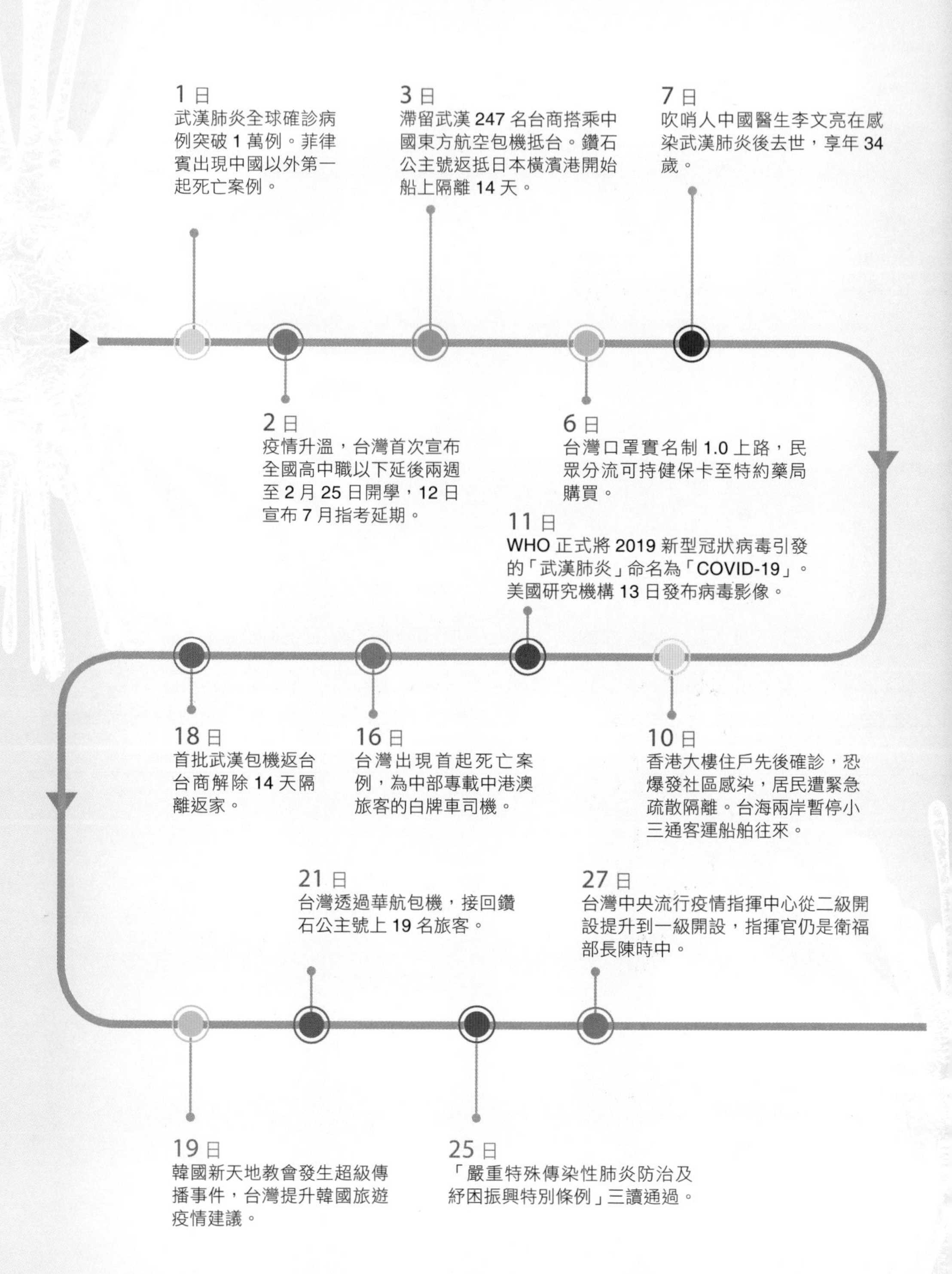
1 日
武漢肺炎全球確診病例突破 1 萬例。菲律賓出現中國以外第一起死亡案例。
2 日
疫情升溫，台灣首次宣布全國高中職以下延後兩週至 2 月 25 日開學，12 日宣布 7 月指考延期。
3 日
滯留武漢 247 名台商搭乘中國東方航空包機抵台。鑽石公主號返抵日本橫濱港開始船上隔離 14 天。
6 日
台灣口罩實名制 1.0 上路，民眾分流可持健保卡至特約藥局購買。
7 日
吹哨人中國醫生李文亮在感染武漢肺炎後去世，享年 34 歲。
10 日
香港大樓住戶先後確診，恐爆發社區感染，居民遭緊急疏散隔離。台海兩岸暫停小三通客運船舶往來。
11 日
WHO 正式將 2019 新型冠狀病毒引發的「武漢肺炎」命名為「COVID-19」。美國研究機構 13 日發布病毒影像。
16 日
台灣出現首起死亡案例，為中部專載中港澳旅客的白牌車司機。
18 日
首批武漢包機返台台商解除 14 天隔離返家。
19 日
韓國新天地教會發生超級傳播事件，台灣提升韓國旅遊疫情建議。
21 日
台灣透過華航包機，接回鑽石公主號上 19 名旅客。
25 日
「嚴重特殊傳染性肺炎防治及紓困振興特別條例」三讀通過。
27 日
台灣中央流行疫情指揮中心從二級開設提升到一級開設，指揮官仍是衛福部長陳時中。

亞洲各國頻傳首起死亡病例 社區感染疑慮加深

2019年12月底爆發新型冠狀病毒疾病（COVID-19）疫情以來，2020年2月1日在菲律賓出現第一起武漢肺炎死亡病例，這也是第一個在中國境外的死亡病例通報。之後，疫情首當其衝的香港、日本、台灣、韓國等亞洲各國陸續出現死亡案例，隨著找不到感染源頭的本土案例出現，社區感染疑慮加深。

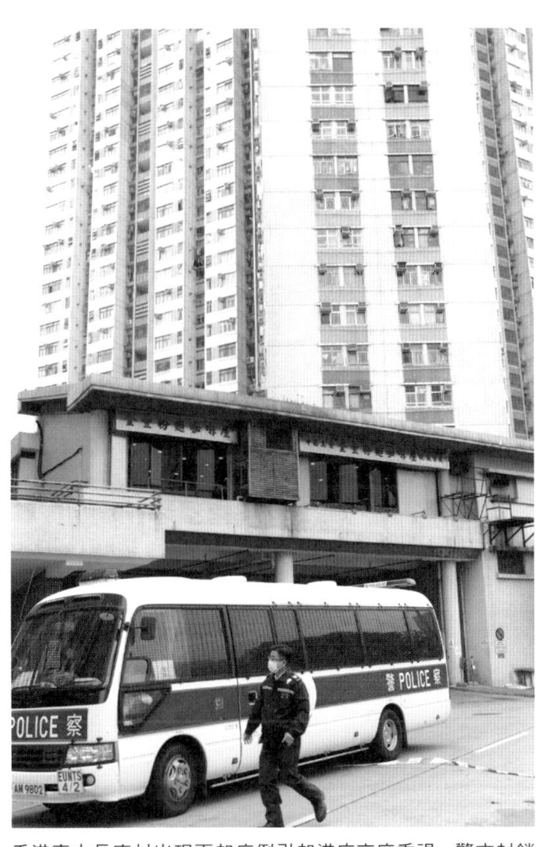

香港青衣長康村出現兩起病例引起港府高度重視，警方封鎖病患所住的康美樓，外人不能進出。（張謙香港攝）

其中，香港「康美樓」同一公屋不同單位的兩名居民，2月10日確診感染武漢肺炎後，相關居民遭緊急疏散隔離。專家不排除病毒透過大樓排糞氣管傳播，但強調不會是當年嚴重急性呼吸道症侯群（SARS）在淘大花園傳播的翻版。

2003年初，香港爆發SARS，九龍大型住宅區淘大花園是「重災區」，有300多人集體感染，其中以E座人數最多，占41%。香港政府認為是源頭病人首先透過大樓的汙水排放系統、人與人的接觸及大廈設施（如升降機及樓梯）傳播病毒。

WHO在2020年2月11日將武漢肺炎定名為2019冠狀病毒疾病（COVID-19）。美國國家衛生研究院旗下的國家過敏與傳染病研究院（NIAID） 13日發布病毒影像。

2月13日死亡的日本神奈川縣的80多歲女性，成為日本首起武漢肺炎死亡案例，這名女性生前沒有出國紀錄，雖稍晚傳出死者以計程車司機謀生的女婿也確診感染，但之後15日又發生和歌山醫院和東京出現多名確診病例，卻無法弄清明確的感染途徑。

台灣在2月16日出現首例疑似武漢肺炎本土社區感染病例，個案是以載運中港澳旅客為主的中部61歲白牌計程車司機，沒有接觸、旅遊史，1月底出現咳嗽症狀，短短幾天惡化為肺炎住院，兩週後過世，經採檢驗出新型冠狀病毒，成為全台第19例確診個案，也是國內武漢肺炎首例死亡病例。

這名司機春節期間曾和家人聚餐，加強採檢後，同住的弟弟、母親，及非同住的外甥女婿、妹妹陸續確診武漢肺炎。中央流行疫情指揮中心指揮官陳時中表示，社區感染必須有連續性人傳人，此案確診肺炎後立即隔離，採檢相關接觸者、醫護人員均為陰性，僅家庭內親密接觸者感染，屬於家庭內感染。

疫情中心全面追查白牌計程車司機感染源，鎖定三名可能的感染源，採檢經台大醫學院、中研院實驗室以不同方式檢測，確認有咳嗽的浙江台商乘客為感染源。

為防堵漏網之魚，疫情中心也宣布擴大三類採檢範圍，包括14天內曾出國且有發燒或呼吸道症狀者、發燒或呼吸道症狀群聚感染、符合特定情況的肺炎病例等。

韓國也在2月19日傳出首起武漢肺炎死亡病例，死者是名63歲男性，自10歲起因精神分裂症住院治療，在大南醫院住院20多年，包括這個案例在內，大南醫院一共出現17例確診病例。韓國政府20日宣布，2019新型冠狀病毒已經脫離防疫網控制，進入社區傳播階段；台灣將韓國旅遊疫情建議提升至第一級「注意」。（文／張謙，香港；張茗喧，台北）

吹哨人李文亮病逝 激起中國言論自由聲浪

在中國抗疫專家鍾南山2020年1月20日證實武漢肺炎疫情

會人傳人之前，武漢市中心醫院眼科醫師李文亮早於 2019 年 12 月 30 日向友人發出不明原因肺炎示警，並於 1 月初就知道病毒「明顯存在人傳人」。

吹哨人李文亮率先發出警訊，卻被誣指「造謠」，2020 年 1 月 3 日被轄區派出所懲處，被迫在「訓誡書」上簽名，之後中國官方喉舌新華社與中央電視台等更大肆宣傳「未發現明顯人傳人」，儘管如此，李文亮仍堅守抗疫第一線 ，卻不幸染疫，他在 2 月 1 日確診，六天後病逝，年僅 34 歲。

李文亮 2 月 1 日接受紐約時報專訪時認為自己半個月就能康復，卻事與願違。他的母親在李文亮去世後說，20 多天以前李文

悼念李文亮
没有从天而降的英雄
只有挺身而出的凡人
RENDRE HOMMAGE AU
DOCTEUR LIWENLIANG
言论自由
不明白
我想正常说话
庆父不死
鲁难未已
Allons enfants de la Patrie!

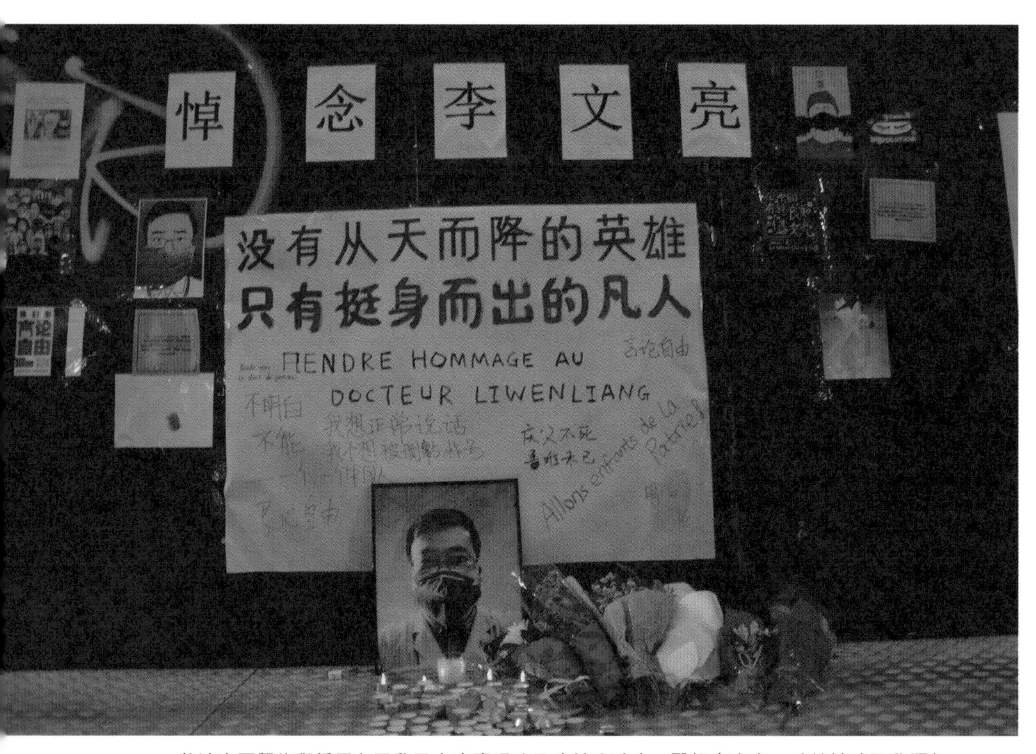

旅法中國學生與僑民在巴黎巴士底廣場追思疫情吹哨人、醫師李文亮。（曾婷瑄巴黎攝）

亮的病情還穩定，能下床和吃飯，突然這兩天就惡化了。「可惜孩子沒挺過來。他是非常有潛力，非常有才華的孩子，不像會撒謊的人，都是忠於職守的人」。

令人心碎的是，染上武漢肺炎的李文亮父母也沒有見到兒子最後一面。李文亮身後留下五歲孩子以及懷著第二胎的妻子付雪潔。

李文亮 7 日凌晨病逝傳出後，網路瞬間湧現成千上萬的哀悼聲，微博上網友對地方政府先前將李文亮當成「傳謠者」一事感到憤怒，要求官方給出真相，還發起「# 我們要求言論自由」的話題，共獲得 202.5 萬點閱率，相關微博超過 8,000 條，但隨即被刪除。

WHO 駐中代表處 7 日在微博發文指出，李文亮是這次共同對抗疫情的象徵，「我們要繼承他的這種精神。我們向他對他的病人和此次疫情所做的奉獻表示讚賞和敬意。李醫生，我們向您致敬」。

李文亮成為官方打壓言論自由、疫情不透明的犧牲者，他的個人微博評論區至 6 月留言累積超過 100 萬條，因而被稱作「中國的哭牆」。外界也開始關注最早一批對外揭露武漢肺炎疫情者的命運。其中八人一開始被當作造謠者，甚至李文亮任職的武漢中心醫院也有多名醫護專業人士確診並因此去世。

李文亮的死掀起輿論風暴，許多中國民眾在網上悼念、要求平反，中國國家監察委員會也派員至武漢調查，但最後僅懲處基層員警。面對沸騰的民意，湖北省官方 4 月 2 日將因披露疫情而遭訓誡、隨後殉職的武漢中心醫院醫師李文亮等14人，評定為「烈士」，稱讚他們「不顧個人安危，逆行出征，敢於擔當，無私奉獻，用生命踐行為人民服務的初心使命」。

中國國務院公告，在 4 日清明節舉行哀悼活動，全國和駐外使館降半旗致哀，並發起全國民眾默哀三分鐘，汽車、火車和船艦鳴笛，防空警報鳴響，悼念罹難者。

中央社記者在上海現場觀察，上午 6 時 30 分，升旗典禮正式

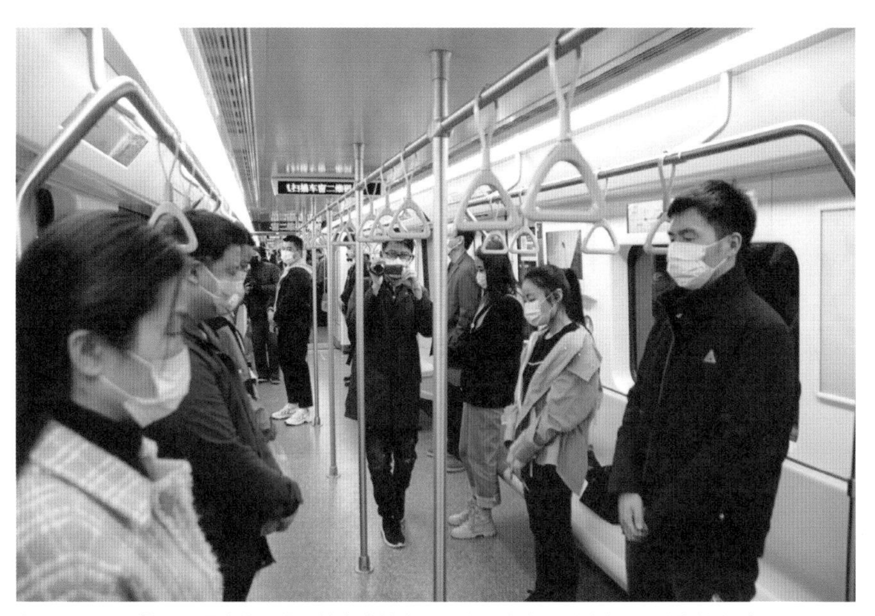

中國 4 月 4 日舉行全國哀悼活動，悼念疫情中的死者。上海地鐵上午 10 時靠站停駛 3 分鐘，並鳴笛哀悼，圖為車廂內乘客默哀，有媒體在場拍攝。（沈朋達上海攝）

開始，五星旗如常上升到旗竿頂，在衛兵高喊「降旗開始」後，旗幟又緩緩下降。火車月台上，廣播著列車即將進站，隨後鳴笛悼念，車廂裡民眾紛紛起立默哀。地面上，防空警報拉響，一些駕駛鳴喇叭響應。

這是繼 2010 年 8 月 15 日哀悼甘肅省舟曲土石流事件後，中國再次舉辦全國性哀悼活動。當年的事件造成 1,557 人罹難、284 人失蹤。（文／沈朋達，上海；張淑伶，台北；唐佩君，布魯塞爾）

武漢病毒疫情肆虐
北京春節復工外弛內張

北京 2020 年 2 月 2 日上午飄了場鵝毛雨雪。防疫專家說，武漢肺炎新型冠狀病毒怕熱、不怕冷，隨著各機關 3 日起彈性上班與返城人潮逐漸湧進，這場疫情「防控阻擊戰」再次進入近身肉搏階段。

中國常說「外弛內張」，是種生活哲理。記者從北京機場通關入境，搭上計程車直抵宿舍，機場未見全副隔離衣人員隨時測量旅客體溫，甚至高速公路閘口也無「非京人員拒入」攔檢。

「外弛」是異於平日的車水馬龍。放眼北京，各街道人車大減、商場營業時間縮短，各地一派冷清。以 1 日下午乘地鐵到天安門廣場為例，車廂內不見外地遊客的喧譁聲，只有稀稀落落散坐的戴口罩乘客。

整個天安門廣場更是武警便衣比遊客要多。常常大排長龍的安檢口門可羅雀，廣場上沒有旅遊團客、偶爾傳來烏鴉叫聲；由於時值傍晚，還順道看了場五星旗降旗儀式，隨後在警方「快點走、快點走」催促聲中、離開廣場。

近幾年，談論北京多了個詞彙：「服務首都功能」與「政治安全」。面對武漢肺炎新疫情，這兩個概念也成辯證關係，矛盾必須統合統籌；當然，首要是「政治安全」。

北京除各黨政機關雲集，還有 180 個外國大使館與人員，如何「服務首都」？以外省市傳出因封城導致大眾交通不便、蔬果等民生品不足為例，北京堪稱富饒；記者走訪數間超市，架上滿滿商品未出現短缺，就連稀缺品「豬肉」也歷歷在目。

公共汽車、地鐵與跨國速食店照常營運，只是乘客與店內用餐顧客很少，就連摩拜（Mobike）等共享單車也像閱兵般陳列街頭、無人問津。上千萬人的大城市，進入一片寧靜祥和的「外弛」狀態。

至於「內張」的具體氣味是消毒水，展現在外是口罩與量體溫。公寓電梯每日清晨必定傳來一股消毒水味道，各商場與地鐵車廂也強調「每日消毒」，街上行人幾乎全戴口罩、那怕進超市

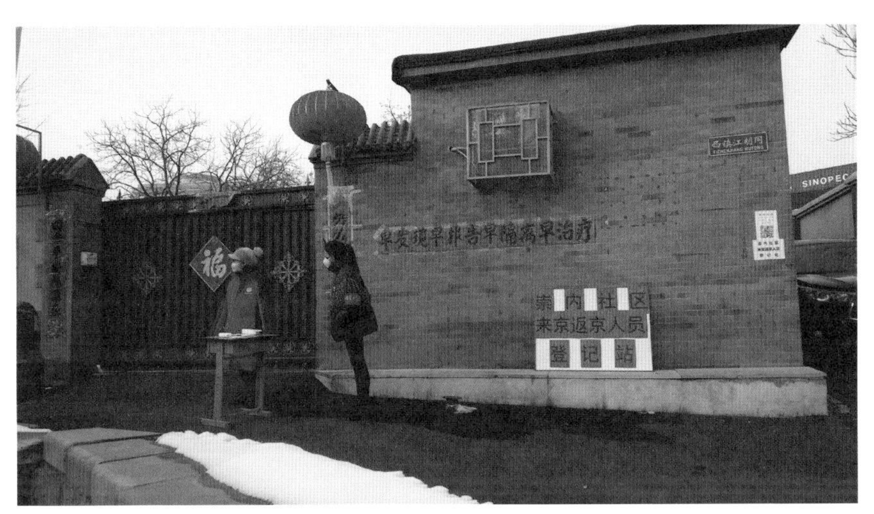

按中國傳統春節作息，2 月 8 日元宵節前是外地民工返城準備開工高峰，儘管未見返城人潮，北京各胡同小區 7 日仍嚴管人員進出。（林克倫北京攝）

亦然。

量體溫、測發燒是防疫的「政治安全」第一關。搭地鐵過安檢時要先量額溫，進天安門廣場前先量手腕溫，甚至到百貨商場也有保安人員量額溫，各大車站旅客進出則是交給紅外線感測儀。

在大型住宅小區，大門出入口除保安外，則有社區大媽輪班檢視進出車輛與人員；畢竟，皇城根腳下的大爺大媽們曾歷經 2003 年 SARS 慘痛經驗，不僅滴水不漏嚴查，還會刺探來者是否曾出過京城。

政治安全還體現在北京市委書記蔡奇，被納入中共中央應對新型冠狀病毒感染肺炎疫情工作領導小組的成員。而從整個帝都

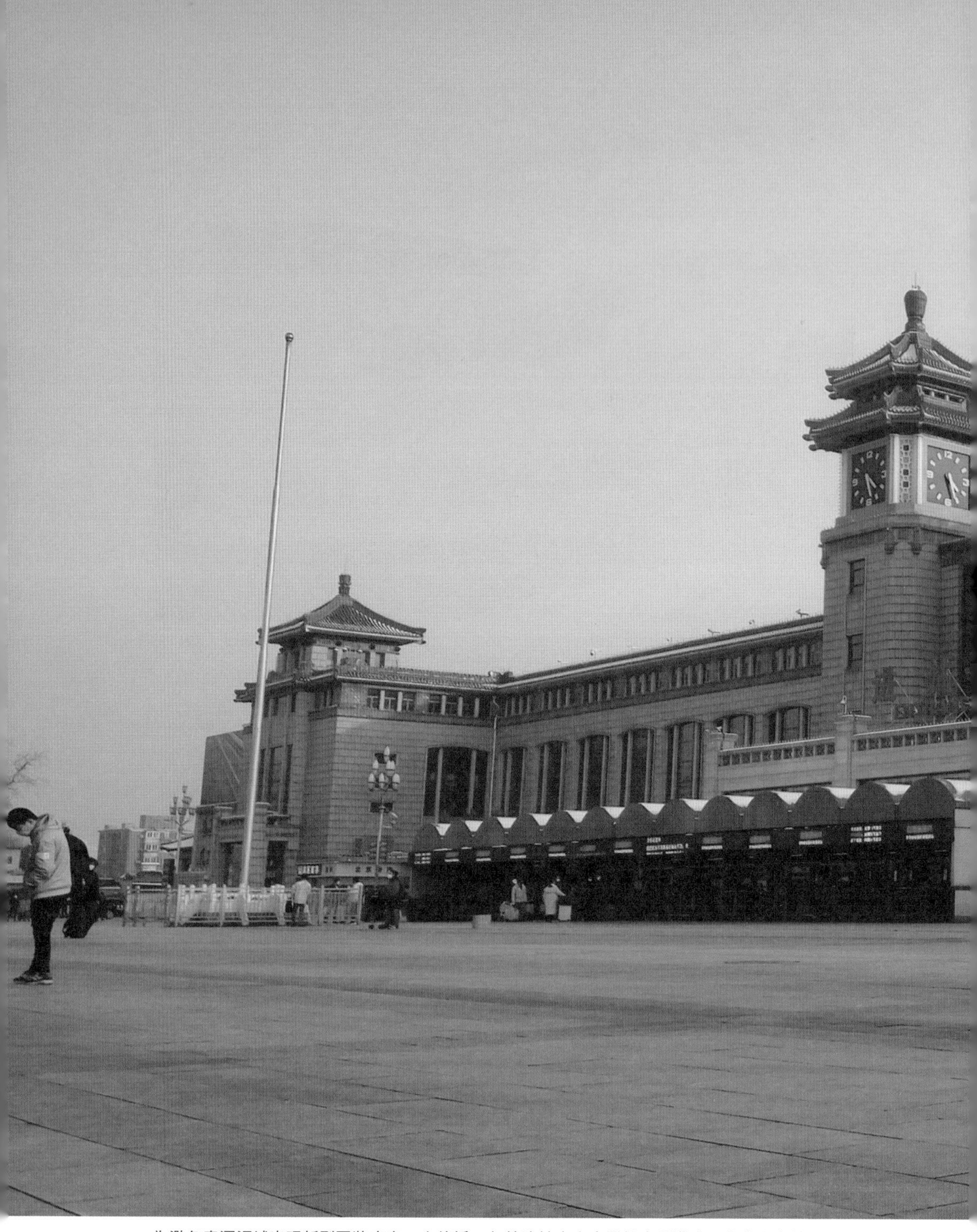

為避免春運返城出現新型冠狀病毒二次傳播，各勞務輸出大省嚴管人員進出，北京火車站2月7日一片冷清。（林克倫北京攝）

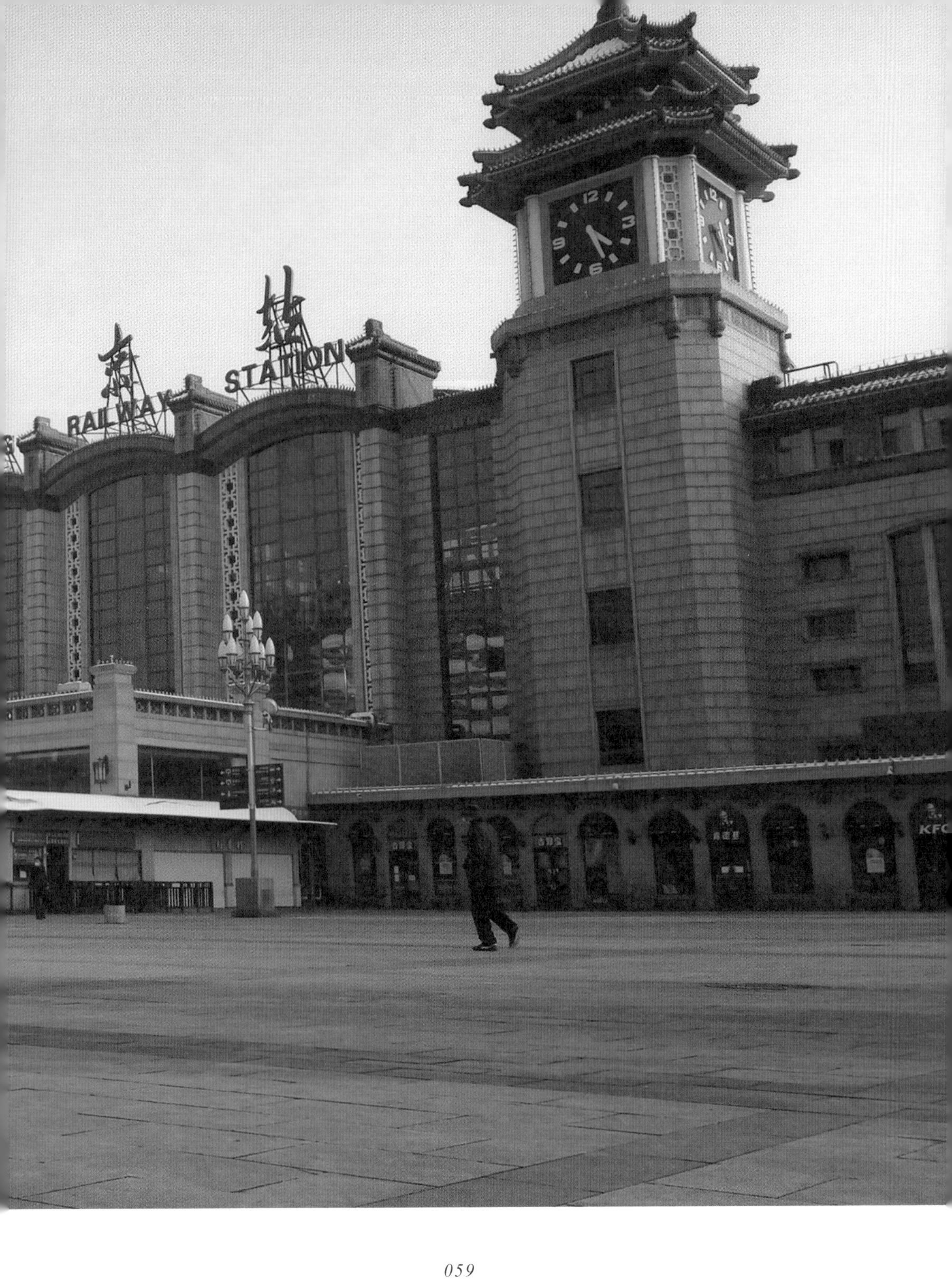
RAILWAY
STATION
KFC

範圍看，京城內的外弛必須得靠城區外的「外張」方可確保。

北京日報報導，蔡奇 1 日前往京台高速公路檢查站和青雲店鎮等地視察防疫工作時強調，隨著節後大量人潮返京，防疫要堅持「關口前移」，嚴格進京檢查，堅決守住疫情防控阻擊戰的最前線。

北京有數百萬外地白領與民工在此工作，按照北京復工日程，3 日起至 9 日 24 時採「靈活上班」，非必要部門可採在家網路上班，並要求各企業讓員工們「錯峰」返京，即錯開時間、不要擠在同一時間。

按傳統，民工們多在 8 日元宵節前返回北京，儘管官方刻意延長春節假期預留出「新型冠狀病毒」發病潛伏期，畢竟病毒的「威力」仍深不可測，加上 3 月初要召開全國人大與政協「兩會」。北京的新一輪疫情防控阻擊戰，才正要開始。（文／林克倫，北京）

鑽石公主號淪海上武漢
712 人確診 13 人死亡

武漢肺炎疫情爆發以來，最嚴重的郵輪群聚感染事件發生於鑽石公主號（Diamond Princess）。這艘載有2,666名乘客、1,045名組員的郵輪，2020年1月20日從日本橫濱港啟航，但因1月曾搭載過確診武漢肺炎的香港乘客，2月3日結束航程返回橫濱

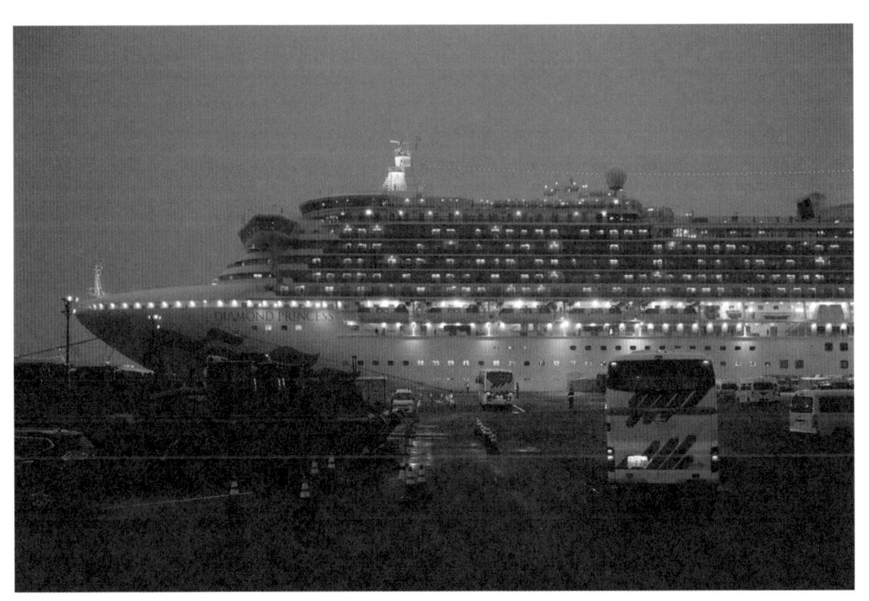

最嚴重的郵輪群聚感染事件發生於鑽石公主號，夢幻旅程演變成一場噩夢。（美聯社）

外海後，不斷驗出確診病例，航程被迫延長，夢幻的奢華旅程最終演變成一場噩夢。

鑽石公主號1月31日曾停靠台灣基隆港，根據移民署資料，當天下船入境台灣共有2,694人，除由旅行團帶往故宮、101等地，也有搭乘計程車自行參觀其他景點，為提醒民眾注意，疫情指揮中心2月7日首次透過「災防告警細胞廣播傳染病警示訊息發送系統」發送訊息，要求31日到過相關景點民眾進行14天自主健康管理。

鑽石公主號4日返抵橫濱港後，日本厚生勞動省決定停船24小時，讓乘客接受健康觀察，並派多名檢疫官上船對高風險成員進行檢疫。2月5日確認船上有10名旅客感染武漢肺炎，但因無法安置所有人，加上檢驗量能不足，日本政府強制所有旅客與工作人員留置船上14天，之後確診病例數逐日攀升，連上船檢驗的厚勞省與內閣官房職員、檢疫官都確診感染武漢肺炎，日本政府的決定遭外界指責「反而令群聚感染惡化」。

由於鑽石公主號上爆發疫情，載有2,257位乘客和船員的豪華郵輪威士特丹號（Westerdam），原預計15日停靠日本橫濱，但因日本政府擔憂船上可能有確診患者，拒絕其入港。菲律賓、關島、台灣和泰國等也拒絕威士特丹號靠港停泊，最後只有柬埔寨同意，在2月13日通過檢疫後讓威士特丹號停靠施亞努港（Sihanoukville），結束近半個月的海上漂流。

包括美國、加拿大、義大利、韓國、菲律賓等國，先後從鑽

鑽石公主號郵輪行程
1/20 橫濱出發
2/04 抵橫濱
全船3,711人隔離
2/05 船上10人確診
2/19 乘客解除隔離
近500名工作人員
第二次隔離
5/16 駛離橫濱
前往馬來西亞
最終累計 712人確診
13人死亡
1/22 鹿兒島
1/25 香港
1/28 越南下龍灣
1/31 基隆
2/01 沖繩

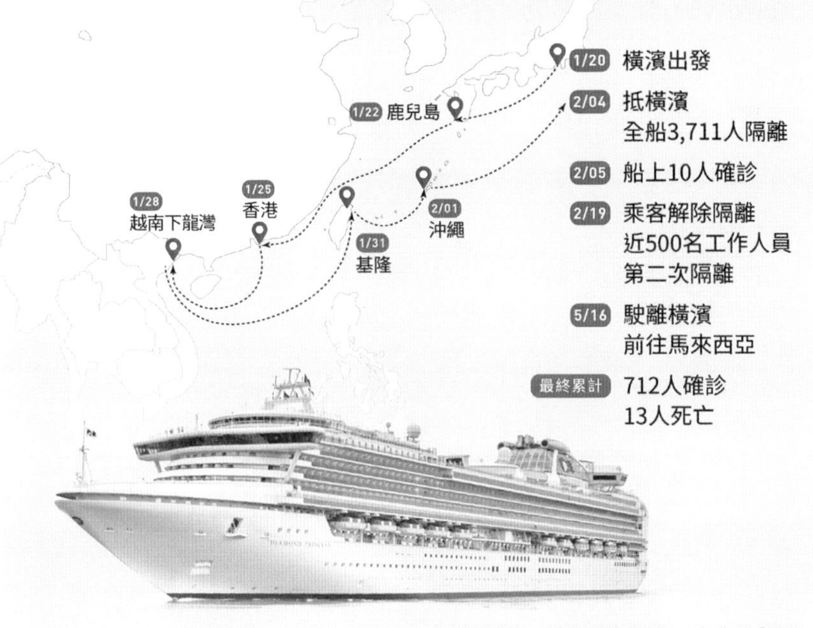

照片來源：中央社資料照　中央社製圖

石公主號撤僑。不過，各國包機回國的旅客陸續傳出確診及死亡案例。

鑽石公主號共有 24 名台灣人，其中先後感染武漢肺炎的麥家父子寫信向總統蔡英文求救。外交部擔心鑽石公主號上有武漢肺炎感染擴大風險，除積極與日方各單位協調，提供必要協助外，也向日方表明希望把國人接回。

日本神戶大學感染專家岩田健太郎，在 2 月 18 日以災害醫療救護隊的身分登上郵輪，對內部缺乏感染管理、病毒傳播嚴重的情況非常憂慮，他在 YouTube 說明船上惡劣環境引發熱議，岩田健太郎之後雖刪除日文及英文影片，但批判安倍政府防疫政策不當的聲浪已升高。

鑽石公主號 2 月 19 日解除隔離，日方安排船上乘客分三天陸續下船。但仍有近 500 名工作人員留在船上，日本厚生勞動省評估後，要求進行第二次的隔離。

台灣政府 21 日以包機方式接回鑽石公主號上的 19 名台灣籍旅客，並送至集中檢疫所隔離 14 天，經三次採檢均為陰性，3 月 7 日凌晨解除隔離，衛生福利部長陳時中於 6 日深夜親自到檢疫所關心民眾，並替一名隔離者慶生切蛋糕。

鑽石公主號郵輪最終累計有 712 人確診，其中包括日本、香港、英國等共有 13 人死亡，成了中國境外最大的群聚感染處。船公司公告鑽石公主號到 10 月 1 日為止的行程全部取消。經過全船消毒作業，鑽石公主號終於在 5 月 16 日下午駛離橫濱港，前往馬來西亞。

鑽石公主號的「姐妹船」至尊公主號、紅寶石公主號、珊瑚公主號也陸續傳出武漢肺炎疫情，其中，為免重蹈鑽石公主號疫情擴散覆轍，美國政府決定停靠在舊金山外海的至尊公主號（Grand Princess）全船 3,500 多人須接受篩檢，視情況隔離；而「紅寶石公主號」（Ruby Princess）3 月中旬在雪梨靠港，600 多名乘客上岸後確診感染武漢肺炎，其中有 11 人在確診後死亡。

南岸地區工委會（South Coast Labour Council）秘書長羅瑞斯（Arthur Rorris）估計，全球有超過 300 艘郵輪，平均每艘郵輪有大約 1,000 名船員，因為疫情而無法上岸的船員恐怕超過 30 萬人。

另外，珊瑚公主號（Coral Princess）郵輪在被數個拉丁美洲國家拒絕，在海上漂流多日後，4 月 4 日終於在美國佛羅里達州邁阿密靠岸。而 4 月 13 日台灣新增五例武漢肺炎境外移入病例，其中四人是珊瑚公主號旅客。因這些人明知疫情嚴重，還搭郵輪趴趴走，增加國家醫療資源負擔，衛福部根據《傳染病防治法》第 58 條，對其徵收集中檢疫、檢驗費用，每人約自付新台幣 5 萬 1,000 元。（文／江今葉，華盛頓；丘德真，雪梨；黃名璽，台北）

鑽石公主號旅程意外延長
麥氏父子歷劫歸來

那天傍晚，他帶著父親在東京成田機場經空橋步入日航飛高雄的班機，一位女性空服員用中文對他說：「辛苦了……。」在那一剎那，麥家碩竟哽咽起來，無法回應。那位空服員接著說:「終於可以回家了。」

那天是 3 月 10 日，比麥家父子原本該回家的日子大約晚了一個月。他們是鑽石公主號最後返家的旅客。在高雄家裡結束 14 天的自主健康管理之後，49 歲的麥家碩受訪時想起登機那一刻，還是忍不住激動的心情。

東京到台灣飛行不到四小時，但這對父子在 15 天的原訂旅程之外，加上船上隔離、住院治療到最後痊癒，延後 51 天才重新踏上台灣的土地，回台後還得再次住院採檢，確認陰性後返家自主管理兩個星期，有如與世隔絕 66 天。

中央社和麥氏父子相約專訪的3月25日，碰巧是父子倆的「出關日」，採訪團隊抵達麥爸的住處，門口掛著鍾馗畫像，上頭寫著「驅邪迎福」。

85 歲的麥文達曾在銀行工作 40 年，熱愛高爾夫，最佳紀錄是 72 桿，那是職業球員的標準桿數。到了 78 歲那一年，他還能

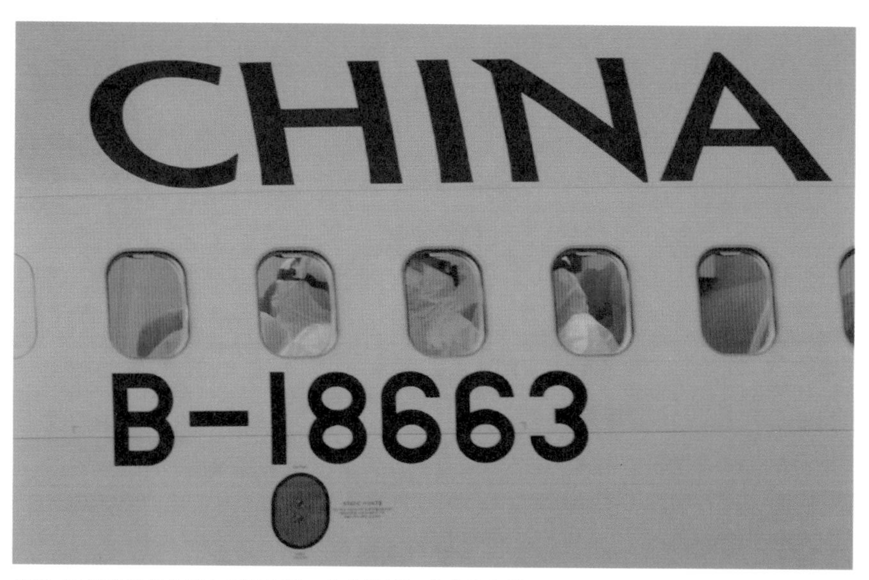

搭載 19 名鑽石公主號台灣旅客及一名先遣醫師的華航包機，2 月 21 日晚間返抵國門，機內人員皆全副武裝。（邱俊欽桃園機場攝）

打出 78 桿的佳績，家中展示櫃都是他代表公司或球場出賽贏來的獎盃。或許因為有運動習慣，麥文達雖然確診感染武漢肺炎，症狀卻相當輕微，在日本住院 21 天期間，醫師只給他開了原本就習慣服用的助眠藥以及止咳喉片。

麥文達與曾是小學教師的妻子鶼鰈情深，三年前妻子確診罹患大腸癌，2019 年 11 月病逝。麥家碩在母親旅居美國的友人王女士建議下，決定帶父親搭郵輪散心，並由友人代訂從日本往返東南亞的行程，2020 年 1 月 20 日從橫濱出發，途經香港、越南、台灣基隆和沖繩等地，原訂 2 月 4 日回到橫濱結束旅程。

散心之旅變調　豪華郵輪成海上疫區

「上船前從沒想過疫情會這麼嚴重，不然絕不會冒著風險去旅行。」麥家碩說。1 月中旬曾聽聞中國武漢有不明的肺炎疫情，但僅略知一二，登上鑽石公主號郵輪之後因不想付費使用衛星上網，幾乎和外界隔絕，每天陪著父親看表演、吃美食，也結識多名同船的台灣乘客。

「跟你們分享一個好消息，一個壞消息，想先聽哪一個？」1 月 28 日，郵輪停靠越南，午餐過後，一位嫁到日本的台灣媳婦跟麥家碩父子說：「壞消息是，船上有個香港人確診武漢肺炎；好消息是，他在香港就下船了。應該沒事了吧？」

這名 80 歲的香港旅客 1 月 25 日下船後，於 2 月 1 日確診。消息傳開之後，船上一切如常，毫無風雨欲來的氣氛。直到 2 月 3 日傍晚，義大利籍船長向全船乘客廣播：「一名九天前離開鑽石公主號的乘客，驗出 2019 冠狀病毒疾病陽性。」郵輪被要求加速返回橫濱港，全船乘客恐怕無法如期在 2 月 4 日下船。

消息一出，位在郵輪第 14 層的自助餐廳頓時成了「小型聯合國」，各國乘客聚集在餐桌上交換情資，相較歐洲人的老神在在，亞洲人明顯緊張許多。4 日當天，船上有 130 餘名出現症狀或曾與確診病例有過接觸的乘客和船員接受採檢，其中包括與麥家父子同行的王女士。

麥家碩最初的想法是，如果不用額外付費，在船上多住一兩

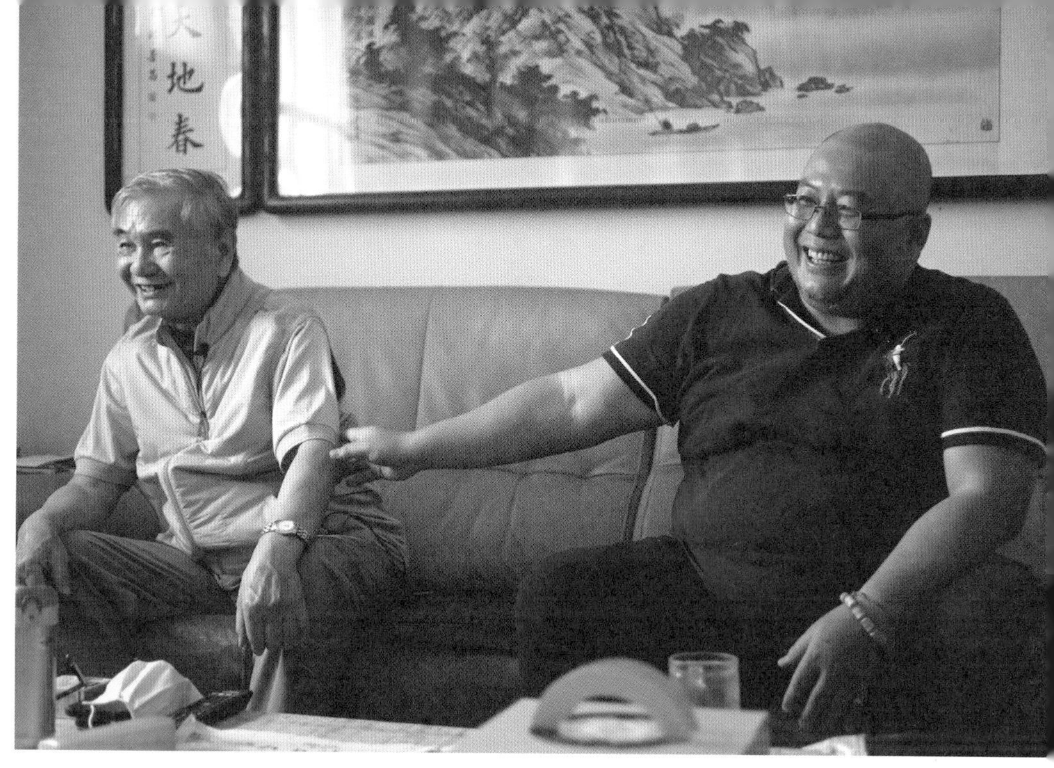

麥文達（左）與麥家碩（右）是鑽石公主號最後返家的旅客，麥家碩回想這趟旅程苦笑說：「這種經歷，一生一次就夠了。」（裴禛攝）

晚也還好。不料 2 月 5 日早餐過後，所有乘客被告知立即回房開始 14 天的隔離，期間不准踏出房門，眾人這時才驚覺「代誌大條」。隔天，先前就有發燒症狀的王女士被告知確診，立即送醫治療，恐慌的情緒開始在船上蔓延，20 幾位台灣乘客忙著打聽究竟是誰確診，想知道如何能早日接受採檢。

眾人普遍的心情是希望儘快下船，平安回家；儘管不希望染病，但希望能儘早接受檢測，而且有些人寧可呈現陽性反應，換得下船就醫的機會，尤其是麥家父子。

空間狹小不見天日　隔離日子難熬

麥家碩和父親接受中央社專訪時說，他和父親共住的艙房約八坪，扣掉浴室僅剩大約五坪，擺了兩張單人床，一張椅子，如果一人坐在床邊的椅子上，另一人就得坐臥在床上。房間是由王女士代訂，他們登船後想升級為有對外窗戶的房型，但被告知已經客滿，無法如願。

「關在船上真苦，沒有窗戶、什麼都沒有。」麥文達感嘆說。隔離沒幾天，他便出現咳嗽症狀，並且開始流鼻血，無法好好休息。想起幾個星期前才過世的妻子，加上聽說武漢肺炎對老年人影響較大，他承認確實「有點擔心」，即便已下船一個多月，至今回想起在船艙內隔離的那些天，仍心有餘悸。

麥家碩說：「船上隔離的第三天最痛苦，那天凌晨 4 點，我突然醒來，坐在床邊突然覺得空氣越來越稀薄，房間好像不斷壓縮、變小。講難聽點，就像被關在棺材裡。」他原本以為 14 天會很快過去，沒想到在不見天日的船艙中才待幾天，已經悶到快要發瘋。

看著熟睡的父親，麥家碩開始跟自己對話，「爸爸還需要我照顧，我不能就這樣倒下。」他想起開始隔離之後，父親曾告訴他：「遇到了，就好好面對。」

他也想起影星湯姆漢克（Tom Hanks）主演的電影《浩劫重生》（*Cast Away*），男主角海上墜機之後受困荒島，把一顆排球

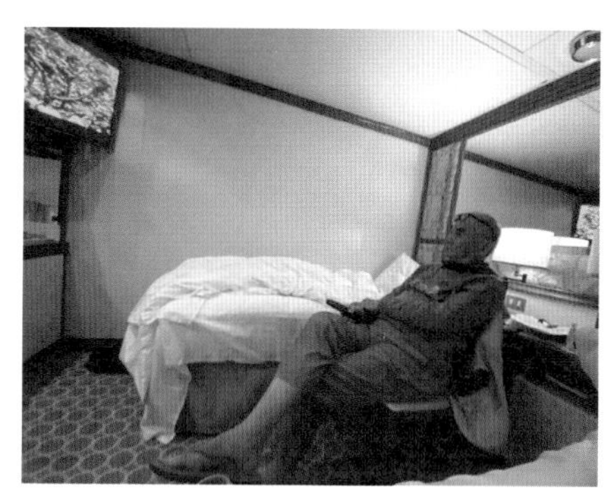

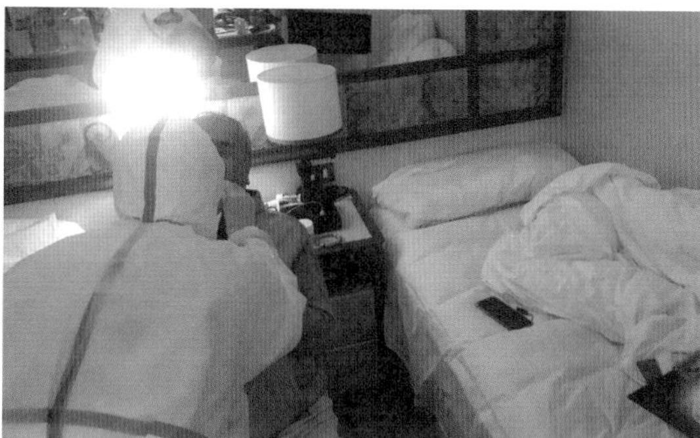

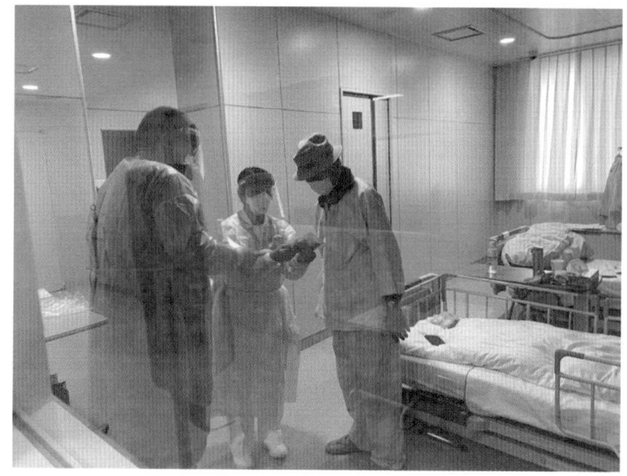

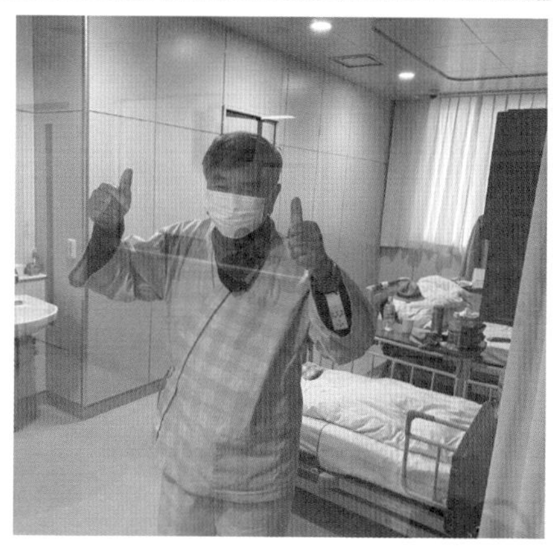

1 | 2
3 | 4

1 在鑽石公主號隔離，麥文達與兒子麥家碩擠在狹小擁擠的船艙內，活動筋骨的空間十分有限。

2 日本政府派出防疫人員，上船替麥文達採檢。

3 麥氏父子相繼確診武漢肺炎後，離開鑽石公主號船艙，到醫院展開隔離治療。圖為麥文達入住那須市一家醫院的隔離病房。

4 麥文達歷經 23 天住院隔離，總算二採陰性，可以出院了。
（麥家碩提供）

畫上人臉，靠著跟球講話來排解孤寂，他心想是否也該找顆球來作伴。

患難見真情　台灣人暖心伸援

關在沒有外窗、沒有新鮮空氣的船艙裡，想看看天空都成了奢求。幸好船上 2 月 4 日開始提供 Wi-Fi 無線上網，讓隔離的乘客們至少可以彼此聯絡，也跟外界聯繫。

麥家碩說，船上一對住在有陽台房型的 60 多歲台籍夫妻知道父子倆的困境後，開始每天傳太陽和海景的照片給他們解悶，手機螢幕上的海上日出，給陰暗的船艙注入一絲溫暖，「不管晴天還是雨天，看著那些照片，真的會帶來一些安慰。」除此之外，房內電視有個頻道，播放安裝在艦橋上的鏡頭所拍攝的即時畫面，讓父子有機會「看看外頭」，後來還可以一天到甲板上「放風」半小時。

有一天，船上的台籍服務生遞了五、六包東南亞泡麵，父子倆一人端著一碗熱呼呼的泡麵，內心感動不已。

在船上隔離將近一週，麥爸持續流鼻血，咳嗽症狀也漸趨嚴重，甚至咳出血絲，麥家碩多次向船上客服求助，只得到「沒發燒，就不處理」的制式回應。眼看父親症狀惡化，麥家碩上網到處貼文求助，希望日本政府盡速派人替父親檢測，儘早送醫，但一篇篇貼文全都石沉大海。

就在絕望之際，麥家碩看到一名日本人寫信向首相安倍晉三求助，他想，「或許這是個辦法」，便在2月10日寫信向總統蔡英文求助，手寫信函經過媒體報導的隔天，「早上打開手機，竟然有300、400個未讀訊息」。那些全是親友傳來的關心與詢問，很多人驚訝問道：「怎麼這麼嚴重？！」

兩天後，日本政府派出防疫人員上船替麥文達採檢，13日確診感染，14日救護車就把麥文達送到栃木縣那須市的一家醫院治療。父子當時心情複雜，雖然擔心染病之後的問題，但也欣慰終於脫離了船上惡劣的環境。

染疫才能下船　父子相繼確診心情複雜

「早餐吃到一半，突然被通知確診，可以下船了。」麥文達說，那是他在船上隔離的第10天。他急忙回房抓了兩套衣服就上岸，歷經三個多小時車程，抵達位處那須偏鄉的醫院。一進到病房，換洗衣物和用品一應俱全，想和兒子報平安，才驚覺手機忘在船上，所幸護理人員發現後，立即幫他打電話聯繫船上的麥家碩以及在台灣的親人。

住在隔離病房的日子，陪伴他的只有一天兩通報平安的電話、一副撲克牌和一扇窗戶，雖然照了三次X光顯示肺部都正常，也沒有發燒，無奈病毒檢驗總是時陰時陽，住院21天，總算連續兩次檢測呈陰性反應，才在3月5日解除隔離。

麥爸確診後的第四天，麥家碩也確診感染武漢肺炎。他說：「那時候超開心，心想終於可以下船，不用再關在船艙裡了。」他被送到位在東京的一家軍醫院，住院期間沒事就抄心經、上網，每天有一小時的「堂姊時間」，由五名遠在巴西的堂姊輪流發問，跟他聊天，也有不少朋友天天傳訊息為他打氣，大大減輕隔離的苦悶。

同病房另有分別來自澳洲、英國、日本的三名病友，每天早上6時起床，晚上8時30分熄燈，9時睡覺。他說，醫院給他的「治療」是「讓你吃飽飽、睡飽飽」提升免疫力，即便完全沒有用藥，九天後也就痊癒出院。

回憶踏出醫院大門那一刻，麥家碩笑說，「覺得天空特別藍，空氣也透心涼爽」。接著要去那須等父親出院，在高鐵車站的長椅上，他連嗑兩個鰻魚便當，當作重獲自由的第一餐。他呼吸著自由的空氣，連便當都變得特別好吃。

我們沒有毒　痊癒者道出心中無奈

3 月 10 日返台那一天，台灣駐日代表處與日航事先聯絡安排座位與登機程序，上機之前，地勤人員對父子倆量測耳溫，核對診斷書正本。他們戴上口罩率先登機，被帶到飛機的最後一排，有一個專供他們兩人使用的洗手間。

班機當晚九時抵達高雄小港機場，等其他乘客都下機，麥家碩和父親才起身。通關之後，見到多名穿著防護衣的人員在等候，幫他們也穿上隔離衣，由救護車送到醫院接受採檢，確認陰性，才回家開始 14 天的自主健康管理。

能夠痊癒出院回家，麥家碩固然高興，但仍感受到有些人對於確診者投以異樣眼光，「我們身上好像刺了一個『毒』字」。有親人前來送食物，把東西放在門外就匆忙離開，也有同船的台灣人因為確診消息流出，不僅遭小巴士拒載，連親戚也避而不見，自主健康管理期間到雜貨店買個東西，竟被里長責罵。

麥家碩說，「我們真的沒有毒，也不是壞人，只是不幸感染病毒，並非我們所願，如今已經恢復到健康的狀態，也可以回到人群」。麥家碩在一家廣告公司上班，同單位有 10 幾名同事。在接受專訪的隔天就要回去上班，他說，主管和同事都知道他的情況，也大都表達支持。

神奇旅程平安落幕　心存感謝更積極過生活

他說，願意出面具名接受訪問，目的很單純，只是想要表達對政府的感謝，也分享自己和父親這許多日子以來歷經隔離與住院的心情。他說，政府的防疫工作做得很好，他想盡自己的一點力量，給居家隔離和檢疫的民眾加油，希望他們配合政府的防疫措施，保護自己，也保護同胞。

他在接受訪問時也說，他 15 歲就到巴西聖保羅當小留學生，畢業後跟著長輩在當地做生意，相隔 21 年才回到家鄉。他跟父親首次一同體驗郵輪旅程，就演出同生死、共患難的戲劇性情節，但「神奇的旅程終於結束」，他對於最終能把父親平安帶回家感到安慰。

講到這裡，麥家碩再次紅了眼眶。他說，這趟旅程讓他領悟到要好好愛惜身邊的所有美好，他想要改變過去「巴西 style」的做事風格，積極過生活，不留下任何遺憾。

第一次體驗長時間的郵輪行程就碰上傳染病疫情，第一次在船上隔離，第一次染病住進日本的醫院，最後幸運痊癒，成為人生少有的回憶，但他苦笑說：「這種經歷，一生一次就夠了。」

麥家父子購買的鑽石公主號行程每人 900 美元，船上若干消費另計，另外還有台灣、日本之間的往返機票。為了彌補旅客，公主遊輪公司除了負擔他們就醫與滯留日本期間的費用，並提供下次海上行程免費的優惠。

被問到是否接受這項免費招待，麥爸顯得三心兩意，先是說不要，再問他，便改口說「可能吧」。或許，如果再有這次跟他共度難關的小兒子陪著，他會願意再來一次。麥家碩說，考慮跟一群朋友一起去，但要「以後再說，我們這次的行李都還沒寄回來呢！」（文／張茗喧、周世惠，台北）

接回武漢台商的包機 2 月 3 日午夜抵達桃園國際機場，飛機直接進入維修棚，醫護人員上機進行諮詢檢疫後安置隔離。（林俊耀攝）

終於回家了
武漢首批 247 人包機返台

武漢肺炎延燒，疫情爆發點中國武漢在 2020 年 1 月 23 日驟然封城，醫療系統近乎崩潰，1 月 28 日從美國開始，包括英、日、澳、韓及印尼等各國皆派出專機撤僑。台灣約有 470 多人滯留武漢，經過多次折衝，2 月 3 日首架武漢台商包機搭載 200 多名台商返台；第二批返台包機為 3 月 10 日。陸委會宣布，2 月 10 日起，全面暫停兩岸海運客運直航航線及航班。

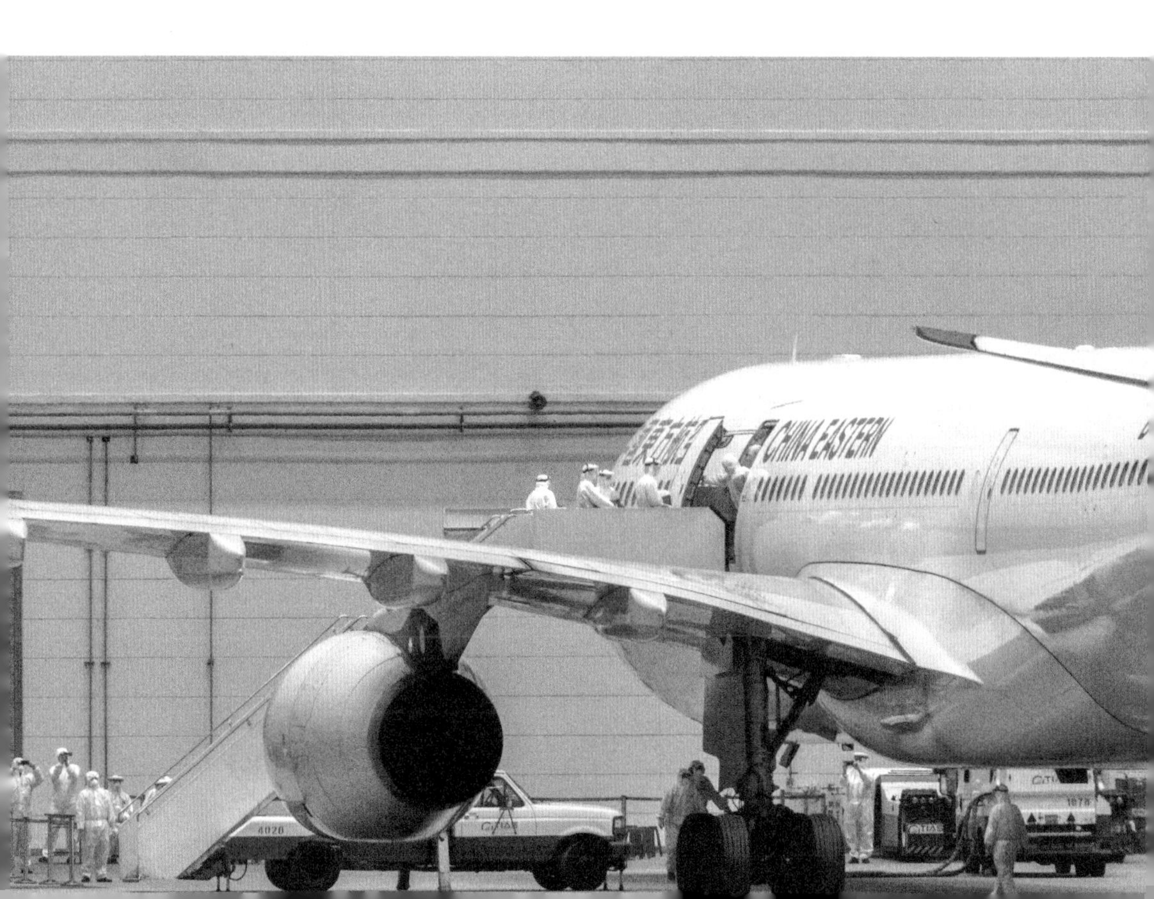

台商專機因故延誤至3日晚上約9時40分才出發，旅客登機前除需接受消毒，還要多次量測體溫以確認未發燒，在核對台商及台胞資料後，全人、全程隔離，並填寫「旅客入境健康聲明卡」，至於確診病例則不會登機。

專案小組在包機未抵達前就換上防護衣，全副武裝在台灣飛機維修公司廠棚等待，東方航空專機晚間11時40分抵達桃園機場，專機推至機棚後隨即關起大門，以維護乘客隱私。

搭乘專機回台的台商被安排在機棚進行防疫檢查，中央流行疫情指揮中心4日凌晨3時完成入境檢疫程序。其中一人發燒、二人喉嚨不適，三人都以最高標準後送隔離病房。另有一名孩童

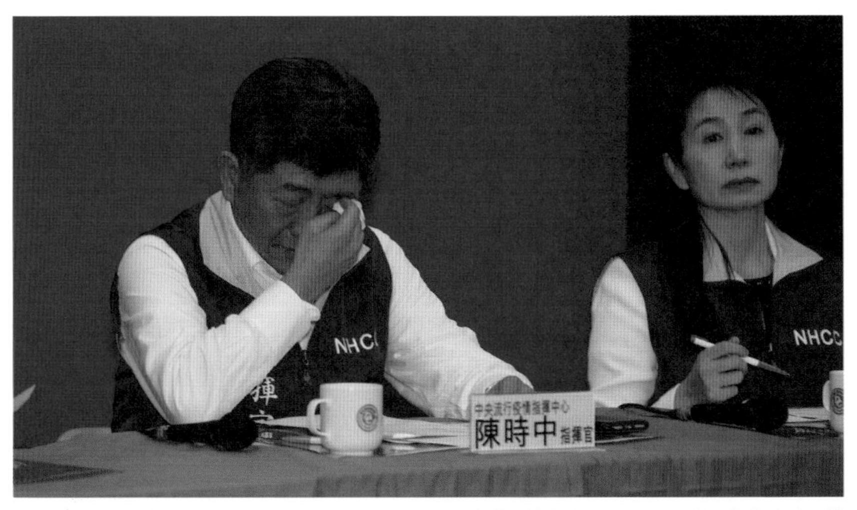

中央流行疫情指揮中心2月4日宣布，3日晚間首批武漢包機台商回台，有3人送隔離病房，其中1人確診武漢肺炎。指揮官陳時中（左）在宣布相關訊息時落淚，並說確診讓人難過，盡最大努力幫助他們。（施宗暉攝）

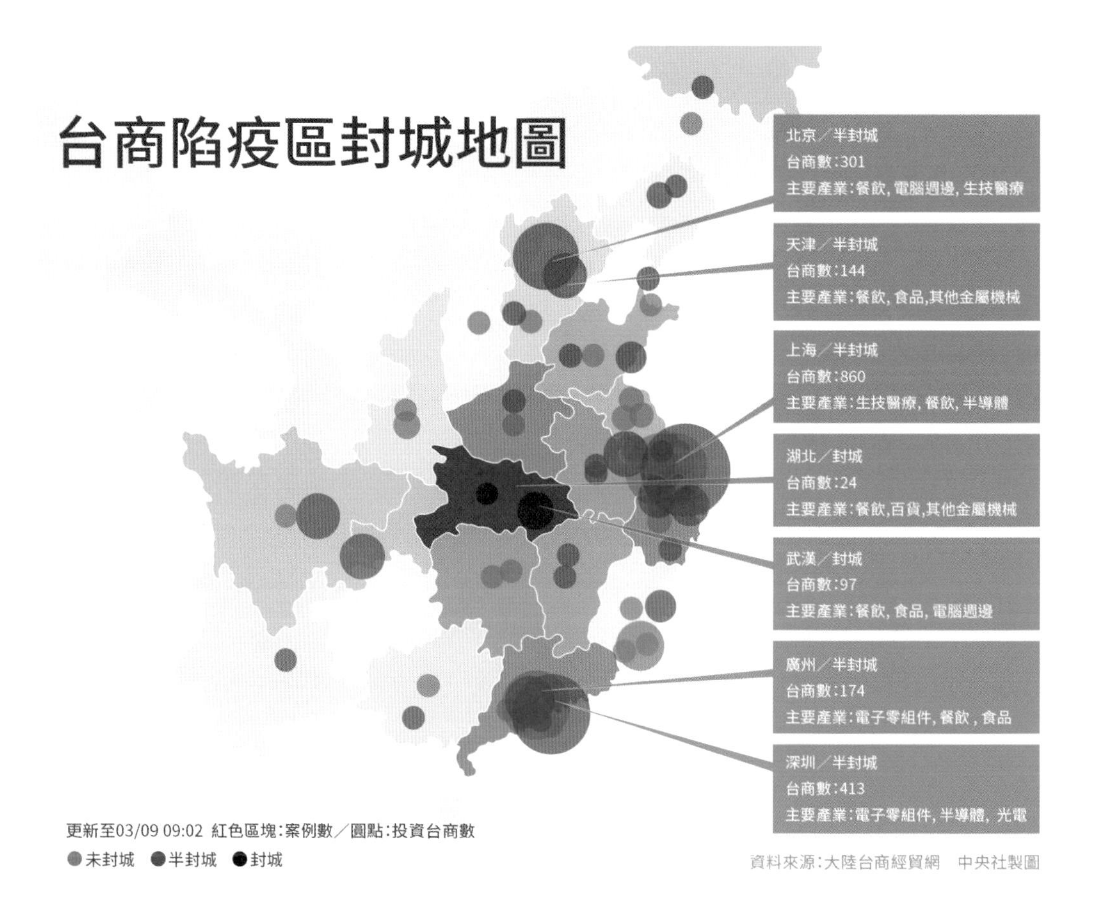
台商陷疫區封城地圖
北京／半封城
台商數:301
主要產業:餐飲, 電腦週邊, 生技醫療
天津／半封城
台商數:144
主要產業:餐飲, 食品,其他金屬機械
上海／半封城
台商數:860
主要產業:生技醫療, 餐飲, 半導體
湖北／封城
台商數:24
主要產業:餐飲,百貨,其他金屬機械
武漢／封城
台商數:97
主要產業:餐飲, 食品, 電腦週邊
廣州／半封城
台商數:174
主要產業:電子零組件, 餐飲 , 食品
深圳／半封城
台商數:413
主要產業:電子零組件, 半導體, 光電
更新至03/09 09:02 紅色區塊:案例數／圓點:投資台商數
未封城 半封城 封城
資料來源:大陸台商經貿網 中央社製圖

腹痛，也在家長陪同下送醫。

除了五名送醫的乘客，其餘專機乘客分別送往國內三處檢疫場所，有69人到中部、28人到烏來檢疫所、145人到林口檢疫所，進行14天一人一室的隔離檢疫措施。

在隔離檢疫中的台商，每人每天會監測兩次體溫，如發現發燒、呼吸道症狀或身體不適，立即依規定後送就醫。場所也會提供口罩等相關防護裝備供檢疫者和工作同仁使用，集中檢疫者不能外出，且活動範圍以檢疫房間為主，與附近民眾不會有接觸。

中央流行疫情指揮中心指揮官陳時中表示，所有的檢疫工作都以高標準進行，專機直接進到大的維修棚，與外界完全隔離，且所有行李都經國軍化學兵消毒，遊覽車車體、車胎也都消毒，全程嚴謹，確保沒有防疫漏洞。檢疫分流很專業，生活照顧、醫療的救援，「相信這件事情對國人都有幫助」。

陳時中也說，這些台商都是台灣人，3日看到他們回台，心中很有感覺。這247人中，年紀最小的可能只有一歲，有媽媽抱著小孩又牽著另一個孩子，還拿著行李，非常堅強。所有台商都配合度很高的完成檢疫工作，心情看起來很穩定，「終於回家了」。（文／邱俊欽、吳睿騏，桃園；陳偉婷，台北）

迎戰武漢肺炎
抗煞護理師再上前線

「能打這場仗感到很驕傲！」台中大里仁愛醫院護理長黃淳鈴、護理師沈淑苑及劉晏如，當年抗 SARS 時期「心裡怕得要命」，但有了抗疫經驗，這次武漢肺炎疫情爆發，她們穿著隔離衣日夜悉心照顧確診者，重症患者最後也出院了。

2020年1月中旬中國武漢肺炎疫情蔓延，台灣雖無確診病例，但各界緊張程度升高，黃淳鈴依照之前抗SARS的經驗，心想「這事會很麻煩」。

她立即超前部署加強隔離衣穿脫訓練與感染管控，等到衛福部宣布各地區設置專責隔離病房後，同樣有抗煞經驗的護理師沈淑苑及劉晏如，也因使命感使然，自願加入首批輪值團隊。

2003 年抗煞期間也曾加入輪值團隊的黃淳鈴說：「那時候還年輕、有膽量，不知天高地厚就加入團隊，其實心裡怕得要命，且不時傳出封院、醫護人員感染的消息」，加上一開始標準作業程序都還未建立，現在回想起來都還驚魂未定，與後來每年都會做相關演練做比較，如今再遇到疫情，心態上差異很大，應該說調整得比較好。

黃淳鈴指出，這次疫情有點仿效當年的措施，政府近幾年做

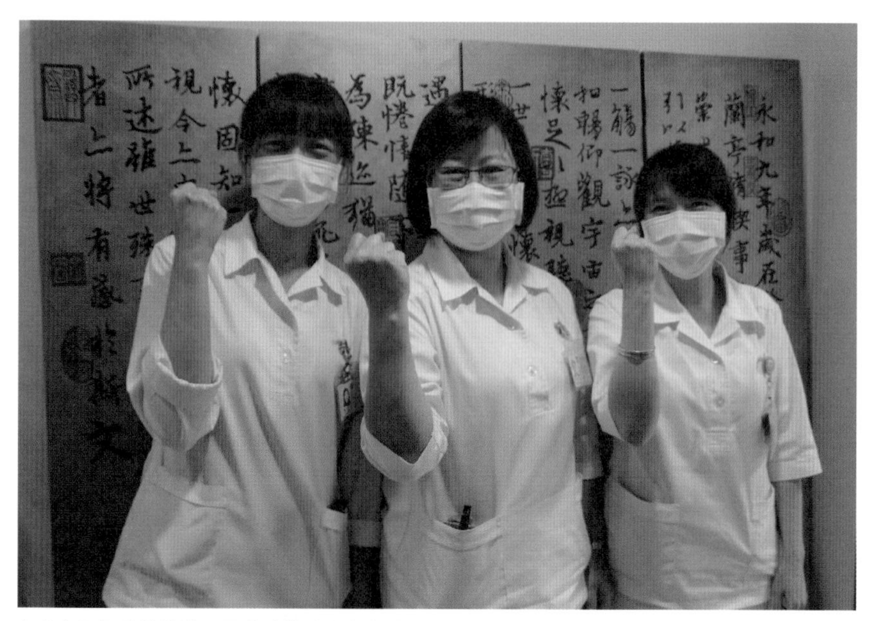

台中大里仁愛醫院護理長黃淳鈴（中）與護理師沈淑苑（右）、劉晏如（左），曾經歷當年抗SARS 時期，此次武漢肺炎疫情爆發，3 人也到前線進入隔離病房服務。（蘇木春攝）

了很多準備，醫院也有留下作業標準書，現在很多防疫程序也是以先前的做法為基礎，讓第一線醫護人員可以快速進入狀況。

黃淳鈴說明，現在若遇到疑似感染個案，醫護人員在進入隔離病房前，都必須穿上隔離衣、防護罩等層層措施，離開隔離病房後，每脫去一層防護設備，都必須層層消毒，進出隔離病房區域，也都要自主健康管理，隔離衣的管理與消毒等感染管控，以及日常的防疫演練，都是當年抗煞期間留下的經驗。

不過，不少年輕護理人員得知要進到隔離病房工作，都相當緊張。沈淑苑說，當時 SARS 期間第一次遇到，大家都沒經驗，這一次有了先前的經驗，就由較資深的護理師帶著年輕一輩作業，不只能順暢流程，也有穩定軍心的作用。

劉晏如坦言，雖然也是會擔心感染風險，但其實依據過去經驗，只要口罩戴好、勤洗手，穿脫防護裝備確實，就能大幅降低風險。曾有學妹出隔離病房後，心情較為憂慮煩躁，大家也都會發揮團隊精神，分享以前抗煞的經驗，給予心理支持。

黃淳鈴說，事先都請加入輪值團隊的成員，告知家人可能會照顧確診患者，但很意外成員家人都給予支持，未曾遇過加入後，因為家人壓力退出的狀況，且每梯次組員輪值都相當上軌道。

黃淳鈴表示，家人知道她熱愛這份工作，都很尊重她前往前線，甚至私下都有些溫暖的舉動，例如孩子原先喜歡逛街、與朋友外出，都因為她從事護理工作嚴守在家，甚至領口罩給她使用。

對於患者面臨可能確診的恐懼，護理人員的心理支持也是關鍵，黃淳鈴說，患者等待檢驗報告期間，是最難熬的過程，因患者必須待在隔離病房，常有不耐煩的狀況，他們必須花很大的心力去安撫。

沈淑苑指出，有時候會花比較長時間，穿著隔離衣在病房內陪患者聊天，雖然事後會擔心是否增加感染風險，但看到患者放鬆壓力，自己也會覺得心情較為輕鬆。

劉晏如分享，曾照顧重症患者，每一次進到隔離病房，自己的心情也會跟著患者的病況七上八下，只能盡全力安撫對方的緊張情緒，幸好這名患者最後病情趨於穩定，甚至康復出院，讓她也放下心中的大石。

「能打這場仗感到很驕傲！」黃淳鈴說，很榮幸自己能與團隊一起面對挑戰，大部分的患者都很尊敬醫護人員，而她能夠將過去抗煞的經驗，傳承給年輕一代，也是一件很珍貴的事，希望他們未來能將這份服務精神，一起傳承下去。（文／蘇木春，台中）

勇接武漢包機任務 抗煞護理長：很光榮

經歷過九二一地震、SARS 疫情的衛福部豐原醫院護理長趙天凡，自願接下第二批武漢包機任務，她不畏感染風險，只盼接回滯留海外的國人，更運用護理專業為國家付出，加入抗疫國家隊，順利完成任務，備感光榮。

從事護理工作已有 30 年經歷的趙天凡，現任職於衛福部豐原醫院，她曾歷經九二一地震，投入抗 SARS 任務，前往北部醫院支援，護理經歷豐富。

趙天凡表示，當醫院群組 2 月發出訊息，徵求第二批武漢包機的隨機醫護人員，她是第一個志願者。直到包機出發前一天，趙天凡才告訴先生這件事，先生問她：「你會感染嗎？」趙天凡毫不擔心回說：「染疫了就去隔離囉！」她不畏感染危險，一心只想接回滯留海外的國人。

3 月 10 日，飛往武漢的包機登機前，趙天凡和其他隨機醫護人員吃著航空公司準備的餐食，她笑說，當天的餐食是航空公司很有名的牛肉麵，但因長時間搭機，不敢喝太多湯，僅能喝一兩口，品嘗經典味道。

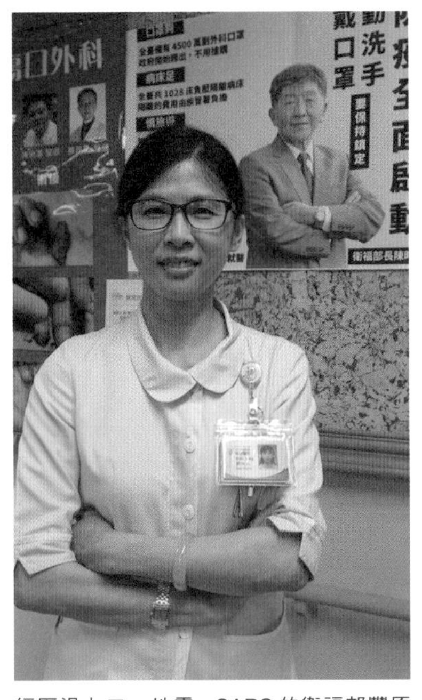

經歷過九二一地震、SARS 的衛福部豐原醫院護理長趙天凡，自願接下第二批武漢包機任務，她說，加入抗疫國家隊，順利完成任務，備感光榮。（趙麗妍攝）

包機勤務中，趙天凡負責在空橋幫忙乘客穿戴隔離衣，她表示，大家都很配合依序排隊，彼此也不敢交談，等待上機。印象最深刻的是，有位婦人因複檢時體溫過高，不符規定，一家三口遭請下機，直到隔天看到新聞，才知婦人可能是因懷孕導致體溫過高。

趙天凡回憶，當時她看著婦人一家三口無法登機的背影，內心情緒相當複雜，「為何沒辦法把他們一起帶回家」。

為了落實防疫，武漢包機相當嚴格，她說，每個上機的人都必須穿上隔離衣，但有許多嬰兒或小孩身形太小，沒有符合的隔離衣，僅能由媽媽以無尾熊抱法抱在懷中，直接包裹進隔離衣中。

為了減少感染機率，飛機上不但不能飲水，沒有餐點也沒有開空調，造成被悶在隔離衣內的嬰兒或小孩，熱到不斷哭鬧，趙天凡和其他醫護坐在商務艙中，仍可清楚聽見經濟艙傳來的小孩哭聲，一聲聲的哭喊也揪住趙天凡的心，讓她不禁感嘆「回家的路怎麼這麼辛苦」。

當飛機降落桃園國際機場，緩緩駛進停機坪時，她自飛機窗戶看見了衛福部長陳時中，她說，當時飛機上的醫護人員們都好興奮，因長時間穿戴隔離衣物，身體早已相當疲累，但看到了陳時中一直陪伴在他們身邊，內心真的好感動。

武漢肺炎疫情在台灣受到控制，許多前線醫護依然辛勤防疫，趙天凡表示，工作時都會做好防護工作，不怕被感染，從事護理工作這麼多年，這次可以運用自己的護理專業，幫助國家完成防疫工作，「我覺得很光榮」。（文／趙麗妍，台中）

口罩實名制 1.0 上路
每人 7 天內限購 2 片

武漢肺炎疫情持續升溫，因應疫情引發的口罩荒，中央流行疫情指揮中心 1 月底宣布全數徵購國內口罩，每天約 400 萬片，每日釋出約 260 萬片到各大超商、藥局、藥妝店供應民生購買，每人每日限購三片，但一到貨就被搶購一空，到處可見排隊人龍。

指揮中心指揮官、衛福部長陳時中表示，口罩購買亂象主要有幾大原因，包括供需不平衡、搶購、不需要時用了太多口罩等，導致真的需要的人卻買不到。

陳時中說，2 月 4 日起四大超商將停止販售口罩，2 月 6 日開始實施以健保卡實名制購買口罩新制，每 7 天可購買 2 片，每

今日
成人100份
兒童25份
10:30 發號碼牌
11:00 領取口罩
「過號不留」
一人 限
代領一卡

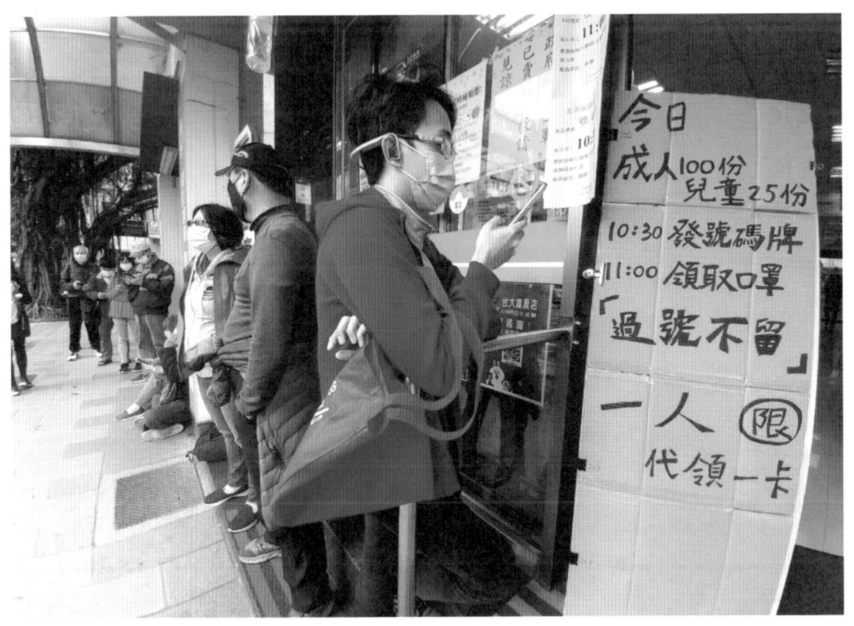

口罩實名制 1.0 於 2 月 6 日實施，民眾可憑健保卡到特約藥局購買口罩，有藥局在入口處附上大型紙卡說明注意事項。（施宗暉攝）

片從新台幣六元降至五元。每人可代購一份，但仍須謹守健保卡尾數分流措施，兒童用口罩僅有 12 歲以下的健保卡持有者才可購買。

為了避免民眾大排長龍，也設計以身分證字號分流方式，身分證末號雙號可於每週二、四、六購買，單號者於每週一、三、五購買，外國人則以居留證號碼為主；民眾在藥局購買時，藥師也能協助進行衛教宣導，至於全台 52 個偏遠地區可能改在衛生所發送。

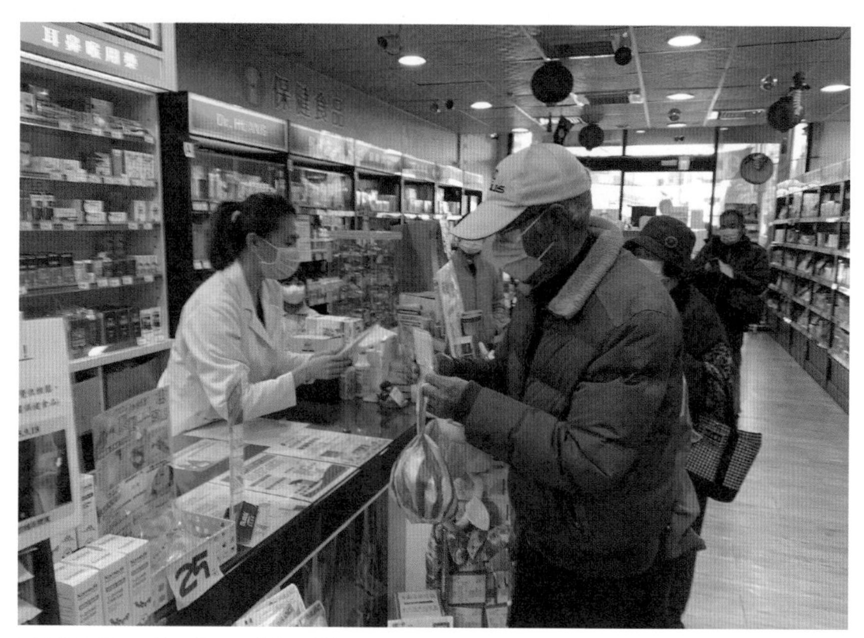

口罩實名制 1.0 於 2 月 6 日實施，藥師向民眾收健保卡過卡、收取現金後給予口罩。（葉臻攝）

此外，口罩的物流由中華郵政全權負責，中華郵政將吸收所有配送費用，每家藥局每天配發200片成人口罩、50片兒童口罩。行政院政務委員唐鳳也公布由台灣民間利用政府開放資料建立的「口罩供需資訊平台」網址，讓有需要購買口罩的人，可以透過視覺化地圖、聊天機器人等多元管道，即時、便利的查詢到附近健保特約藥局的地點，以及口罩存量。

外界好奇，7天限購2片口罩是如何計算出來。陳時中解釋，目前全台每天可生產320萬片口罩，扣掉專業人士使用量才推算出7天買2片的數字，據推估，一週內500萬人都能買到「戰備存糧」。

陳時中也強調，總統蔡英文針對獨居長者、身障者等弱勢族群，已要求地方政府社會局與衛生局合作，就近、優先提供弱勢民眾。

因應嚴峻疫情，指揮中心2日決定全國高中以下學校首度延後兩週至25日才開學。教育部在12日宣布7月指考首度延期，並統籌額溫槍2萬5,000支、酒精8萬4,000公升及防疫備用口罩645萬片，提供各級學校、補習班等場所開學後備用。（文／張茗喧、顧荃、張雄風，台北）

武漢肺炎紓困條例三讀可申請防疫補償金

因應武漢肺炎疫情，《嚴重特殊傳染性肺炎防治及紓困振興特別條例》在2020年2月25日三讀通過。施行期間從民國109年1月15日起至110年6月30日止。施行期間屆滿，得經立法院同意延長。經費上限為新台幣600億元，以特別預算方式編列。立法院會並在4月21日三讀修正通過部分條文，追加特別預算1,500億元，總預算達2,100億元。未來也可視疫情狀況再編列2,100億元，但須送立法院審議。

這是2020年初第10屆立法委員改選出爐後，首個三讀通過的法律案，也是游錫堃接掌立法院以來，第一次敲下議事槌。

2月25日武漢肺炎紓困特別條例三讀後不到四小時，傍晚在副總統陳建仁、行政院長蘇貞昌、立法院長游錫堃、防疫指揮官陳時中等人見證下，總統蔡英文火速在總統府公開簽署。

總統致詞時表示，感謝朝野政黨的合作，讓武漢肺炎特別條例在最短的時間內通過。她強調，面對疫情威脅，朝野共同展現出來的是台灣民主效率。

特別條例共19條條文，主要分為防治、紓困、振興、罰則四部分。其中在疫情防治上，三讀條文規定，醫事人員及其他從事

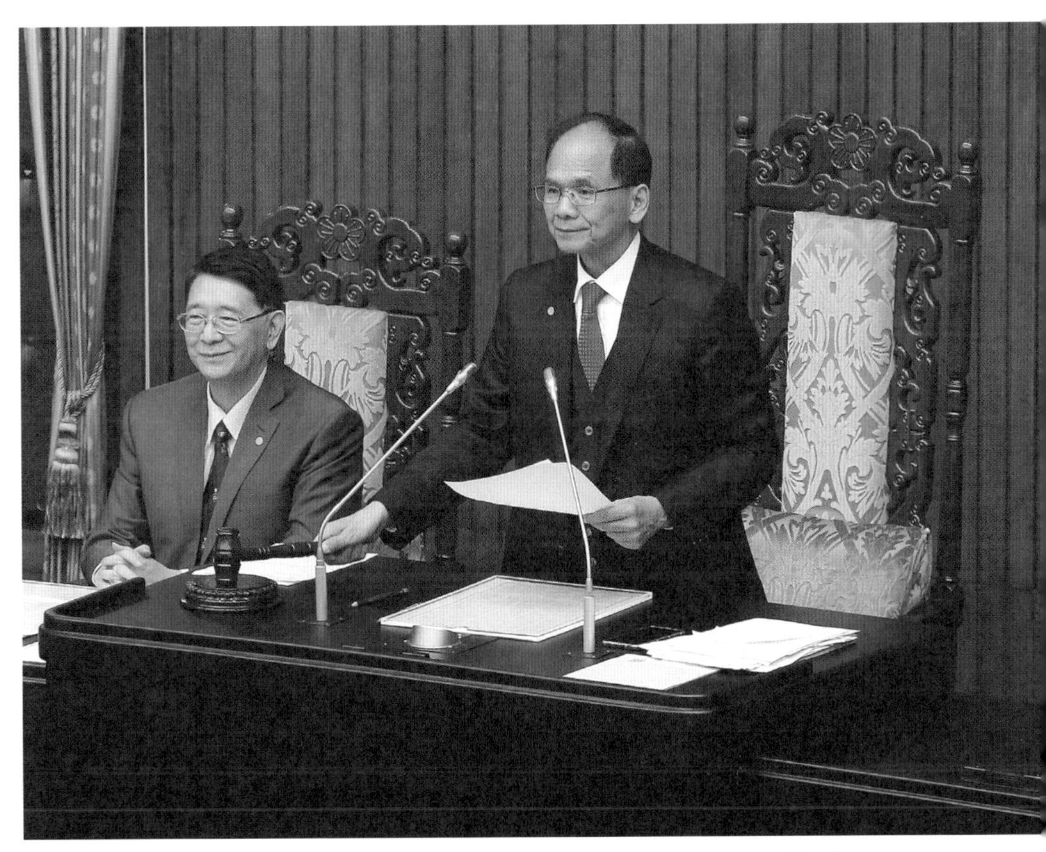

立法院長游錫堃（右）2月25日敲槌三讀通過《嚴重特殊傳染性肺炎防治及紓困振興特別條例》。（郭日曉攝）

防治相關工作人員，應予補助或發給津貼，而公、私立醫療機構、法人、團體及其人員等，執行防治工作有績效者應予獎勵；若因執行防治工作感染導致傷病、身心障礙或死亡，應給予補償、補助各項給付或子女教育費用。

此外，受居家隔離、居家檢疫、集中隔離或集中檢疫者，於隔離、檢疫期間，其任職的機關、事業單位、學校、法人、團體應給予「防疫隔離假」；家屬為照顧生活不能自理的受隔離、檢疫者而請假者，亦同。雇主若未給薪，得在受隔離或檢疫結束之日起兩年內申請「防疫補償」；若雇主支薪，當年度可抵稅200%。

條文同時明定，受嚴重特殊傳染性肺炎影響而發生營運困難的產業、事業、醫療機構及相關從業人員，得由目的事業主管機關予以紓困、補貼、振興措施及對其員工提供必要之協助。醫療機構因配合中央流行疫情指揮中心防疫需要而停診者，政府應予適當補償。相關紓困、補貼等辦法，由各中央目的事業主管機關擬訂，報行政院核定。

考量防治控制須視疫情狀況採取適切的應變處置，三讀條文規定，中央流行疫情指揮中心指揮官為防治控制疫情需要，得實施必要之應變處置或措施。

罰則部分，條文規定，對公告防疫物資哄抬價格或無故囤積不售，可處五年以下有期徒刑，得併科500萬元以下罰金，未遂犯也可處罰；散播疫情相關謠言或不實訊息，足以損害公眾或他人，最高可處三年以下有期徒刑或併科 300 萬元以下罰金。違反隔離措施者，可罰 20 萬到 100 萬元罰鍰；違反檢疫措施者，則可罰 10 萬到 100 萬元罰鍰。

立法院會在 4 月 21 日三讀修正通過特別條例部分條文，將特別預算上限提高至 2,100 億元，作為追加預算案的重要依據，也規定受到疫情影響依特別條例規定領取的補助、補償等，免納所得稅等，立院院會並在 5 月 8 日完成追加特別預算的三讀程序，追加的 1,500 億元中，包括防治經費共 165 億元，紓困振興經費共 1,335 億元。（文／王揚宇，台北）

疫情燒不停
武漢肺炎經濟衝擊大於 SARS

武漢肺炎疫情蔓延，對全球經濟衝擊效應逐漸擴散，不只美國聯準會緊急宣布降息二碼，國際貨幣基金（IMF）等國際機構表示 2020 年全球經濟成長恐因疫情受阻；從主計總處數據來看，疫情對輸出、民間消費以及物價衝擊已經顯現，台灣 2020 年經濟成長率能否「保二」，恐怕還是未定數。

1 月 23 日，中國武漢封城的訊息傳開，2019 年武漢肺炎疫情陰影迅速籠罩全球；台灣宣布提高防疫層級，政府如臨大敵的舉動，讓民眾嗅到山雨欲來的不安氣息。

短短一個月內，台股經歷史上最慘紅盤日，單日重挫近 700 點；中國一線城市北京、上海接連宣布實施猶如半封城的「封閉式管理」，引爆業界對於供應鏈「斷鏈」的憂心；日本、韓國疫情連環爆，加劇市場對亞洲地區經濟前景蒙塵。

IMF 認為，武漢肺炎疫情已傷害中國經濟成長，若進一步擴散至其他國家，恐令 2020 年原已預期「高度脆弱」的全球經濟復甦進展受阻。

德國知名智庫、基爾世界經濟研究所（IfW）所長費爾伯邁爾（Gabriel Felbermayr）更示警，2019 冠狀病毒疾病已超越美中貿易戰和英國脫歐，成為當前全球經濟的最大威脅，甚至可能是「雷曼時刻」，德國、韓國、台灣、日本、美國的製造業都可能被拖累。

消費信心首當其衝　觀光產業雪上加霜

這波被疫情「打趴」的行業中，尤以航空業傷及筋骨，許多國家為了防堵疫情，陸續發布旅遊禁令，航空公司也因應政策，大砍航班。國際航空運輸協會（IATA）估計，2020 年全球航空業營收損失可能高達 1,130 億美元。

桃園國際機場停機坪上出現飛機停滿滿的「異象」，華航一封公司內部信也指出，疫情對公司營運造成雪崩式影響，比當初SARS、金融風暴都還要嚴重，道盡航空業辛酸。

然而，「斷航」苦的不只是航空業本身，日本、韓國、泰國、義大利等倚重觀光收入的國家，在疫情削弱旅遊意願、航班大砍、中國觀光客驟減三重打擊之下，經濟前景更不樂觀。

世界銀行資料顯示，中國如今海外觀光支出規模達 2,577 億美元，相較 2003 年 SARS 時期，成長約 15 倍；全球各國一年從陸客身上賺的觀光財，約等同台灣全年 GDP 規模的四成，凸顯陸客挾帶人數優勢與大手筆消費能力，早已成為觀光大國的經濟命脈。

中國 1 月下旬疫情迅速升溫後，因其「世界工廠」地位，一度引發製造業斷鏈危機，然而中國國家主席習近平一聲令下，要求全力復工、維穩經濟，甚至端出高速公路通行費免費、研擬租稅優惠等措施，讓斷鏈危機表面上稍稍緩解。

「危機沒有完全解除，但至少沒有繼續升溫」，中華採購與供應管理協會執行長賴樹鑫表示，中國新增病例趨緩是好消息，但若日本、韓國疫情持續升溫、記憶體、面板生產受阻，上下游供應鏈勢必受到衝擊，資通產業、蘋果供應鏈都無法倖免。

另一方面，日本在精密化學材料領域占有舉足輕重地位，為半導體供應鏈的上游關鍵原料，賴樹鑫說，一旦疫情影響生產，恐掀起更大的供應鏈浩劫。

值得注意的是，儘管中國積極復工，疫情重災區湖北是汽車供應鏈的生產重鎮，恐讓供應鏈陷入危險邊緣。工研院產科國際所報告也指出，若疫情續處在悲觀情境，因為目前車廠大多將零件集中及單一化，除了重要零件，基本上無第二供應商，對汽車及零組件產業衝擊重大。

中國外溢效果重傷台出口　民間消費靠宅經濟支撐

主計總處2月中旬下修2020年經濟成長率預測值0.35個百分點，降至2.37%；並以2019冠狀病毒疾病的疫情控制在三個月內為前提，估疫情帶來的負面衝擊約0.35至0.5個百分點，且「對輸出影響尤其大」。

根據IHS資料庫，2003年中國GDP占全球比重為4.26%，2019年躍升至16.27%；國發會官員坦言，中國如今影響力大增，不只是消費大國，也是全球重要的生產基地，對其他國家及台灣造成的外溢效果，會比SARS時期更為明顯。

2003年SARS時期，國人親身經歷消費蕭條、房市築底的慘況，一名國民所得評審委員私下吐苦水，直言疫情發展仍是進行式，且中國經濟數據、疫情、復工等資訊不夠透明，「對經濟影響多少，目前真的很難掌握」。（文／潘姿羽，台北）

韓新天地教徒成超級傳播者 會長李萬熙下跪

韓國武漢肺炎疫情快速延燒，確診逾半數為爆發群聚感染的新天地教會教友，教會因此遭質疑未配合防疫，新天地教會總會長李萬熙（Lee Man-hee）3 月 2 日下跪謝罪。

2020 年 2 月 18 日，新天地教會大邱分會出現確診案例，為韓國第 31 例病患，這名 61 歲婦人為「超級傳播者」，發病前後四度上教會做禮拜，與她同場禮拜者達 1,001 人，使大邱市及鄰近慶尚北道地區成為武漢肺炎重災區，每天至少新增 300 到 400 名確診病例，是韓國疫情失控一大關鍵。

앞으로도 예수님의 사랑과 진리를 전하는 아름다운 교회 되겠습니다.
– 신천지예수교 대구교회 성도 일동 –
防疫人員在新天地教會大邱分會前消毒。（美聯社）

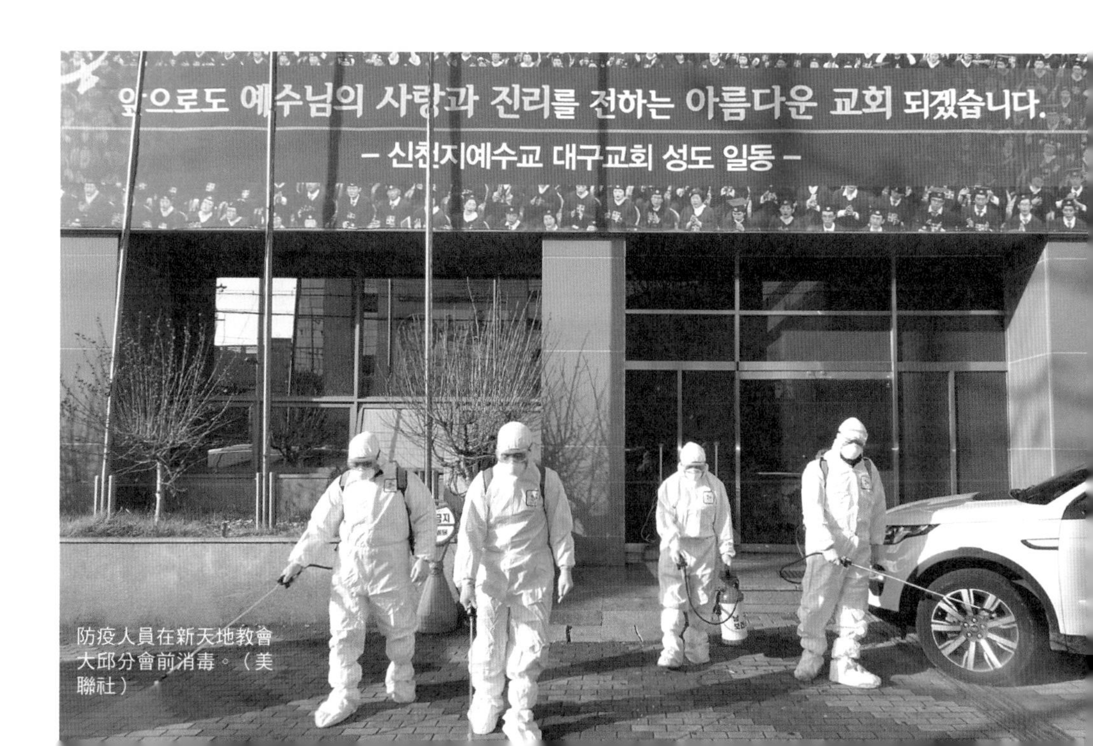

以京畿道果川總部為中心，新天地耶穌教會是 1984 年由李萬熙所創，在海內外約有 20 萬信眾。李萬熙自稱是基督旨意的傳達者，教派素以狂熱、在地秘密傳教聞名，招攬新信徒從不揭露身分。

新天地教會在韓國主要城市有 12 個支派，12 個支派都有自己的中心教會，旗下各有支會維持體系運作。

大邱市長權泳臻（Kwon Young-jin）20 日建議大邱市 250 萬名市民即使是待在室內，都應配戴口罩。美軍大邱基地也祭出限制出入措施，並指示最近曾參與新天地教會聚會的美軍自我隔離，「除非絕對必要，目前極不鼓勵在大邱市內和周邊地方旅行。」在這處基地居住或工作的軍人、平民與家屬總共約 1 萬人。

在疫情升溫後，新天地教會已關閉韓國境內所有會所。首爾市長朴元淳 21 日決定，暫時禁止在光化門廣場、首爾廣場和清溪廣場舉行集會。首爾市還決定臨時關閉老人福利館和綜合社會福利館等社會福利設施 3,467 處，直到社區感染危險性減為零。

不過，韓國政府在掌握新天地教會信徒的動向及相關接觸史上似乎力有未逮。外界質疑新天地教會起初拒絕提供教友名單，後續提供名單也不完整、不準確。

韓國聯合新聞通訊社報導，現已退出新天地教會的前信徒認為，政府不能只看新天地提供的資料，而是要快速掌握會方每天蒐集的「信徒出席現狀」等資料。

這些前信徒表示，新天地教會教導信徒每週三及週日都必須出席禮拜，為管控信徒出席狀況，進出禮拜堂時必須以指紋或手機 QR Code 認證身分。若信徒無故缺席，會面臨「強烈訓斥」等責罰，若無法參與傳教，也必須繳交相當金額的罰金。

前信徒們異口同聲地說，因為必須徹底遵守教規，信徒即使在節日連假時返鄉，仍會到鄰近的教會出席禮拜，取得「認證」，這也可能使衛生當局更難掌握教徒的動向。因此，前信徒們認為，若能掌握教會內部資料，對當局的調查工作將有相當大的幫助。

首爾市政府 3 月 1 日以涉嫌觸犯殺人罪、傷害罪和違反防疫相關法規為由，要求檢方對李萬熙和新天地教會 12 個分會的負責人展開調查。（文／姜遠珍，首爾；廖禹揚、楊昭彥，台北）

學不會 MERS 教訓 韓國疫發不可收拾

韓國在防疫初期迅速公開確診者路徑，卻仍面臨確診數暴增的局面。如今一反先前樂觀態度，表示「已學到教訓」，對於正在世界各地蔓延的武漢肺炎「不能掉以輕心」。

中國當局下令武漢封城不到一個月後，韓國大邱也爆發大型

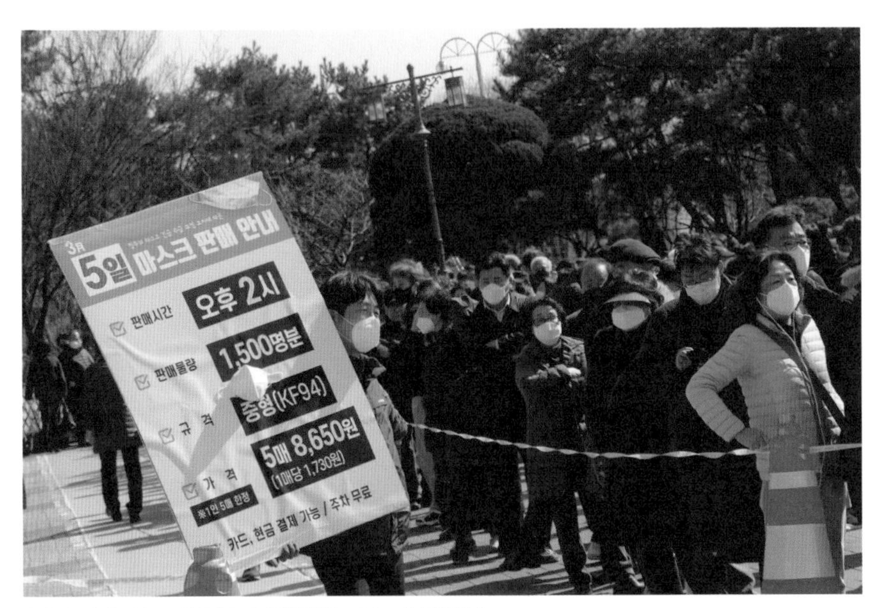

3月
5일 마스크 판매 안내
판매시간
오후 2시
판매물량
1,500명분
규 격
중형(KF94)
가 격
5매 8,650원
(1매당 1,730원)
※1인 5매 한정
카드, 현금 결제 가능 / 주차 무료
疫情急速升溫後，韓國民眾開始搶購口罩。（美聯社）

群聚感染，一週內就增加近千例確診，若不計入鑽石公主號郵輪群聚，確診數僅次於當時的中國。

文在寅喊話很快就會結束　樂觀過早疫情急轉直下

武漢肺炎讓許多韓國人聯想到 2015 年爆發的中東呼吸症候群（MERS）冠狀病毒疫情，韓國政府也吸取教訓，在防疫初期迅速公開確診病例的移動路徑，並要求相關接觸者隔離、暫時封閉確診者曾出入場所進行消毒等，卻仍在一夜之間面臨確診數爆增的局面。

1 月 20 日，韓國出現境內第一起武漢肺炎確診案例，是一名從中國武漢入境仁川的中國籍女性。

與其他鄰近中國的國家相同，韓國起初幾例確診都是曾造訪武漢市的境外移入案例，雖在 1 月底首次出現交叉感染案例，但確診數持續維持在個位數，甚至在 2 月 11 日至 15 日都沒有新增案例，疫情看似已快速獲得控制。

當時，韓國總統文在寅曾視察位於首爾市的檢疫所，並詢問首爾市長朴元淳對當前疫情及 2015 年 MERS 爆發時的看法，朴元淳樂觀表示「比 MERS 的時候好很多」，認為公開確診者路徑做法對防疫工作有相當大助益。

文在寅也在 2 月 13 日公開表示，「疫情很快就會結束」，不料，2 月 18 日出現九例確診後，確診數以極快速度攀升，三天內增加約 70 例，並在 2 月 26 日突破千例。

新天地教會成防疫漏洞　檢方急追「隱形教友」

陡增的確診者多數來自新天地教會大邱分會，教友之一的第 31 例確診者發病前後曾多次出席逾千人參與的禮拜活動，並參加婚禮、研討會、搭乘大眾交通工具，導致「超級傳播」，也引發韓國社會譁然。

新天地教會因教義、對教友的規定及傳教方式異於一般教會，原就有不少爭議，在韓國當地被視為邪教。其中，認為生病是罪過、以 QR Code 掃描等方式要求教友出席每週兩次的禮拜與各種傳教活動的強硬規定，可能是造成第 31 例患者即使出現發燒症狀也堅持出席至少四場禮拜的原因。

加上新天地教會規定禮拜時不可戴眼鏡、項鍊及耳環，且必須緊靠著彼此席地而坐祈禱，也讓教友之間接觸、感染的機率增加。

此外，新天地教會為暗中招攬信徒，要求教友平時隱瞞自己為新天地教友的身分，隨著防疫當局逐步追查確診者接觸史，發現不少隱匿身分、未按規定居家隔離的教友，其中甚至也有參與防疫工作的公務員。

自稱在海內外擁有超過 24 萬名信徒的新天地教會雖在政府要求下交出教友名單，卻出現缺漏、與各地方政府掌握名單有出入等狀況，成為防疫一大漏洞，檢方至今仍在追查是否還有其他「隱形教友」存在。

一度被視為「超級傳播者」的第 31 例患者，早在確診前 10 天就出現疑似症狀，但卻以「沒出過國、也沒有與確診患者接觸過，症狀很輕微」為由，多次拒絕醫院篩檢的建議，也無法對其強制進行篩檢，而這名患者在發病到確診前的這段時間，接觸過的人不計其數。

這名患者並非特例，爆發群聚感染後至今，防疫當局一再出面宣導新天地教友及出現疑似症狀的民眾配合篩檢，但拒絕、不理會，甚至行蹤成謎的案例層出不窮。

未即時入境管制引民怨　首爾爆大規模群聚感染

韓國政府在2月2日宣布4日起禁止14天內曾入境中國湖北省的外籍人士入境，並協商濟州特別自治道暫停免簽入境濟州，是台灣、日本、新加坡、香港等鄰近地區之中最晚採取入境管制措施。

隨著疫情延燒，韓國民眾發起連署要求政府擴大禁止中國人入境，但當局並無進一步行動，首爾市長朴元淳也曾公開表示，並無充足理由限制中國人入境。然而，新天地教會多例確診者被證實曾造訪武漢，使民眾對政府無作為的不滿甚囂塵上。

截至3月20日凌晨零時，韓國確診數達到8,652例，但每日新增確診數已降至兩位數，看似已出現緩和跡象。不過，員工密集的電話客服中心也出現群聚感染案例，首爾九老區一間客服中心確診已突破百例，成為當前最新防疫焦點，韓國政府也一反先前樂觀態度，表示「已學到教訓」，對於正在世界各地蔓延的武漢肺炎疫情「不能掉以輕心」。（文／廖禹揚，台北）

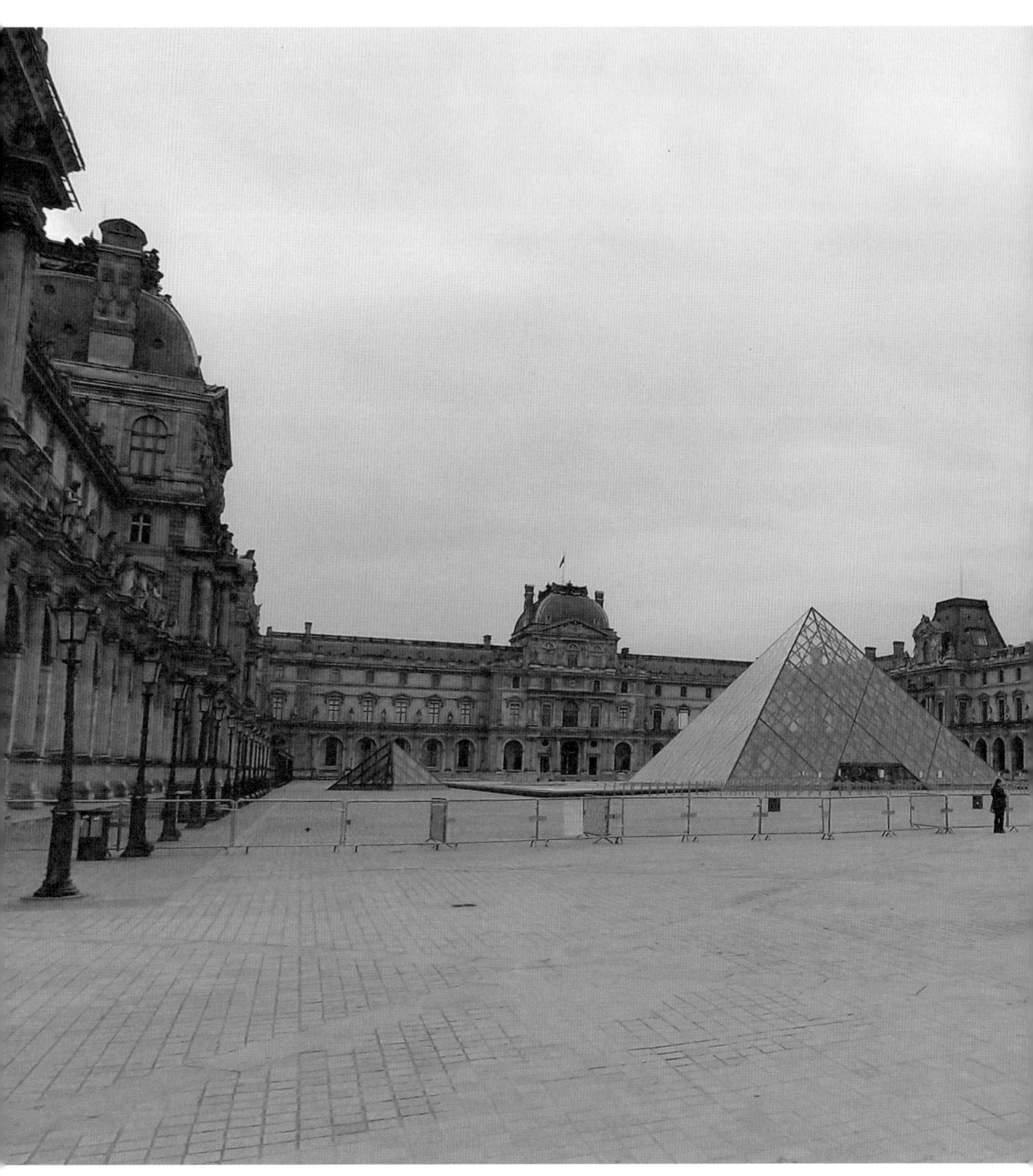

法國巴黎羅浮宮外拉起管制鐵柵，禁止民眾靠近，3 月 24 日廣場上幾無人逗留。（曾婷瑄巴黎攝）

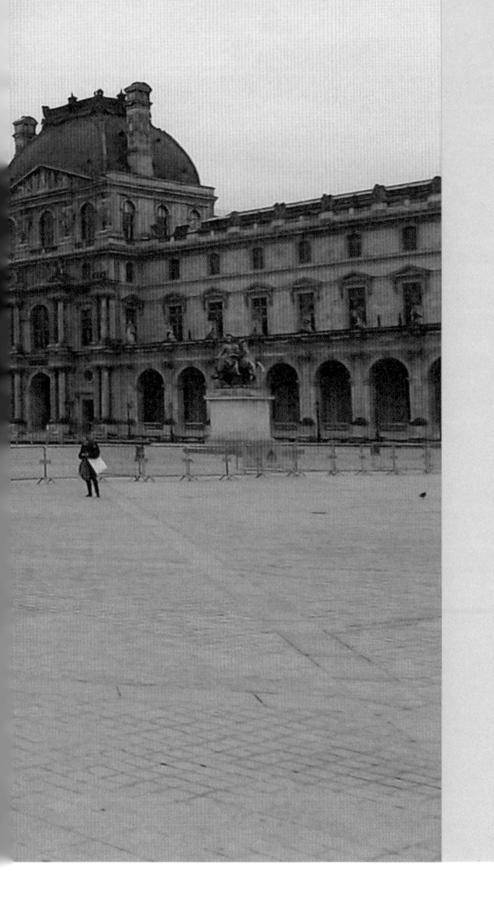

3月 全境封鎖

地球停止呼吸 宛如無人之境

武漢肺炎疫情蔓延至歐美大陸，如入無人之境，成為重災區，世衛終於在11日宣布進入「全球大流行」。2020東京奧運也不敵疫情，宣布延後一年舉辦。超前部署的台灣，工具機業者組成「口罩國家隊」，20天內完成不可能的任務，讓口罩實名制2.0順利上路，奠定台灣成功抗疫的基礎。

3 月

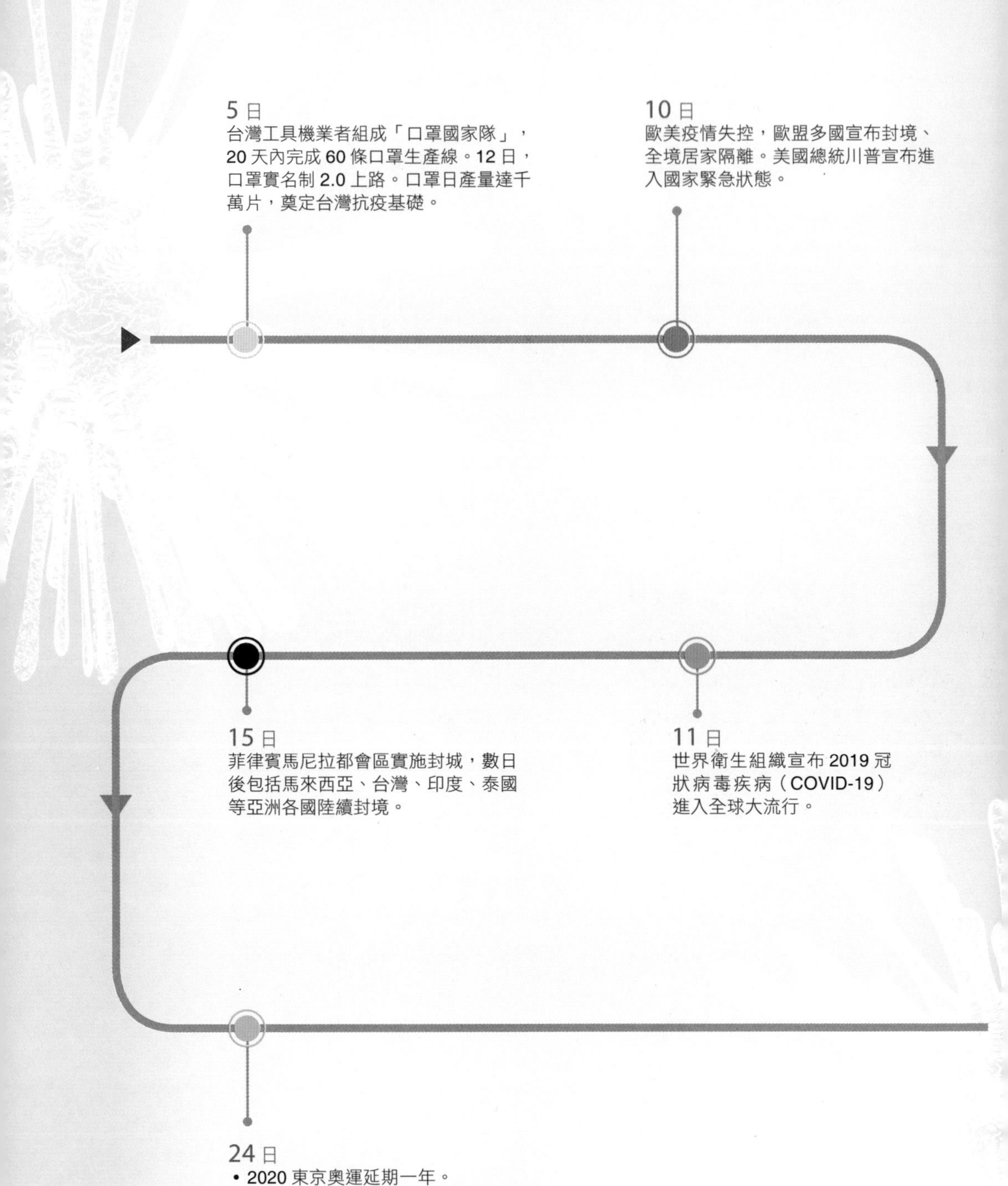

5 日
台灣工具機業者組成「口罩國家隊」，20 天內完成 60 條口罩生產線。12 日，口罩實名制 2.0 上路。口罩日產量達千萬片，奠定台灣抗疫基礎。
10 日
歐美疫情失控，歐盟多國宣布封境、全境居家隔離。美國總統川普宣布進入國家緊急狀態。
11 日
世界衛生組織宣布 2019 冠狀病毒疾病（COVID-19）進入全球大流行。
15 日
菲律賓馬尼拉都會區實施封城，數日後包括馬來西亞、台灣、印度、泰國等亞洲各國陸續封境。
24 日
• 2020 東京奧運延期一年。
• 美國航母羅斯福號官兵染疫，最終統計包括艦長在內的 955 人確診。另傳出法國航艦戴高樂號也成疫區。

義大利封城抗疫
「武漢第二」成不可承受之重

2月底才出現首個死亡病例的義大利，3月上旬疫情急轉直下，近萬人確診。義國總理孔蒂下令全國封城，連義甲足球冠軍賽也取消。義甲這項義大利最重要的體育賽事，史上唯一取消冠軍賽的前例在1915年，時值第一次世界大戰爆發。

義大利是第一個在這波疫情實施封城防疫的民主國家，儘管不情願，義大利政府無疑已成一個實驗室，驗證對限制措施採取自由派立場的開放歐洲社會，能否有效遏止病毒蔓延。

2019冠狀病毒疾病（COVID-19，武漢肺炎）2月中開始蔓延全球，衝擊許多民眾的日常生活。為防止疫情擴散，歐洲人連傳統的臉碰臉親吻禮儀都被要求避免，這種頗具特色的打招呼禮儀意外成了歐洲人的另類煩惱。

天主教教宗方濟各2月下旬替受武漢肺炎病毒傷害者祈福，在公開場合接觸許多人、親吻他們的額頭，後來教宗因身體不適缺席2月底在拉特朗聖若望大殿（Basilica di San Giovanni in Laterano）的四旬期彌撒，一度引發關注。

同樣是2月底，法國總統馬克宏（Emmanuel Macron）到義大利那不勒斯參加法義高峰會時，對義大利總理孔蒂（Giuseppe

Conte）送上臉碰臉的義式親吻，而且不只親一次，而是親了兩次。美聯社報導，在武漢肺炎迅速蔓延之際，馬克宏這麼做不只是打招呼，他也想讓法國人知道，儘管義大利疫情嚴重，也別對鄰居心生畏懼。

親不親讓歐洲人好為難　新式招呼正夯

隨著新型冠狀病毒擴散到 70 多個國家與地區，各國確診人數不斷增加，也開始讓人們思考傳統較具接觸性的打招呼禮儀是否該做調整。

義大利從 2 月 20 日後確診病例激增，疫情失控當下，友善之吻該不該繼續真是兩難。在熱情奔放的南歐，這問題讓人苦惱，就連比較保守的北部歐洲，也都在思考是不是連握手都該省了。

親吻這種社交禮儀深植於地中海文化以及其堅強的家庭與社會結構，義大利官方雖未大張旗鼓宣布要有所調整，但義大利民防局長波瑞里（Angelo Borrelli）表示，義大利人個性外放可能是導致病毒擴散的原因。

波瑞里說：「我們有集體社交生活，非常熱情、非常豪爽，我們有很多接觸，我們握手，親吻彼此，擁抱彼此。或許現階段不要握手，不要有太多接觸，試著不要那麼豪爽，也就是和真正的我們不一樣，那會比較好。」

而在法國，衛生部長維宏（Olivier Veran）2 月 28 日建議民眾減少所謂的 la bise，也就是法國和歐洲等地以臉頰輕碰臉頰的打招呼方式。

德國通常教導孩童要和成人握手，從握手的力道，即可判斷這人個性的強度；但現在，衛生專家和醫生都在試著說服大家別遵守這種禮儀。網路上一些從伊朗與黎巴嫩發出的影音，裡面更出現當地人改用腳來相互打招呼。

世界衛生組織負責全球流行病的專家布里安（Sylvie Briand）博士在推特上發表幾款替代握手的打招呼方式，包括保持距離相互揮手、合掌作揖，甚至改用手肘碰手肘。

英國公共衛生皇家學會顧問艾克利（Lisa Ackerley）表示，大眾不應恐慌，但確實應減少與他人肢體接觸，包括握手與碰臉。她說：「我們一般都很有禮貌，不太會直接以對方手髒為由拒絕握手，但若終究得握手的話，請務必在握手後洗手，或拿消毒液消毒。」

疫情暴衝醫療崩潰　義大利淪「武漢第二」

2019 新型冠狀病毒肺炎疫情在義大利失控，2 月 20 日後短短數日病例激增數十倍，義國封鎖 10 餘城鎮，疫情短暫趨緩後，3 月 7 日又一波大爆發，一天內死亡病例暴增 50%，躍居全球疫情第二嚴重國家，僅次於中國。

情勢嚴峻到義大利 3 月 9 日宣布全國封城至 4 月 3 日，全國約 6,000 萬人口只有為工作、就醫或緊急因素才能外出，所有學校停課，餐廳和酒吧只營業到晚上 6 時，營業時間必須遵守「人與人之間保持一公尺以上距離」的規定。

位於北部疫情重災區的倫巴底，首長方達納（Attilio Fontana）表示，新的封鎖措施或許還不夠。

方達納說：「這是必要的一步沒錯，但我擔心還不夠。倫巴底和國內其他地方病例數字顯示疫情不斷擴大，我們知道一切的後果就從醫院工作量超出負荷開始，尤其是加護病房。」

疫情升溫的同時，義國也跟當初的武漢一樣，地方醫療體系瀕臨崩潰。倫巴底區危機應變小組組長皮森蒂（Antonio

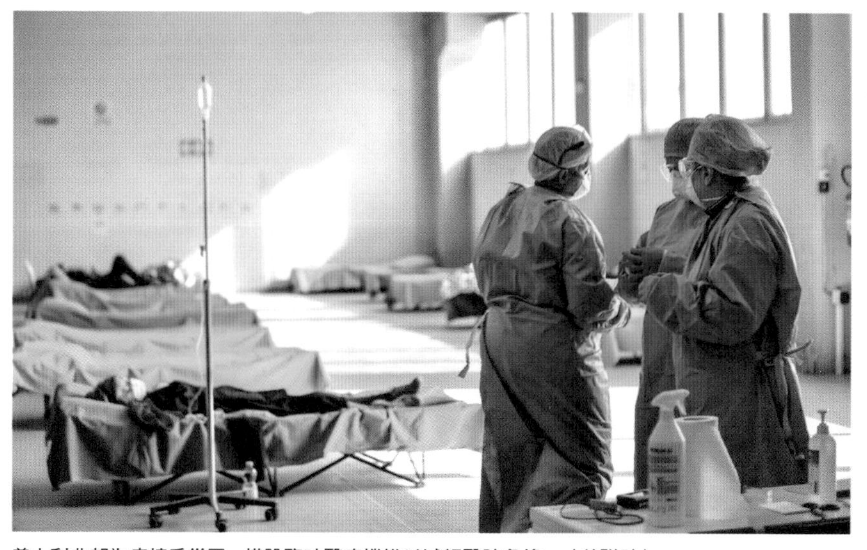

義大利北部為疫情重災區，搭設臨時醫療機構以減輕醫院負擔。（美聯社）

Pesenti）表示，儘管已竭盡所能挪出病床容量，倫巴底醫療體系仍「距離崩潰僅一步之遙」。

皮森蒂說：「我們現在被迫在醫院的走廊設立加護病房，並在醫院各區騰出空間給重症病患。」他還形容患者「如海嘯般湧入，我從沒看過這種景象，義大利人應該擔心」。

義大利最大的錯誤是採取「禁航不禁人」的防疫措施。表面看來，義大利是歐洲第一個對中國採取斷航嚴格措施的國家，實際上卻因沒有「機場檢疫」、「疫區入境隔離」等配套措施，依舊對病毒門戶洞開。相反地，由於疫區旅客都是透過一次或多次轉機入境義大利，讓義國海關更難預測旅客足跡，無法鎖定高危險族群施以必要的檢疫或隔離，錯失掌握感染源。

難民潮以來最大危機　封城考驗開放社會抗疫

歐洲各國如今面臨自 2015 年難民潮湧入危機來的最大挑戰。若疫情擴散，將嚴重考驗歐洲大部分國家邊界開放的基本原則，也考驗雖有口碑但問題頻現的歐洲公衛系統，尤其是一些正厲行撙節措施的國家。

義大利是第一個在這波疫情實施封城防疫的民主國家，有別於疫情發源地中國的體制，民主社會的義大利如此大規模封城，招來義國政府能否落實新規、甚至義大利人是否會實際遵循等議論。

一方面是身為歐元區第三大經濟體的義大利常因國內政壇勾心鬥角陷入內耗，讓人難以對防疫成效抱持信心；另一方面，義大利民風素以好尋歡作樂出名，西方國家的人也向來不若東方國家人民般願意配合政府做必要犧牲，恐怕難以像中國 1 月在湖北封省 6,000 萬人那樣減緩病毒擴散；當地台僑觀察到，不但封城後咖啡館還是不乏排隊人潮，還會對戴口罩者惡言相向或動粗。

上次大批難民湧入歐洲造成歐盟政壇生態丕變，也暴露出歐盟體制的弱點。這回是看不見的境外病毒悄悄穿越歐洲邊界，無疑帶給歧見已深的歐盟成員新的潛在緊急情況。儘管不情願，義大利政府無疑已成一個實驗室，驗證對限制措施採取自由派立場的開放歐洲社會，能否有效遏止病毒蔓延。（文／黃雅詩，羅馬；陳亦偉，台北）

生命在沉默中消逝
禁足令下的法國療養院

一位女士在療養院嚥下最後一口氣，院方用特別隔離的方式，准許兒女向她道別。女士的遺願是葬在老家，丈夫的身邊。然而現在是非常時期，葬儀社忙不過來，恐怕無法如願了。

3 月天，武漢肺炎疫情伴隨著春天的腳步，開始占領歐洲各個角落。

動作慢好幾拍的法國政府終於逐漸意識到病毒的威力，特別是在連續幾位長者病故後，銀髮族成為公認最脆弱的一群。避免他們被傳染，瞬間變成首要之務。

3 月 11 日，為避免外來訪視者帶病毒進療養院（Ehpad），進而造成原本就已身體虛弱的老人群聚感染，政府突然下令，全國療養院即刻起禁止所有外人探訪，包括家人。

因帕金森氏症住進 Forges-les-Eaux 療養院已一年半的李法佛（Lefebvre），一時間不知道發生什麼事。

這天下午，李法佛住在附近的女兒和女婿急沖沖地跑來療養院門口，大聲向窗口叫著她的名字。耳力不好的她沒聽到，是照護人員告知，她才蹣跚走到窗邊。她看到女兒大力揮舞著雙手，嘴裡不知念著什麼，隔著距離她根本什麼也看不清。她只能像英國女王一樣，向他們揮揮手，優雅回禮。

82 歲的李法佛最近常聽到一個詞：「病毒」。對於病毒她知道的不多，只知因為這討厭的東西，過去常來的老伴和女兒、孫子，都不見了。那些家人聽她回憶往事的時間，是她療養院生活裡，少數的幸福時光。

她不會用電話，更遑論電腦或通訊軟體。幾天後，院方為沒有手機的老人家安排視訊通話。李法佛的女兒跟「巴黎—諾曼第」

報（Paris-Normandie）記者透露，母親在視訊中向她哭訴：「我好難過。不知道何時才能再看到你們，也不知道還能不能再看到你們。即使病毒沒有帶走我，絕望也要把我淹沒了。」

李法佛所說的，或許就是全法 7,000 多所療養院，上萬名長者的心聲。

《世界報》（*Le Monde*）記者歐本納（Florence Aubenas）也前往塞納—聖丹尼（Seine-Saint-Denis）一間療養院採訪，療養院院長波諾（Edouard Prono）告訴長者們：「接下來 10 天她要在此蹲點，寫我們的報導。」

在這個療養院裡，幾天前就已經宣布暫停所有額外活動，包括心靈課程、合唱團、美髮等。沒了親人探訪和活動，老人家們常盯著窗外的人來人往，有家庭、有街區的小毒販、有踢足球的人。然而從某天開始，路上人車也消失了。

「人們去哪了？」長者們好奇。

輔導員回答:「政府下令全國人民也都要待在家，不能出門。」

「這是隔離中的隔離」，記者歐本納寫道。

然而幾天後，為進一步避免群聚感染，老人家們也不能聚在一起用餐了，只能在各自房裡吃飯。房內用餐的第一天，長者們不明白這到底是為了什麼。X 女士向醫護人員哀嘆：「我該怎麼辦？」叉子拿起又放下，一個人吃飯，她沒食欲。

政府還說，流行病進入第三階段，醫療院所必須戴上口罩。然而，療養院沒人有口罩，院方 3 月初訂了口罩，之後廠商卻告

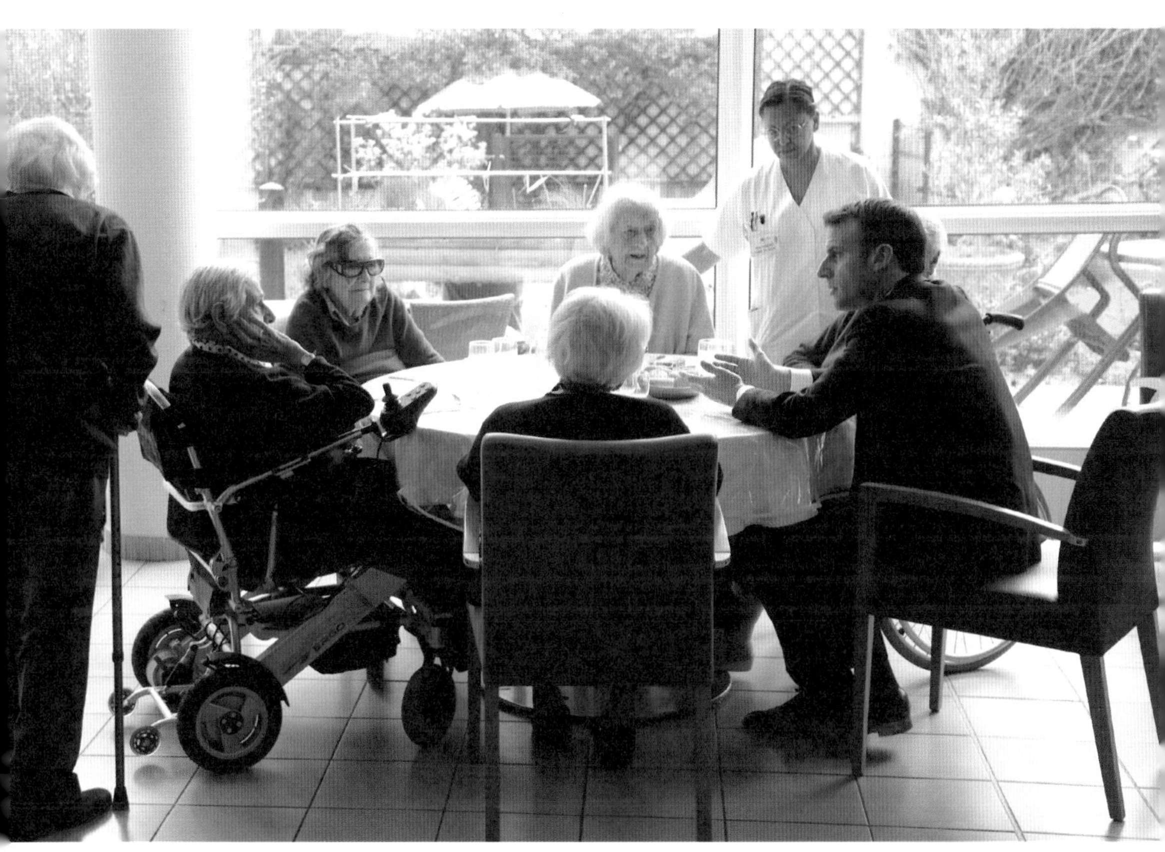

在探病禁令前的 3 月 6 日，法國總統馬克宏（右）探訪巴黎一間療養院的老人。（美聯社）

知全部被政府徵收。跟政府要求，也只得到正在處理的回覆。療養院一名護士坦言：「我知道政府在想什麼，『那邊都是老人，他們已經活夠了』。」

藥局漏掉他們的酒精訂單，現在缺貨；手套，也沒了。波諾收到衛生部傳來的指示，一開始療養院必備的口罩，現在除非確診，也非必要了。主任賈西亞（Laurent Garcia）嘆道：「口罩沒有，但有屍袋。你明白這個訊息嗎？」

如同法國總統馬克宏所說，「這是一場戰爭」。這些醫療人員是衝鋒陷陣的戰士、手無兵器的戰士。因為幾天後，療養院三名出現病症的工作人員，已驗出兩人確診。院內氣氛低迷，一名護理師說：「現在每分鐘都變成戰爭，我已看不到前方的路。」

此外，最近療養院主管間很「熱門」的一個問題是：「你那邊多少人走了？」

數字開始傳播、猜測、堆疊，隱密不宣。現在長者的死亡不再是家族間的慎重大事，甚至連衛生部長每晚宣布死亡人數的一員都算不上，只是療養院間傳遞的耳語，被國家遺忘。不幸地，長者們被迫用一種迷惘而神祕的方式，走到盡頭。

昨天夜裡，一名女士走了。一週前她情況開始惡化，送到醫院，急診室說不符合危機病症，把她退回去；醫生說晚點會來訪視，但也沒有。療養院要求病毒檢驗，對方無奈回，「我們不檢驗，現在就是鴕鳥政策」。能怪他們嗎？醫院瀕臨崩潰，病床已加到走道上，醫療人員超負荷。

醫院總算進行測試，陰性。最後，女士在療養院嚥下最後一口氣，療養院用特別隔離的方式，准許兒女向她道別。女士的遺願是葬在老家，丈夫的身邊。然而現在非常時期，葬儀社忙不過來，恐怕無法如願了。

葬儀社人員來接她了，「同窗好友」沉默目送隊伍，大夥說：「再見了，女士」。在看不見前方的迷霧中，死亡反而是這段時間裡，最真實的存在。（文／曾婷瑄，巴黎）

英國佛系防疫
隔離者身心同受煎熬

英國政府在武漢肺炎疫情開始在亞洲延燒時，反應慢吞吞，鬆散對策被外界戲稱有如「佛系防疫」。然而隨著王儲查爾斯王子（Prince Charles）以及首相強生（Boris Johnson）先後在 3 月確診，平民百姓們開始人心浮動，疫情期間的心理煎熬似乎大過生理。

疫情自 1 月傳出以來，英國一片靜悄悄，強生到醫院探視確診病患時，還自誇「我和每個人握手」。這種英國紳士慢條斯理的態度，讓在當地生活的台灣人看了只能急跳腳。

在三、五步就是一診所的台灣，發燒咳嗽自然要去看醫生。從小島國台灣搬到大島國英國後，由於醫療資源稀缺，好不容易適應所謂「自然療法」或「成藥療法」，沒想到碰上傳染病，英國人還是這麼佛系，讓許多台灣留學生終於狠狠撞上文化差異這道牆。

台灣留學生 Eric 告訴中央社記者，周遭朋友確診後，他也出現高燒症狀，在英國政府的建議措施中，他只能居家隔離、無法求醫。所幸三天後退燒，但某天半夜，他卻突然喘不過氣，趕緊向宿舍管理員求助，但管理員聽到他曾經發燒，就立刻與他保持距離，只肯隔著玻璃、遠遠遞給他一個口罩，就說要打電話給上司，詢問如何處理。

在越來越喘不過氣的緊急狀況中，他只好打電話叫救護車，卻又被告知情況「不夠危急」，應該先打醫療諮詢電話，在被多次互踢皮球後，諮詢人員終於告訴他要如何向救護人員「說明」，才能順利搭上救護車，但他最後仍沒辦法搭上，只得自己叫車。

結果到了醫院又是一番等待，換來的只是拍 X 光和幾句問診，然後又被送回宿舍隔離。而這時宿舍管理員來對他傳達上司指令，就是請他待在宿舍房間隔離，不要與他人接觸。這番話讓他徹底寒心，「他們大概是要等到我死在房間裡才會有動作。」

眼看周遭冷漠，只有身屬的台灣人社群一頭熱擔心疫情，感覺好似成了末日小說的主人翁，雖然預見末日即將到來，身邊卻沒有一個人相信，只能一邊乾著急，一邊囤積物資。

臉書社團裡開始分享囤貨情報，許多台灣留學生曬出自己的戰利品，希望隔海的台灣親友安心。不過隨著疫情加劇「出現一波留學生逃難潮」，這些物資變成累贅，社團貼文也從秀物資，變成變賣家當送物資，而因為經濟或學業因素暫時無法返國的留學生，則看著機票價格一天天上漲，內心不停煎熬。

為了安全起見，許多家長也顧不上錢，趕緊要子女搭商務艙回台灣，儘量減少和他人接觸機會。

3 月初，義大利疫情爆發，英國暫時沒有太大疫情傳出，雖然民間開始窸窸窣窣出現騷動，不過大家心裡還是懷抱一絲僥倖，認為「應該不會吧」。

許多人就在戰戰兢兢中過了幾天，3 月中，英國確診病例開始傾巢而出。疫情一發不可收拾，強生從一開始的「以不變應萬變」，演變到 3 月 23 日發布三週禁足令，他自己最後也確診，一度躺進加護病房，疫情的變化堪比電影情節。

禁足令也讓生活在承平時代的現代人，體會了當年戰亂時期躲防空洞的感覺，慶幸的是這個年代的防空洞不僅有水、有電，還有窗。

禁足令如今過去三週，許多人心態已從焦慮慢慢平息，而社團裡的文章也從討論疫情，變成討論今天又研究出什麼新菜色，哪家店網購菜色最豐富、速度最快。

禁足迫使人們望向窗外，天氣好的時候，遠方高樓的居民會把孩子的玩具全部搬到陽台上，像是學步車、小滑梯、球池，享

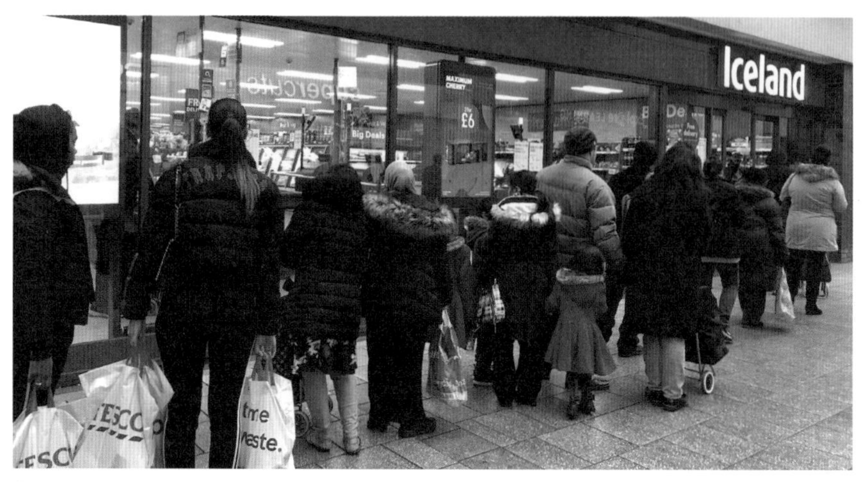

英國 3 月中旬起，確診病例開始傾巢而出，疫情一發不可收拾，倫敦超市出現囤貨潮。（戴雅真倫敦攝）

受一絲春日陽光。鮮少見到人影的隔壁大樓頂樓，也越來越多人造訪，苦中作樂。

英國剛開始實施禁足令時，許多旅英台灣人都會收到台灣親友的關懷，幾乎每天都有人詢問情況如何。

對台灣人而言對抗病毒是在生活中防疫，但對於在英國被「關禁閉」的人來說，防疫幾乎是生活的大部分：搭電梯看到電梯裡有人，第一反應是後退三大步；搭地鐵必須遠離沒戴口罩（在英國相當常見）、大聲說話可能會噴出口沫的人。

這場防疫戰爭不知何時才會結束，很多人卻慢慢培養出不自覺的習慣，像是有意識地不揉眼睛，洗手時則不自覺像強生一樣，一定哼唱 20 秒生日快樂歌才能停止。（文／戴雅真，倫敦）

世衛宣布武漢肺炎大流行
抗疫視同作戰

世衛秘書長譚德塞 3 月 11 日宣布 2019 冠狀病毒疾病為全球「大流行」，預期疫情將進一步擴散。他呼籲面對這場公共衛生危機，每個人都必須參與戰鬥。

譚德塞在日內瓦舉行的記者會上確認，這是由冠狀病毒引起的第一次大流行。

譚德塞表示，過去兩週中國以外的武漢肺炎病例數量增加 13 倍、受災國家數量增加兩倍。現在，在 114 個國家或地區中，有超過 11 萬 8,000 起病例、逾 4,000 人喪生。

他指出，成千上萬的人在醫院為自己的生命而戰。未來一段時間內，預期病例數、死亡人數和受感染國家的數量會進一步攀升。

他表示，世衛組織評估了疾病傳播嚴重程度，認為 2019 冠狀病毒疾病可被視為大流行。大流行通常被定義為一種在世界範圍內廣泛傳播的疾病。

他說，以往從未見過冠狀病毒引發的大流行。這是由冠狀病毒引起的第一次大流行。世衛組織一直處於全面應對模式，每天都呼籲各國採取緊急和積極的行動，世衛在這方面「敲響了警鐘，

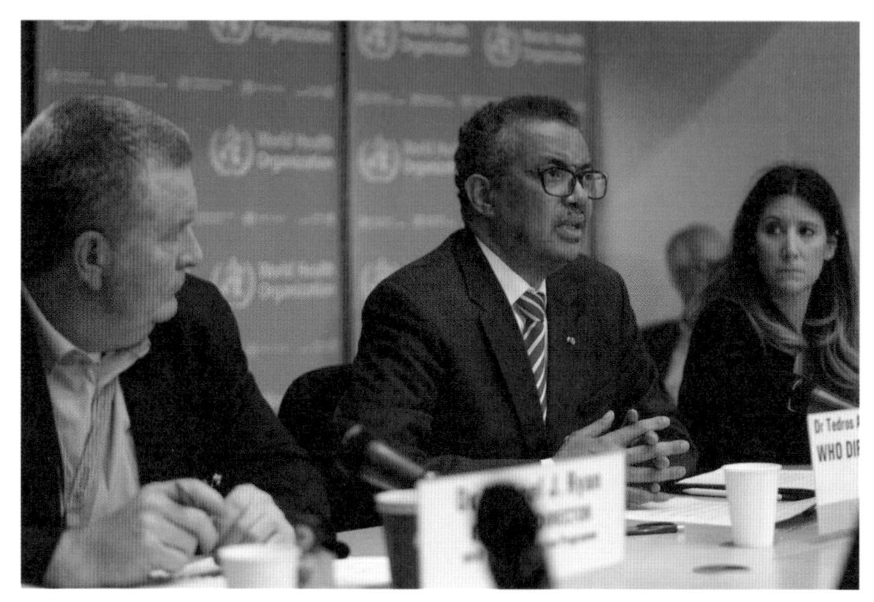

世界衛生組織秘書長譚德塞（中）3 月 11 日宣布 2019 冠狀病毒疾病為全球「大流行」，預期疫情將進一步擴散。（圖取自 WHO 推特官網 twitter.com/WHO）

響亮而清晰」。

譚德塞表示，目前一些國家已經證明病毒可以被遏止，即使是有社區傳播或大型群聚的國家也可以扭轉病毒傳播趨勢。面對這場公共衛生危機，每個人都必須參與這場戰鬥。（文／唐佩君，布魯塞爾）

武漢肺炎來勢洶洶
美國醫療體系考驗嚴峻

美國因長期醫療體系問題及制度限制，在與武漢肺炎一戰中節節敗退。經歷一系列防疫缺失的美國是否仍能控制疫情，端看川普是否會拿出更有效的防疫措施。

2003 年 SARS（嚴重急性呼吸道症候群）席捲全球 29 個國家及地區，逾 8,000 人感染，770 多人喪命。與亞洲重災區相比，美國當時只有 29 人感染，無死亡案例。把時間點拉到武漢肺炎肆虐的今日，當年只與 SARS 輕輕擦身而過的經歷，對美國來說是幸，也是不幸。

截至 2020 年 3 月 23 日，武漢肺炎在短短數月時間，就迅速從中國擴散至超過 160 個國家及地區，全球確診個案突破 30 萬例，死亡超過萬人。

由於過去與 SARS 奮戰習得的寶貴防疫經驗，台灣在武漢肺炎防疫工作上應變迅速，有效控制住疫情，受到國際肯定。相較之下，普遍被認為有頂尖醫療技術的美國，卻因長期醫療體系問題及政府制度上限制，在與武漢肺炎一戰中節節敗退。

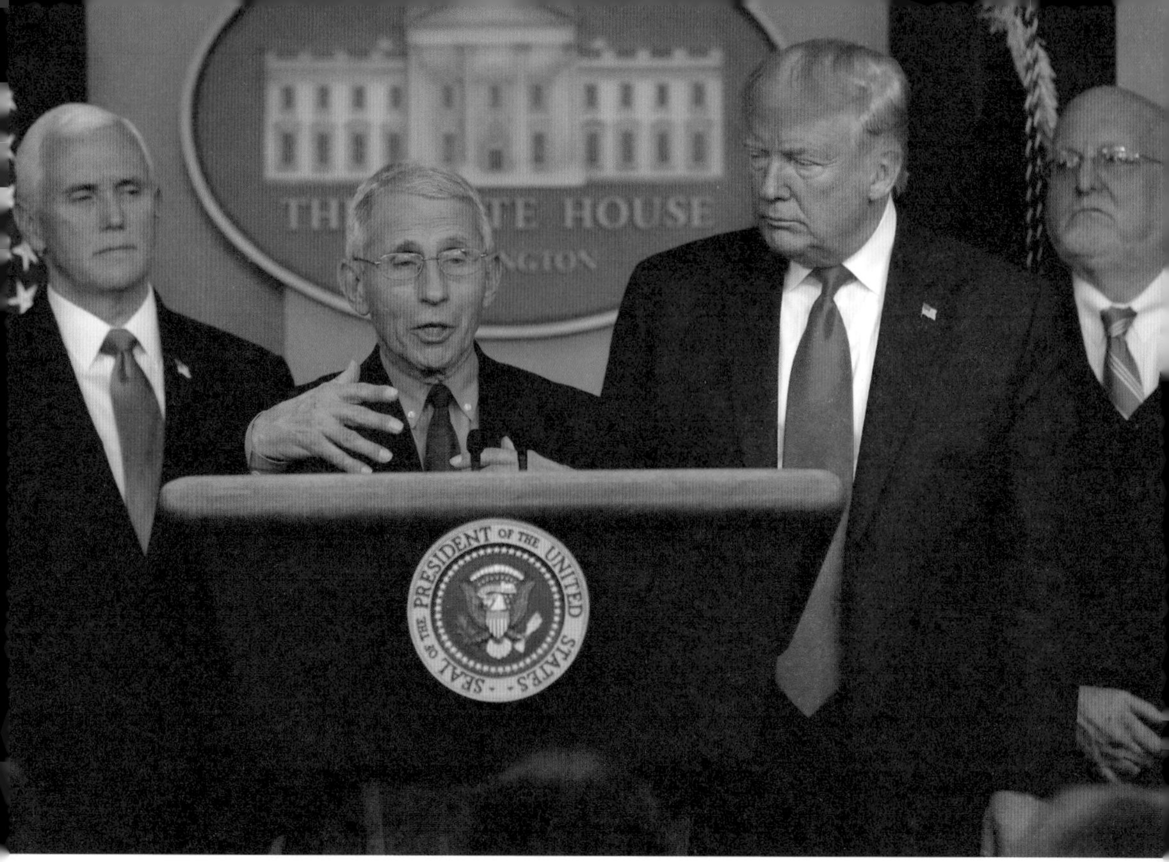

防疫意見時常與美國總統川普（右 2）相左的高階防疫官員佛奇（左 2）3 月曾坦言，美國的公衛系統未能因應當前所需，「這的確是缺點」。（美聯社資料照）

僅流感篩檢就花 10 萬元　高昂醫療費成防疫破口

面對如武漢肺炎的高傳染性疾病，政府能否做到即時確診、隔離及醫治病患，在防疫工作成效上扮演關鍵角色。在美國，要達成這項目標並不容易，首因就是國內高昂醫療費用。

要能即時確診病患，取決於出現疑似症狀的民眾是否願意立即主動就醫。對多數美國民眾來說，這個決定可不好做，因為要考慮的不單單是身體健康，還有能否負擔檢測及後續高額診療費用的問題。

《邁阿密前鋒報》2月24日報導，一名邁阿密男性1月自中國出差回來，出現類流感症狀，因擔心罹患武漢肺炎，前往醫院接受檢測。醫院告知這位男性，篩檢武漢肺炎須使用電腦斷層掃描，他改以流感篩檢來排除，最後確認只是流感。

雖逃過一劫，但這位男性事後卻收到保險公司寄來一張3,270美元（約新台幣10萬元）醫療帳單，其中包含急診及呼吸道採檢費用。在有醫療保險情況下，他雖只須支付1,400美元，但他認為，不合理的醫院收費將阻礙疑似感染病患的就醫意願。

武漢肺炎檢測醫治費用　部分美國民眾恐付不起

《時代》雜誌3月4日報導，若持有聯邦醫療保險（Medicare）或政府醫療補助（Medicaid）以及在聯邦、州立及地方公立實驗室接受武漢肺炎篩檢的民眾，美國政府會支付費用；不過，民眾若在學術或商業機構接受檢測，目前不清楚須支付多少費用。

根據美國衛生政策組織「凱撒家庭基金會」（Kaiser Family Foundation）調查，2018年美國沒有醫療保險的人口高達2,790萬人，較前一年成長50萬人。就算有保險，部分民眾是透過雇主承保有高自付額（deductible）的醫療保險計畫。

自付額是承保民眾每年須累積自付的金額，超過此金額保險公司才會開始幫忙負擔醫療費用。凱撒家庭基金會調查發現，

2019 年透過雇主承保的美國民眾平均個人自付額為 1,396 美元，較 2009 年的 533 美元增加 162%。

美國聯準會 2019 年 9 月調查報告也發現，若面臨一筆 400 美元意外開銷，近 40% 美國民眾無法以現金或存款支付，或是輕易付清相關信用卡款項。

這代表，對沒有醫療保險的美國民眾來說，就醫是個連想都不敢想的選項；即便有醫療保險，民眾也可能因高自付額不願輕易就醫，只去藥局買藥吃。這麼做不僅延誤就醫，更增加病毒進一步擴散及感染他人的風險。

法規過嚴檢測能量不足　改進防疫措施刻不容緩

美國法律規定，在面對全國公共衛生緊急事件之時，醫療院所實驗室須先自美國食品暨藥物管理局（FDA）獲得緊急使用授權（Emergency Use Authorization, EUA），才能研發並使用自家檢測模組來篩檢疾病。

這項政策目的是確保檢測品質，用意良善，卻大大限制初期控制、掌握疫情的能力，錯過防疫黃金時間。

1 月 20 日，華盛頓州出現美國首例武漢肺炎確診病例。在那之後約一個月時間，擁有 3 億 3,000 萬人口的美國只有疾病管制暨預防中心（CDC）及少數公立實驗室，有被授權及取得適當檢測工具進行篩檢，使得每日檢測能量有限。

專家當時警告，美國之所以確診案例少，恐只是因為檢測做得不夠快也不夠多。學術醫療機構也抱怨，食藥局政策不只麻煩，更阻礙感染病患的即時確診。根據疾管中心數據，從疫情爆發至2 月 26 日，只有 445 名美國民眾接受過新冠病毒檢測。

在廣大輿論壓力下，疾管中心才在 2 月 29 日允許部分符合條件的醫院實驗室，能在取得 EUA 前就篩檢；美國相關部門也開始將更多檢測工具發送至醫療院所，預期能進行 100 萬至 150 萬次檢測。

另一個導致美國防疫慢半拍的主因，就是疾管中心初期過於嚴苛的檢測標準。疾管中心先前只准許醫生檢測近期有中國旅遊史，或是曾接觸確診病患的疑似病例，防疫有漏網之魚。

前食藥局局長高特里布（Scott Gottlieb）受訪表示，美國恐藏有許多未確診的感染病患，確診數量未來將急遽上升，之後才有可能掌握疫情確切擴散情況。

經歷一系列防疫缺失後的美國是否仍能控制住疫情，端看川普政府能否拿出更有效的防疫措施；更重要的是，他是否會大刀闊斧改革積病已深的醫療體系，確保美國下一次防疫之戰不再吃敗仗。（文／徐薇婷，華盛頓）

疫情失控
土耳其顛簸經濟再蒙陰影

土耳其武漢肺炎疫情增長速度驚人，累計病例數「後來居上」，已進入全球前 10 名。跡象顯示，疫情有達到義大利那種規模的風險，遲未下達全國禁足令的中央政府飽受批評。

「現階段，疾病已經散播到全國各地，因此強制隔離的先機已失。」土耳其醫學會（Turkish Medical Association）3 月 30 日批評當局在防疫上「做得不夠」，鑄成諸多錯誤。

但是總統艾爾段（Recep Tayyip Erdogan）同日於內閣會議中定調必須維持生產。他說：「不管在什麼條件、什麼情況下，都要讓輪子繼續轉。」

高外債規模和貨幣貶值是土耳其經濟多年揮之不去的壓力。目前政府債務占國內生產毛額（GDP）比重達 35.1%，里拉 2020 年以來貶值約 9%，武漢肺炎又在此刻攪局。土耳其央行於 3 月 17 日已緊急降息一個百分點因應疫情衝擊。

儘管 2019 年擺脫了衰退，但再度衰退的陰影一直籠罩著艾爾段政府。要先挺住經濟還是盡全力擋住疫情，叫當局兩難。

土耳其已經停飛所有國際航班、限制民眾國內移動、學校停課、關閉酒吧和咖啡廳等絕大部分社交場所、禁止清真寺集體禮

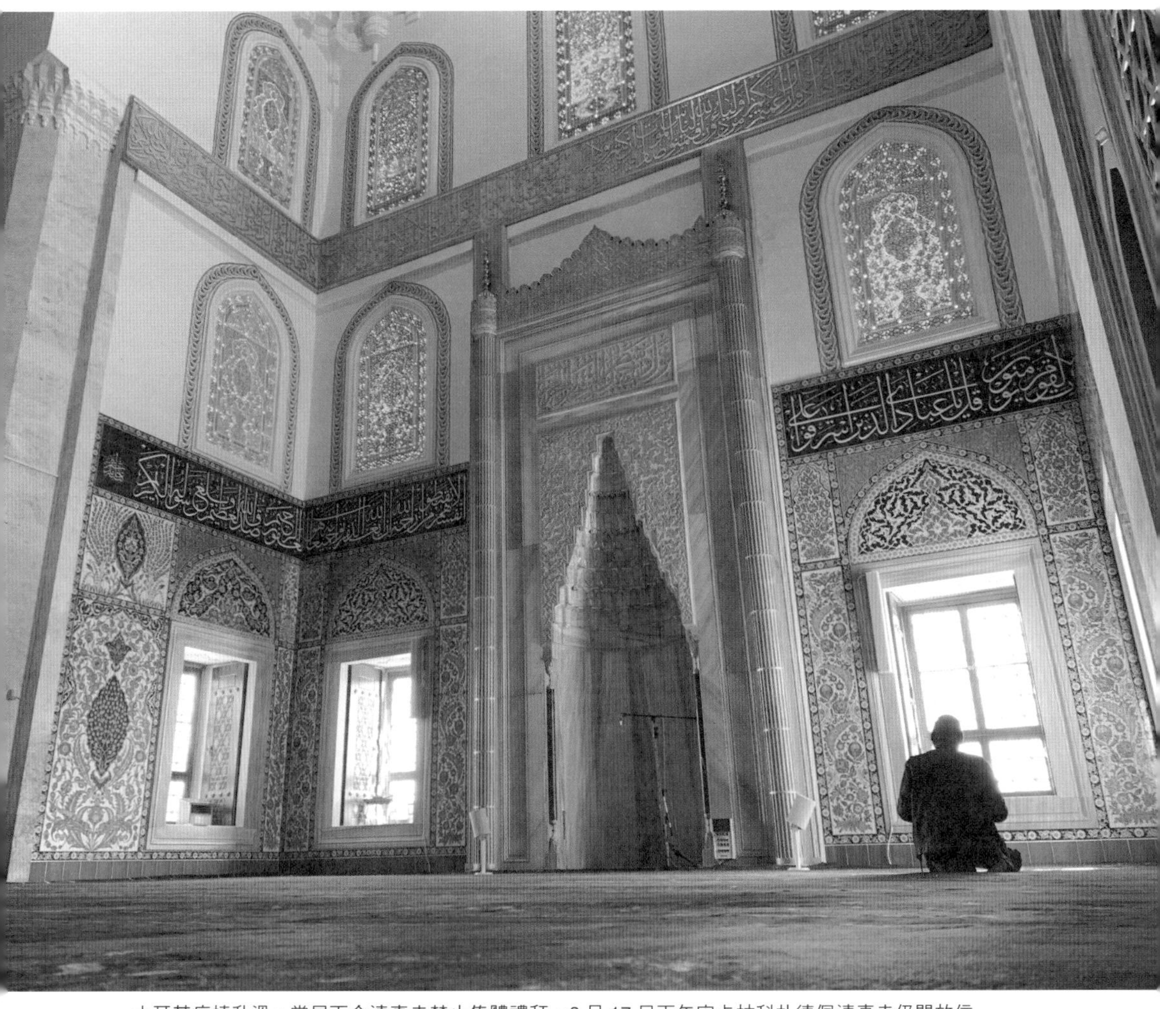

土耳其疫情升溫，當局下令清真寺禁止集體禮拜。3 月 17 日下午安卡拉科札德佩清真寺仍開放信徒進行個別禮拜。（何宏儒安卡拉攝）

拜、暫停職業體育活動。不過當局遲未下令所有人不准出門，只對 65 歲以上老人和慢性病患者下禁足令。

安卡拉畢爾肯特大學（Bilkent University）國際關係助理教授艾森（Berk Esen）表示，決策高層針對是否全國禁足似乎意見分歧。衛生部長克扎（Fahrettin Koca）和 2019 冠狀病毒科學諮詢委員會主張公衛超乎一切，應採取更嚴厲措施，但是另外一派首長認為，打通頹簸經濟的任督二脈才是首要之務。

主要反對黨共和人民黨（CHP）籍的伊斯坦堡市長伊瑪莫魯（Ekrem Imamoglu）多次要求，若無法「全國禁足」，至少要對擁有將近全國五分之一人口的第一大城「封城」。

伊瑪莫魯告訴土耳其 Fox 頻道：「這城市如果有 15% 的人出門，那就是 250 萬人。由於天氣變暖，民眾是會出門的。儘管他們（指中央政府）不要在全國這麼做（指全民居家隔離），但還是可以宣布封鎖伊斯坦堡啊。」

衛生部 3 月 31 日公布，武漢肺炎累計確診 1 萬 3,531 例、死亡 214 例。土耳其於 3 月 11 日才通報確診首例，短短 3 週疫情就「後來居上」，累計確診數躍居全球第 10。

澳洲廣播公司新聞網（ABC News）3 月 30 日報導：「土耳其是全球最快達到 9,217 例（土耳其於 3 月 29 日的累計通報確診數）的國家，擁有最陡峭的疫情曲線。這個國家可能疫情大爆發，這非常令人引以為憂。」

報導中東新聞的 Al-Monitor 網站指出，統計預測顯示，土耳其疫情有達到義大利那種規模的風險。

報導引述畢爾肯特大學助理教授艾森指出：「從近日病例數成長之快速來看，除非採取更嚴厲預防措施，否則土耳其可能於接下來 10 天內陷入災難情境之中。」

他說：「政府拒絕封鎖全國的呼聲，堅持讓人民自主隔離，只對 65 歲以上公民下達居家隔離令。如果遽增的 2019 冠狀病毒病例數有其指標意義的話，如此做法徒然助長疫情傳播。」

值得注意的是，政府於 3 月 27 日宣布加護病房占床率約達 63%。隨確診病例激增，另外 37% 病床可能於不久之後滿床。屆時，染病的年長者若無法獲得必須的醫療，將徒增風險。

艾森並表示，土耳其的經濟處境其實在爆發武漢肺炎之前便已疲弱，政府現在大概也沒有可以承擔封鎖全國的足夠資源了。

觀光業和出口產業是土耳其經濟命脈。其中，2019 年有超過 4,500 萬外國觀光客，帶進 345 億美元觀光收益。當局原本還希望 2020 年更上層樓，但是如此期待現在看來恐怕只會是海市蜃樓了。

同時，不知道還將肆虐多久的這場疫病預期會害許多公司，尤其是中小企業，走上破產或貸款違約的命運，這當然意味著失業率將會飆升。政府接下來恐怕會有傷不完的腦筋了。（文／何宏儒，安卡拉）

口罩國家隊臨危受命
完成不可能任務

超過百人規模的工具機國家隊，在武漢肺炎疫情的迫近時刻，臨危受命，接下「完成 92 條口罩產線」的艱鉅任務，除了與疫情一搏的拚勁，他們無私的付出與家人無條件的支持，成為台灣抗疫歷史中值得記錄的篇章。

駛過五股工業區，接著繞過蜿蜒的山路，在距離台北市中心近半小時車程的五股山區，長宏機械的工廠坐落於此。2 月以來，來自於全台各地工具機業者的車輛進進出出。廠房外面停滿許多工具機業者的車輛，例如上銀科技、台灣瀧澤、東台精機、哈伯精密等口罩國家隊的一員。

在廠房外面就可以聽到口罩產線測試，以及切割、安裝零組件所發出的聲音，走入明亮的廠房，首先映入眼簾的是堆滿了零組件與工具，約百名來自不同公司的技術人員身穿自家制服，聚精會神地各司其職。

這個占地 300 多坪的廠房，曾經閒置好一陣子，如今成為台灣對抗武漢肺炎的重要據點。這裡是口罩國家隊的「基地」之一，92 條產線中有超過 50 條全新的口罩產線從這裡誕生，送往全台各地投入生產，協助防疫。

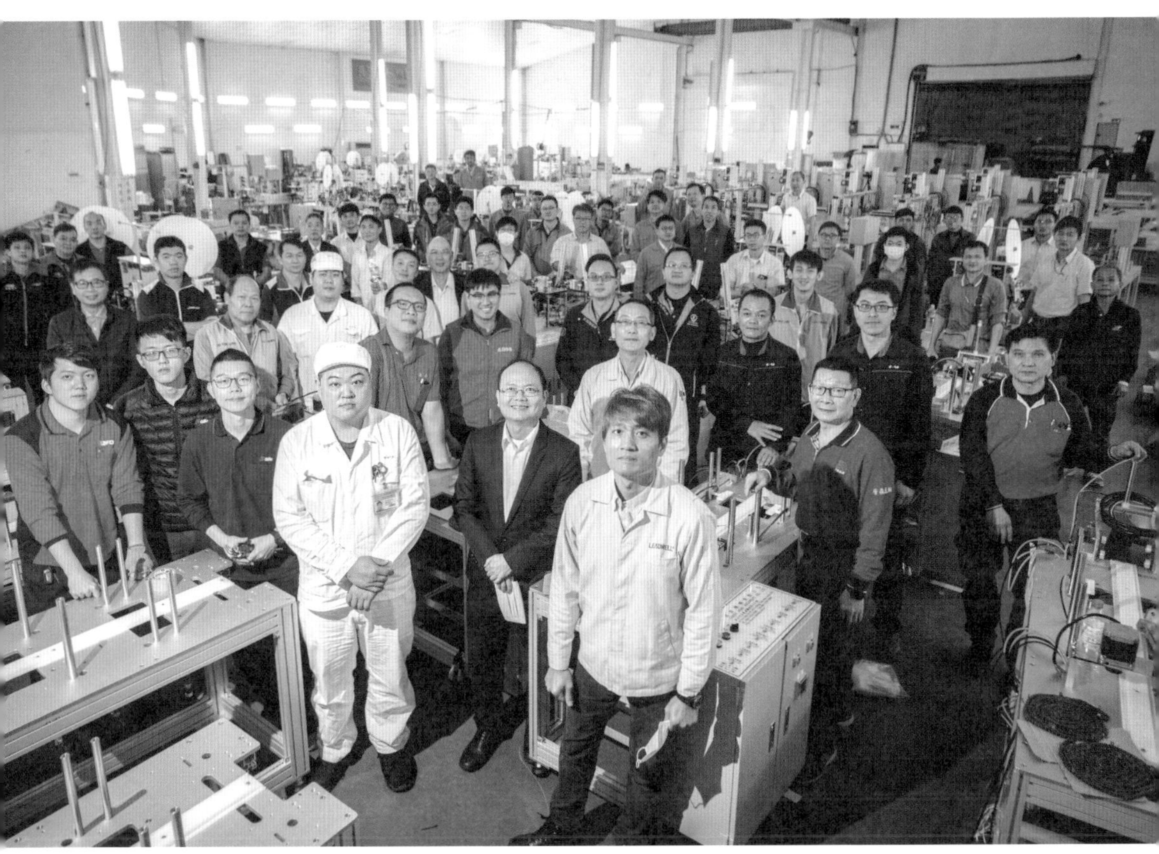

口罩國家隊由國內機具廠商組成，為口罩廠商組裝生產機台，大幅提升口罩產能。（林俊耀攝）

臉上戴著口罩，雙眼炯炯有神盯著手上的零組件，用手中的工具精準地將螺絲鎖上。這個看似簡單的動作，卻是普森精密主軸工業公司的廠長陳宇旭，22 年來在工具機業界累積的經驗展現。

對一般人而言，63 歲理當是準備退休、享受生活的年紀，但是老當益壯的陳宇旭認為，自己的體力不輸年輕人，對工作還有滿滿的熱情，因此他始終在第一線奮鬥，為熱愛的工具機產業努力。

談起成為國家隊一員的契機，陳宇旭謙虛地說，這個年紀還能夠為國家做事感到非常榮幸，但他也笑說，雖然自己在工具機業界這麼久，做口罩機卻是頭一遭。

回想起長達一個多月的「戰鬥營」，除了組裝口罩機，也交到不少新朋友。陳宇旭說，雖然支援口罩機生產的都是工具機同業，但是各公司有不同的政策或技術，過去沒有機會一起合作，而藉由這次的機緣，打破了公司的藩籬，大家成為國家隊一員，一起打拚、分享工作上的大小事，關係也更拉近了一些。

為了加速生產口罩機，不少技術人員離家北上，以廠為家，一待就是一個多月，面對在異地生活的不適應與交機時間的壓力，「家人」成為技術人員的心理支柱。

在國家隊被暱稱為「蘇老師」的精密機械研究發展中心工程師蘇春榮，感受很深。他說，知道有國家隊的計畫時，當下就決定要北上提供協助，由於預計會花上一個月至一個半月，因此在第一時間向家人說明。

蘇春榮回憶，當時他和兒子說，「這是爸爸難得有機會可以直接幫人民做事，而且做口罩機是目前最有效率、能夠幫助大家的方式，民眾也會很有感。」兒子在聽完他的說法後，引用學校老師的話「不一定要做大事，對大家有益就是好事」鼓勵他。這席話讓他非常感動，更無後顧之憂在台北為國家奉獻。

蘇春榮說，國家隊的成員都是想要為國家做事才來到這裡，但是一開始大家不太熟，晚上下班後一起吃消夜或點心時，不知道要聊什麼，只好聊當天的工作情形。隨著大家朝夕相處，越來越熟，話題也越來越廣，有時候會聊到彼此的家庭情形，以及家人對於他們參與國家隊的態度與想法。

他回憶，有一個技術人員某天吃消夜時，分享自己與小孩間互動的小故事。

這名技術人員說，有一天休假回家，讀小學的兒子問他，「爸爸你最近這麼忙，是在做什麼」，他回答「爸爸在做口罩國家隊。」後來他的兒子在學校的日記簿上寫下這件事，並說以爸爸為榮。這篇日記受到學校老師稱讚，這件事讓他非常感動。

蘇春榮說，這名技術人員告訴大家，作為國家隊的一員，不管有沒有收到鼓勵都沒關係，但是看到兒子的這個舉動，讓他感到很欣慰，覺得這一切都值得了。

不過並非所有的技術人員都能得到家人支持。蘇春榮提到，有些人原本以為應該一、兩週就會完成任務，但沒想到一待就是一個半月，在這過程中要不斷跟家人溝通、說服。不過隨著口罩國家隊的努力被看見，口罩產能也越來越穩定，原本有疑慮的家人都轉為大力支持。

蘇春榮笑說，兒子比較含蓄，不會表達太多的情感，但在這一段戰鬥期間曾說「爸爸，我支持你」。對他來說，這樣的肯定就是光榮的勳章。（文／吳柏緯，台北）

夕陽產業華麗轉身
台灣紡織廠疫戰重生

台灣紡織業一度輝煌，近年受到產業外移衝擊逐漸凋零，但紡織業老將們不灰心，靠著經驗與轉型逆勢突圍，在機能布料搶下一席之地，更在武漢肺炎疫情蔓延之際，做出台灣第一件 P3 級防護衣，讓紡織業成為堅實的抗疫堡壘。

1980 年代前期，堪稱是台灣紡織業的黃金歲月，產銷達到歷史高峰，是第一大創匯產業，賺進大把大把外匯，撐起台灣經濟的半邊天。

好景不常，隨著台灣的工資上漲、紡織新生代國家竄起、成衣廠外移等因素，慢慢變了調，中國崛起更如同雪上加霜，讓國內不少叱吒一時的公司宣告倒閉。

紡織業啟動轉骨期　機能性布料浴火重生

「原來的客戶都拿不到單，又要找新的客戶」，中華民國紡織業拓展會秘書長黃偉基回想起當時的低潮期，除了辛苦，也讓大家體認到「不往前走不行」，因此紡織業者、企業領袖、經濟部工業局齊聚，並在1997至2000年這段期間，啟動最艱困的「轉骨期」。

時至今日，台灣紡織業浴火重生，在機能布領域交出漂亮成績單，黃偉基語氣難掩驕傲，「國際品牌想要採購機能性布料，首選都是台灣」。

更讓人意外的是，在武漢肺炎疫情延燒的關鍵時刻，台灣紡織業能量大爆發，衛普、南六、儒鴻、聚陽等業者共同組成「防護衣國家隊」，扛起隔離衣、防護衣的生產重任，保護第一線的醫療人員，更讓民眾直呼「有你們真幸福」，並溫馨致謝「感謝守護台灣的英雄」。

由於正處防疫的非常時期，業者必須於3、4月陸續交出100萬件隔離衣、10萬件防護衣，除了調度產能、符合規格，許多人不知道的是，台灣過去從未生產過防護衣，都是靠進口，如今聚陽成功端出產品，其實也是產業界的一大步。

聚陽靠著17年前科專計畫的經驗奠基，才得以在最短時間內打造防護衣產線，實現國產化的目標。黃偉基也指出另一項主因，防護衣關鍵技術在於防止病毒、血液滲透，而台灣紡織業強項在於防水、透氣的運動、戶外的機能性布料，台廠在機能布料的研究基礎上出發打造防護衣，更具優勢。

紡織雙雄　布局醫療用成衣市場

如今台灣紡織業站穩機能布領域，且再下一城，攻進防疫醫療用品，黃偉基樂見其成，直言經歷 SARS、伊波拉病毒、茲卡病毒，到如今武漢肺炎，全球防疫意識抬頭，預估公共衛生領域需求會穩定成長，因此業者把現有產能延伸至公共衛生或醫療用

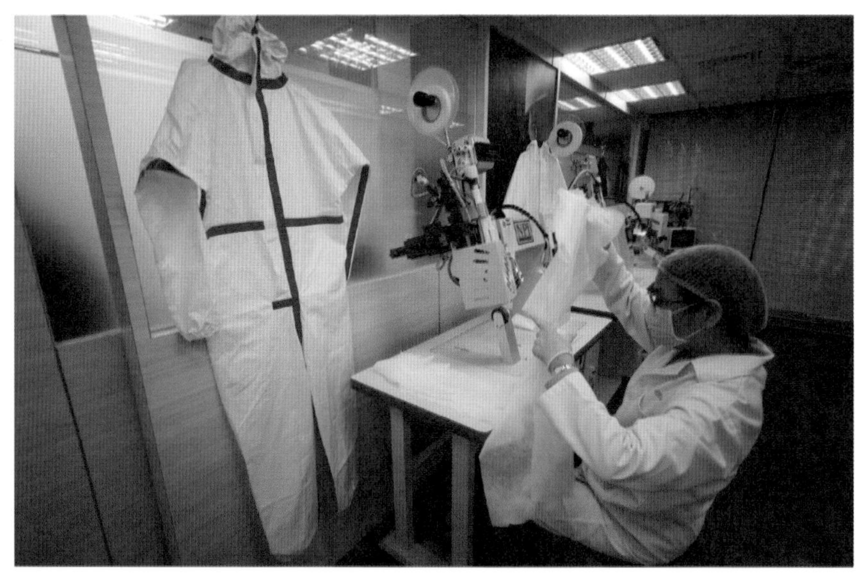

疫情嚴峻，防疫資源更顯重要。圖為工作人員在隔離衣接縫處以熱氣縫合機密縫，隔絕外在污染。（裴禛攝）

途，「算是很順當的推演」。

台灣紡織業找到自己的戰場，但全球化時代，仍面臨強敵環伺的局面，以世界貿易組織（WTO）2018 年全球前 10 大紡織品出口國統計來說，第一名不意外地由中國拿下，且占全球出口比重高達 37.6%，而後有歐盟、印度、韓國等，台灣排名第 7。

黃偉基說，台灣業者在功能性、環保機能上，量是世界最大，但廠商經營依然兢兢業業，一是台灣自由貿易協定（FTA）覆蓋率和別人差太多，以韓國為例，不只有 5,000 萬人口的內需市場，FTA 簽得又比台灣多，賣到美國、歐洲、中國都沒什麼問題，相較之下，業者可能就會跟台灣說：「產品我很喜歡，但可不可以拉到越南？」

其次，紡織業也必須走向人工智慧（AI），唯有創新才能把效率拉高，但「巧婦難為無米之炊」，黃偉基直言，業界需要化工、化學、機械、IT、國際貿易等人才，其中 IT 人才最缺，「搶不贏高科技產業」。

結構性問題短期難解，業者能做的唯有把握機會，儘管武漢肺炎疫情衝擊全球需求，紡織雙雄儒鴻、聚陽在此艱困時刻，有志一同地拓展版圖，儒鴻宣布布局醫療用成衣市場，聚陽則已在嘉義建置防護衣產線。

正如紡織股王儒鴻董事長洪鎮海談及上半年營運，以「樂觀進取」四字形容，這也將是紡織業者擺脫傳產窠臼、邁向高科技產業，並在全球競爭下突圍的致勝關鍵。（文／潘姿羽，台北）

陳建仁：數萬居家檢疫者犧牲小我換來不封城的自由大我

副總統陳建仁 3 月 24 日表示，在武漢肺炎防疫上，台灣能夠比其他國家稍微好一點，主要是因為有 SARS 的經驗，「黑雲總是鑲金邊」，台灣曾走過死蔭的幽谷，曾被黑雲籠罩著，但是台灣知道怎麼走過來，也願意幫助大家。他也強調，台灣不需要封

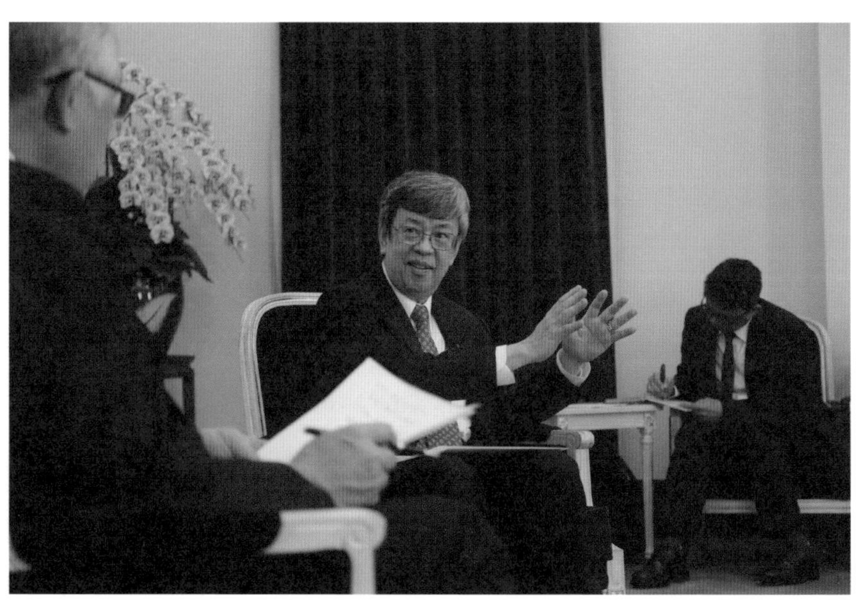

副總統陳建仁（中）接受中央社專訪時強調，台灣防疫不需要封城，背後的無名英雄是 5 至 6 萬的居家隔離檢疫者。（吳家昇攝）

城的防疫成果，背後的無名英雄是 5 至 6 萬人的居家隔離檢疫者。

2003 年發生 SARS，台灣受創嚴重，當時陳建仁臨危受命擔任衛生署長（衛生福利部前身），帶領台灣抗疫。

國際間疫情不止，不少國家都採取封城或強烈手段，試圖抑制疫情。談及台灣現階段的防疫措施，陳建仁接受中央社專訪時表示，台灣目前病例數很少，且大多可以溯源，因此不需要實施封城措施。目前約有 5 萬人到 6 萬人居家檢疫，被限縮自由；若萬一需要封城，光是台北市就要限縮約 200 萬人的自由，現在限縮 5 萬多人的自由就能讓 200 萬人正常、平安生活，這就是台灣的努力。

陳建仁表示，目前已實施從國外入境者都要進行 14 天居家檢疫的措施，「真的要謝謝你們，你們都是防疫無名英雄，沒有你們，台灣防疫工作沒辦法做得很好」。

陳建仁說，一般民眾也要感恩，謝謝這些被隔離的人，因為他們願意被居家檢疫、隔離，犧牲小我，讓大我，也就是多數人過正常生活。

他說，台灣有很好的警政、戶政制度，很好的地方自治、村里長、村里幹事，可以幫忙追蹤隔離檢疫者。他感謝絕大多數台灣人民都是愛己愛人，願意犧牲自由讓疫情得到控制，台灣人民對公共衛生參與的主動、積極、自願，全世界也很少見。

陳建仁指出，例如 SARS 時期政府說要全民量體溫，因為發燒就會傳染，世衛專家認為「這是個笑話」，不可能辦到。但後來民調結果發現，當時有 75% 的民眾每天量一次體溫、60% 每天量兩次。

專家得知後說只有台灣辦得到，他則說，「是只有台灣人民可以」，因為台灣人民願意犧牲小我、成全大我，達到好的健康環境。現在也是如此，自主健康管理、居家檢疫就是犧牲小我，忍受行動不便，成全大我過正常日子。

陳建仁說，武漢肺炎在台灣的確診病例數目前在全世界從多到少排 60 名，如果將確診病例除以人口數，以發生率來看，台灣的名次還會更後面，是發生率比較低的國家，而且多數病例都可以追蹤到感染源。而確診病患接觸的人，也都進行 14 天居家檢疫隔離，不會在生活中混雜在一起，讓大家不用擔心。

不過，他也提醒，武漢肺炎疫情對經濟的傷害比 SARS 大，主因是武漢肺炎來得太猛，以前 SARS 是密切人傳人，大部分的感染在醫院發生或是在家裡密切長時間接觸才會感染，武漢肺炎只要 1 公尺到 1.5 公尺之內且接觸 15 分鐘以上就會感染，傳染力遠大於 SARS。

陳建仁說，要預測未來的狀況，必須看各國防疫的努力能否來得及阻擋病毒的擴散。

陳建仁先前在臉書上預測，目前各國疫情仍處在上升的階段，武漢肺炎要緩和，至少還要兩個月的時間。他向中央社表示，有些人認為疫情 4 月底結束，他覺得這樣的預測過度樂觀，預計大概在 5 月底時，各國疫情才會達到高峰，慢慢減緩下來。

陳建仁表示，武漢肺炎以輕症、無症狀居多，這些人會繼續在社區內散播病毒。武漢肺炎的病毒和 SARS 病毒不一樣，會慢慢流感化，如流行性感冒感染到的人很多是輕症、無症狀，會繼續在社區散播病毒，會不會在夏天小規模的傳遞，到秋天或冬天繼續流行，要看各國防疫努力的程度。

具台大公共衛生研究所碩士、美國約翰霍普金斯大學理學博士學位的陳建仁，長期致力於流行病學研究，在這次台灣防治武漢肺炎的工作上，不僅扮演幕後總顧問的角色，更與歐盟、美國等各國的衛生決策人員進行防疫交流，隨時掌握國際間最新疫情，為總統蔡英文提供專業意見，參與決策。（文／溫貴香、顧荃、葉素萍，台北）

千萬移工返鄉奇景
印度封鎖防疫路迢迢

數千萬名印度工人在得知全國封鎖後，帶著家眷湧向火車站、公車站，當他們發現公共交通工具停止服務後，又展開數百公里的步行跨越省界，只希望早點回到家鄉。

全球疫情從亞洲轉移到中東和歐洲之際，印度卻缺乏警覺，未能立即對中東和歐洲的旅客嚴格監控，3 月 2 日新增境外移入病例後，疫情直線上升，短短一個多月，到 4 月上旬，確診病例從原本的三例迅速累積破 7,000 例，死亡人數也破 200 人。

全國封鎖民眾恐慌　千萬工人徒步百里返鄉

印度是擁有 13 億人口的大國，面對武漢肺炎疫情爆發，印度總理莫迪宣布，3 月 25 日起執行全國封鎖，停止空中、陸路交通，禁止民眾在無必要理由下外出。

不過，莫迪政府宣布全國封鎖後只給民眾四個小時反應，恐慌的民眾紛紛跑出家門搶購物資，反而製造更多感染的機會。更嚴重的是，當全國封鎖時，許多人沒辦法外出工作，立即失業，也失去經濟來源。

2/21			第 100 例確診		首例境內傳染				
2/22					首例死亡 封鎖 11 個疫情爆發城鎮				
2/23				第 500 例確診 宣布高中以下延後開學	第 100 例確診 限娛令				
2/24	第 30 例確診			股市跌逾3%	股市跌逾5%			股市跌逾3%	股市跌逾3%
2/25			股市跌逾3%					股市跌逾3%	
2/26				第 1000 例確診 禁口罩出口					股市跌逾5%
2/27			股市跌逾2%		股市跌逾2% 第 500 例確診			股市跌逾4%	
2/28		股市跌逾3%	股市跌逾3%	股市跌逾3%	股市跌逾3%	股市跌逾3%	股市跌逾2%		股市跌逾3%
2/29					第1000例確診	第100例確診		首例死亡	
3/1									首例死亡
3/2			高中以下全面停課				第100例確診	第100例確診	
3/3				第 5000 例確診				股市跌逾2%	
3/4	禁體溫計出口						首包機接滯湖北港人		

疫情　1/13疫情開始擴散到中國以外，鑽石公主號2/3起患者大量增加，南韓與義大利2月下旬漸趨嚴重。

口罩管制　台灣第一時間禁止口罩出口，之後泰國、南韓也開始限制。

邊境管制　台灣禁止湖北人士入境，而後擴及中港澳。其他國家也有不同程度管制，日本、南韓、泰國等國家因未完全限制具中國旅遊史旅客入境遭批評。

撤僑班機　武漢封城後，各國為了接回本國公民離開疫區紛紛派出專機展開撤僑行動。

股市影響　疫情蔓延拖累全球股市，台灣、中國、香港股市春節後開盤皆重挫；美股2/24接連兩天狂跌，亞洲股市也跟著下挫。

其他防疫措施　各國陸續頒布警戒措施，並限制群聚活動。

中央社製圖

全國封鎖令下達後的另一個奇景，就是各大城市數千萬名工人帶著家眷湧向火車站、公車站。當他們發現公共交通工具停止服務後，又展開數百公里的步行跨越省界，只希望早點回到家鄉。

在德里打零工的日薪工人邦提（Bunty），封鎖隔天帶著太太和小孩在德里的邊界步行，他的太太面對新德里電視台（NDTV）訪問時無奈地直言：「我們在德里能吃什麼？又不能吃石頭。」

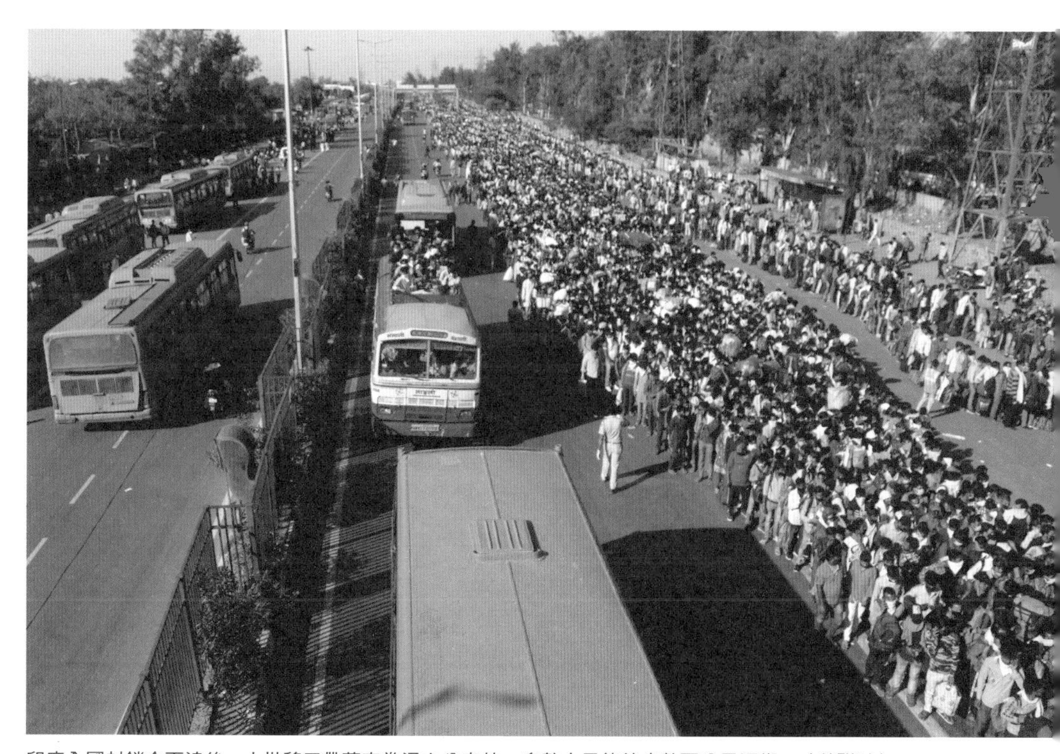

印度全國封鎖令下達後，大批移工帶著家眷湧向公車站，多數人只能徒步數百公里返鄉。（美聯社）

輿論的批評下，莫迪政府趕快推出 1.7 兆盧比（約新台幣 6,800 億元）的救濟方案，宣稱「沒有人會挨餓」，但方案中對沒有帳戶也沒有戶口的窮人如何領取救濟金和食物沒有詳細計畫，窮人根本不相信能領得到，仍然繼續數百公里的歸鄉路。

由於農村的醫療資源嚴重不足，大批的返鄉工人潮可能會把城市的疾病帶回農村，莫迪政府緊急下令警方在各省市交界處逮捕回鄉的工人，強制安置在流動庇護所。

不過，警方逮捕了工人卻是又鞭打，又強迫他們泡在不知能不能用在人體上的消毒液消毒，也沒看到什麼流動庇護所，更別說提供飲食，全世界驚訝印度身為全球最大民主國家的人權狀況。

印度最高法院看不下去，3 月 30 日趕緊發出命令，要求當局確保向被攔截的移民工提供足夠的食物、水、床、基本用品和心理諮詢，同時要求由志工而非安全部隊管理，人道地對待工人。

篩檢與醫療投資不足　感染黑數令人憂心

即使做了全國封鎖爭取時間，就如世衛所說，要達到防疫效果，還是必須加大檢測與篩檢力度。

根據一項統計，印度擁有至少 30 萬個檢驗試劑組，但至 3 月 6 日，每百萬人僅檢測 6.8 人，而美國每百萬人檢測 42 人，韓國則檢測 4,831 人。

由於檢測量占總人口的比例太低，是全球倒數，印度 13 億人口確診病例雖然沒有破萬，印度政府自認控制武漢肺炎疫情頗有成效，但很多專家認為，由於檢測率太低，感染的黑數龐大，預估印度的確診病例應比公告數字高出很多。

一些在第一線抗疫的醫生，每天看到應被檢測的重症病人被拒絕檢測，忍不住推文抱怨，區域實驗室因病患沒有旅遊史就拒絕為病患檢測，質疑政府的標準過於嚴苛。

許多專家和反對黨都批評，印度人民黨（BJP）執政的古茶拉底省、北方省，總是耗資幾百億盧比（新台幣上百億）興建超過 150 公尺高的民族英雄雕像、印度教神像，角逐世界第一，卻不把錢花在醫療投資，一旦發生疫情，醫療設備不足，造成無法拯救生命的窘境。

宗教狂熱吃牛糞抗疫　貧民窟恐成防疫破口

印度在防疫上還有另一項與其他國家不同的難題，那就是宗教狂熱。

印度人普遍相信只要夠虔誠，就會獲得神明保護而免於病痛，所以當疫情發生時，不但有印度人民黨的地方議員和印度教民族團體倡導喝牛尿、吃牛糞可以抗病毒外，許多人不顧大型集會禁令，參加大型宗教集會。

例如北方省堅持 3 月 25 日在印度教神明羅摩（Ram）的誕生地阿尤德亞市（Ayodhya）舉辦「羅摩誕辰」（Ram Navami）慶

典，違反禁止大型集會禁令和封鎖令。新德里的伊斯蘭傳道會 3 月初也在總部舉辦大型宗教聚會，導致印度確診病例「一飛衝天」。

此外，印度寶萊塢知名女歌手卡普（Kanika Kapoor）從倫敦返國後，不顧居家隔離，3 月 15 日參加北方省勒克瑙（Lucknow）的一場 200 人的大型晚宴，五天後確診感染武漢肺炎，與會的國會議員、政治人物和富豪都須自主隔離。

另外，印度大城市的貧民窟人口密集，可能成為壓垮印度防疫線的最後一根稻草。

被稱為是亞洲最大貧民窟之一的孟買達拉維（Dharavi），有近百萬人居住，平均每平方公里 28 萬人，每個房間通常住了八到 10 人，4 月初出現確診和死亡病例後，許多專家對印度疫情發展難以樂觀。

醫療資源不足、上到達官貴人下到貧民沒有充足防疫知識、民眾不顧政府禁令及人口密度過高，都讓印度控制疫情的前景挑戰重重，成為國際公衛專家擔心的下個疫情爆發點。（文／康世人，新德里）

一場瘟疫與政治風暴
馬國 2020 美夢變噩夢

1991 年，馬來西亞第四任首相馬哈地提出「2020 年宏願」，以 2020 年成為先進國作為國家的奮鬥目標；2020 也是馬來西亞旅遊年，期望能吸引 3,000 萬國際遊客與 1,000 億令吉（約新台幣 6,933 億元）的觀光收入。

馬國政府為 2020 年立下的種種願景，讓不少民眾充滿想像與期待。然而，計畫趕不上變化，馬來西亞 2020 年先進國宏願非但沒能達成，甚至從 2020 年伊始便陷入一波未平一波又起的動盪。

政治風暴突襲　防疫模範生慘淪後段班

1 月農曆新年期間，許多華人家庭依然熱鬧共度佳節。在首都吉隆坡從事平面設計的謝振彥告訴中央社，拜年話題全圍繞著武漢肺炎，儘管如此，當時的他認為這不會對馬來西亞帶來太大影響。但誰也料不到，這個來自千里之外的病毒，如今已擴散到全世界，帶來極大破壞力。

2020 年頭兩個月，馬國確診病例不到 30 起，當局的嚴謹把關，成功控制住第一波疫情，不少人將此歸功於當時執政政府「希望聯盟」中具有專業醫學背景的官員。

相較於疫情連連報喜，政壇卻颳起暴風雨，也就是這段關鍵時刻，導致馬來西亞從防疫成功變成防疫失焦。

內閣一度真空成破口　清真寺萬人集會爆疫情

2 月 23 日，上百名國會議員聚集於雪蘭莪州喜來登飯店，執政不到兩年的希望聯盟鬧分裂，部分議員表態跳槽，決定聯合反對黨「巫統」和「伊斯蘭黨」，但依然支持馬哈地為首相。

面對多個政敵夾攻的馬哈地隔天震撼性請辭，內閣部長不得不跟著丟下官位，許多重大決策如防疫進程瞬間受阻，舉國焦點也從疫情轉到了政壇。

2 月 27 日，國家元首仍未選出適合的首相人選，與此同時，被馬國當局忽略的疫情風暴悄悄捲土重來。這天，吉隆坡的大城堡清真寺聚集了上萬來自世界各地的穆斯林信徒，導致馬國前期抗疫功虧一簣；截至 4 月 15 日，共 1,924 人因出席這場活動感染武漢肺炎，其中 20 人死亡。

另一方面，馬國在最高元首 2 月 29 日宣布慕尤丁為新任首相，慕尤丁就任後九天才公布新內閣，組成「國民聯盟」，眼前等待他的卻是第二波疫情肆虐。

馬國第二波疫情因前述宗教活動大爆發，新政府還是在汶萊當局通報下才後知後覺出席者紛紛確診。「國民聯盟」內閣具有濃濃保守宗教與種族色彩，慕尤丁一開始持觀望態度，未禁止穆斯林每週五的集體祈禱。眼看疫情越來越嚴重，終於在 3 月 13 日宣布，所有國際會議、體育、社交和宗教活動必須延遲或取消至 4 月 30 日後。

3 月 15 日，馬國確診病例突然以三位數起跳，坊間謠傳政府即將封國，賣場出現搶購潮。3 月 17 日，馬國出現首起死亡病例。慕尤丁隔天倉促宣布 3 月 18 日至 31 日落實「行動管制令」，禁止所有人出入境，禁止一切宗教、運動、社會與文化群聚活動、學校和宗教場所必須關閉，除了必要領域，其他辦公場所必須關閉。

新閣出包連連惹民怨　疫情未見緩禁足再延長

然而，新內閣的部長因缺乏執政經驗，數度鬧出風波，包括新任衛生部長阿漢峇峇指服用溫水可防肺炎引起輿論撻伐；房屋及地方政府部長祖萊達在眾目睽睽下全身防護衣進行被認為不必要的消毒工作而被指浪費資源等，讓這個不受人民愛戴的內閣在防疫工作上更加艱難。

馬來西亞「行動管制令」近日已二度延長，從一開始的 3 月 18 日至 31 日，延長到 4 月 28 日。

《大都會日報》引述馬國總警長阿都哈密表示，若民眾依舊趴趴走而導致病例增加，不排除將管制令延長至 6 月，屆時可能導致這個穆斯林人口占全國人口逾 60% 的國家無法共度開齋節。

疫情恐致 200 萬人失業　先進國之路仍迢遙

此次疫情讓這個發展中國家的人民進一步了解趕上科技列車的重要性，過去依賴傳統買賣的農漁民紛紛改為線上交易，並聯合外送服務，避免疫情帶來的損失，否則就得像一些無法適應變化的業者，只能眼睜睜將農作物和海鮮傾倒在路旁或海中。

原油生產國之一的馬來西亞，如今因國內每公升石油價格比每片口罩來得低，重挫經濟。雖然政府撥款紓困，包括「國家關懷援助金」100 億令吉和「振興經濟配套」2,500 億令吉，但經濟

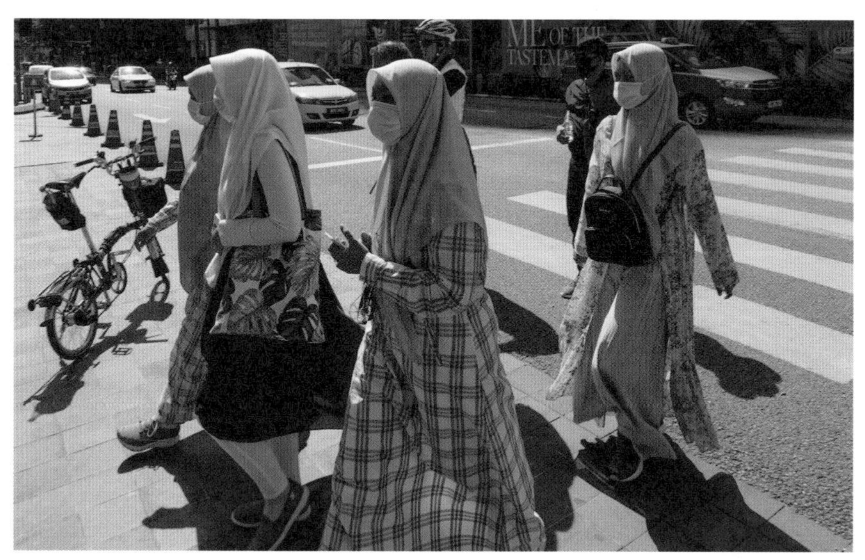

吉隆坡大城堡清真寺的萬人集會，導致馬國前期抗疫功虧一簣。圖為吉隆坡民眾戴口罩上街。（美聯社）

學家保守估計，若疫情持續，馬國 20% 中小企業恐撐不下去，屆時恐有 200 萬人面臨失業；亞洲發展銀行的研究報告也顯示，疫情導致的經濟損失最高將達 39 億 9,700 萬美元。

馬來西亞 2020 年的宏願美夢因這場突如其來的全球性疫情和政治亂象而變成人民的噩夢，這個發展中國家要想躍升為先進國，恐怕還有待成功熬過這段黑暗的低潮，才能重新規劃前進方向。（文／蘇麗娜，吉隆坡）

馬尼拉封城吃飯大不易 採買比照上班族朝九晚五

大馬尼拉封城後，吃飯變成許多居民頭等大事。由於超市購物須保持社交距離，有些人上午 9 時到超市，排到下午 5 時才結完帳回家；不少人還因為在家做飯，廚藝大為進步。

武漢肺炎疫情延燒，大馬尼拉和呂宋島自 3 月 17 日起強化社區隔離，等於全面封城，並實施宵禁，所有住戶居家隔離，公司行號、商場等暫停營業，每天每戶只允許一人出門購買食物和生活必需品。

宵禁措施下，大馬尼拉地區超市大多縮短營業時間，上午 9 時開門後，有些超市下午 5 時就關門，加上購物時要保持社交距離，限制人數進場，常可看見超市外長長的排隊人龍。

菲律賓家扶中心專員鄭玉琪說，她和同事現在在家工作，三餐自己煮，每天都思考要煮什麼，加上擔心疫情延燒，平時盡可能待在家裡，但每週出門採買時，「沒有排隊兩個小時絕對買不到」。

她表示，排隊兩小時就能結帳回家算幸運，因為超市限制進場人數，週末人潮又多，進超市要排隊，結帳時也要排隊，而且大家每次採買很多東西，結帳時間拉長，有時「整個買下來也是七、八個小時」。

鄭玉琪說，封城開始後，前兩週購物人潮比較多，同事出門購物就像去上班，「大概都 9 時出門，下午 5 時回家」。

除了購物時間長，她表示，現在超市貨品品項變少，生鮮商品漲價，「高麗菜和大白菜以前大概只要三分之二的價格；肉的單價也變高，以前一公斤 250 披索（約新台幣 148 元）的話，現在變成 320 披索，但是你不買就沒得吃，所以還是硬著頭皮買」。

大馬尼拉封城後，在博弈業工作的 Elisa 特別成立料理交流群組。她表示，建立群組目的是為了互助，因為封城後不論烹飪或採買，有些台灣人知道的訊息不多，或不方便外出，可以透過群組交流。

Elisa 說，因為中國出現武漢肺炎疫情，今年過年期間，她擔

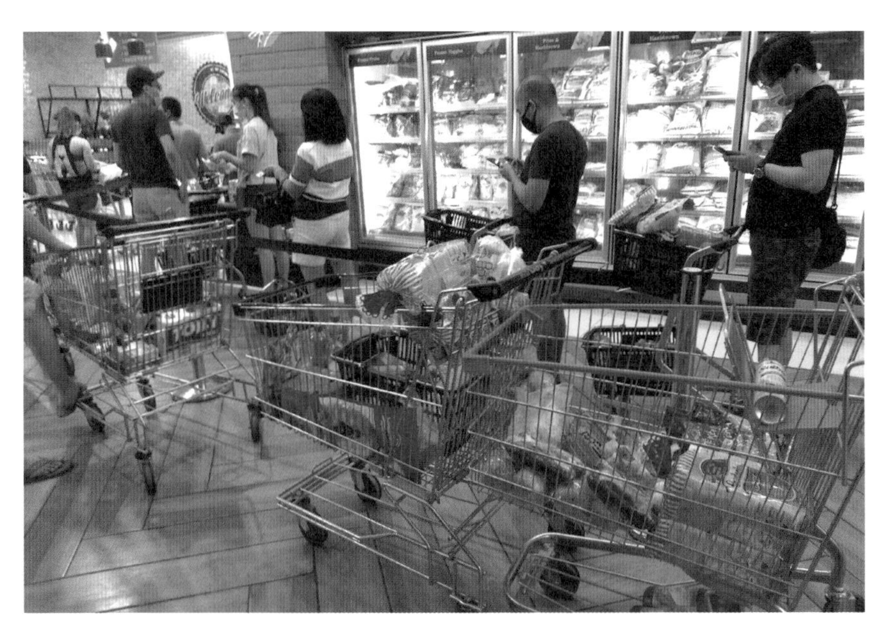

大馬尼拉封城，部分超市實施限購措施，民眾排隊推兩台購物車分別結帳。（陳妍君馬尼拉攝）

心疫情延燒到菲律賓，有空就看美食節目，覺得家裡少了什麼食物，就跑去買，從那時候開始對烹飪產生興趣，「迫使自己要學會煮，是必須要學會的一個技能」。

她表示，大馬尼拉封城後，很多沒做過飯的台灣人必須下廚，會在群組裡問烹飪的問題，還有人說自己常買到爛的茄子，詢問挑選蔬菜的小技巧。

在群組裡，大家會分享滷肉、地瓜球、油飯等作法；分享的同時，其他人也會技癢想做做看。還有人留言說，封城在家「無聊就想煮東西」，相信經過這段時間，很多人廚藝都變強了。

馬尼拉物流公司的員工陳妤告訴中央社記者，現在成天在家，時間比較充裕，會多花一點時間做菜，加上疫情升溫，希望藉由做菜讓心情好一點。

她表示，封城前大家常點外賣，現在大都自己做飯，「感覺開發了一種新的技能」。她覺得自己廚藝變好，剛開始煮一餐要花上一小時，現在有時候「20、30分鐘就搞定了」。

陳妤說，疫情讓她意識到，要選擇營養的食物，照顧好身體，現在做飯時更注重營養搭配，以維護身體健康。（文／陳妍君，馬尼拉）

武漢肺炎衝擊齋戒月傳統
印尼穆斯林虔誠依舊

2020年伊斯蘭齋戒月籠罩在武漢肺炎陰霾中，印尼穆斯林被迫取消集體禮拜、和親友開齋及返鄉等傳統，少了節慶氣氛，仍踐行守齋與奉獻，虔心堅定信仰，面對疫情帶來的挑戰。

雅加達的清真寺4月24日清晨接近4時半響起宣禮（adzan），

這天宣禮除了召喚祈禱，也提醒穆斯林用完封齋飯，齋戒月（Ramadan）的守齋就要開始。和往年不同的是，許多清真寺大門緊閉，遵守政府防疫措施，穆斯林只能居家禮拜。

隨著疫情升溫，印尼國家清真寺、伊斯蒂柯拉清真寺（Masjid Istiqlal）3 月下旬起已暫停主麻日禮拜。2020 年的齋戒月也取消各種集體祈禱及提供穆斯林共享開齋飯等活動。

伊斯蒂柯拉清真寺資訊中心主任阿布（Abu Hurairah）25 日接受中央社記者訪問時說，「清真寺 1968 年起對外開放，這是史上第一次」。

阿布說，伊斯蘭鼓勵每天的五次例行祈禱在清真寺進行，齋戒月時穆斯林清晨到清真寺反思自身、讀可蘭經，並參加夜間拜（tarawih），這些都因疫情取消，募集穆斯林奉獻捐款（zakat）和濟助孤兒的活動也改線上辦理。

伊斯蒂柯拉清真寺 2019 年開齋節後進行整修，原定 2020 年開齋節啟用並邀印尼總統佐科威（Joko Widodo）參加夜間拜，但疫情導致工程延後。

這座東南亞最大的清真寺 2019 年齋戒月每天湧進近萬穆斯林，有人靜心讀可蘭經，有人聊天曬太陽，接近傍晚，賣各式開齋點心的小販也來擺攤，一起等清真寺發開齋餐盒，集體祈禱，聆聽講經佈道後，再共享開齋飯，好不熱鬧。

2020 年齋戒月的第二天下午，清真寺的禮拜大殿偶見處理整修的工作人員零星祈禱，開齋時則只剩依然悠揚繚繞的宣禮播放。

齋戒月是穆斯林紀念真主將可蘭經揭示給先知穆罕默德（Muhammad）的日子。這期間，穆斯林自日出至日落以禁食、禁水克制欲望，體會窮人苦楚；勤讀可蘭經、淨化心靈；並增加夜間拜，接近真主，讓自己回到最純淨狀態，迎接象徵新生的開齋節（Idul Fitri）。在印尼的守齋時間約14個小時。

在伊斯蒂柯拉清真寺外賣即溶咖啡的小販蘇里亞蒂（Suliyati）說，以前齋戒月她都會到清真寺參加夜間拜，「少了集體祈禱、一起吃開齋飯的齋戒月，我覺得好像少了什麼，不像是在過齋戒月，我覺得很傷心」。

帶著孫子做生意的蘇里亞蒂說，2019年齋戒月她一天可賺30萬印尼盾（約新台幣580元），2020年有時一整天都沒生意，「要吃飯都很難，只能靠路過的好心人救濟」。齋戒月開始了，她相信困難終會過去，為了自己和家人，她會利用守齋學到的智慧，用耐心、努力和堅強面對一切。

齋戒月守齋是伊斯蘭要求穆斯林履行的五功之一，另外還包括宣示信奉真主及穆罕默德、例行祈禱、慈善奉獻以及到沙烏地阿拉伯麥加（Mecca）朝覲。

阿布指出，齋戒月又稱為「分享月」，「這是穆斯林幫助兄弟姊妹的機會，應盡量幫助有需要的人」，齋戒月也是祈求真主寬恕的時機，在齋戒月做的奉獻越多，能得到的真主的庇佑也會加倍。

武漢肺炎改變齋戒月多項傳統，但虔誠穆斯林守齋、奉獻，和過去並無不同。最近傍晚約 4、5 時，雅加達街頭不難見到有好心人開車沿路分送免費食物給窮苦民眾，隔著車窗遞送，笑容與謝謝聲成為疫情中的美麗風景。

另一項被迫改變的傳統是穆斯林 2020 年不得返鄉（mudik）與親友過開齋節。

據統計 2019 年有約 2,000 萬人返鄉。印尼政府為避免武漢肺炎蔓延，2020 年禁止齋戒月及開齋節返鄉，自 4 月 24 日起暫停陸海空及鐵路運輸。當天不論國內機場、火車站、長途客運巴士站等地，都空蕩蕩，只見辦退票的民眾。

在雅加達上班的里斯奇（Rizki Pahlevi）說，他好不容易才買到票返鄉，但這幾天已辦好退票，「我想這樣是對的，可以避免把病毒帶給家人」。

里斯奇說，2020 年齋戒月，他還是和往年一樣守齋，祈禱則和家人一起在家裡進行，「感覺更慎重、莊嚴」；但沒辦法參加集體祈禱、和朋友吃開齋飯，他也覺得遺憾。他試著從正面思考，現在因疫情都在家上班，有更多時間讀可蘭經，做午夜拜（tahajud），好好準備開齋飯，不必像過去一樣在外奔波。

不過，根據印尼媒體報導，印尼仍有清真寺照常舉辦集體祈禱。

印尼伊斯蘭最高組織、伊斯蘭學者理事會教令委員會資深教授阿瑪德（H. Ahmad Sutarmadi）指出，武漢肺炎就像瘟疫，在這個狀況下，伊斯蘭教義認為，集體祈禱雖能獲真主庇佑的回報，「但避免傳染比獲得回報更重要」。

阿瑪德也說，齋戒月守齋對健康有幫助，期待開齋時刻到來能振奮心情，守齋也是接近真主的方式，「這兩種因守齋帶來的快樂，會讓人正向、積極。在對抗疫情時，正向思考正是我們非常需要的」。（文／石秀娟，雅加達）

國際奧會：2020 東京奧運延至 2021 名稱保留

國際奧林匹克委員會（IOC）2020 年 3 月 24 日宣布因武漢肺炎疫情空前影響，經與日本政府討論後決定 7 月東京奧運延期，最遲在 2021 年夏天前舉行，2020 年東奧名稱保留。

IOC 發出與東京 2020 奧運組織委員會的聯合聲明，表示國際奧會主席巴赫（Thomas Bach）和日本首相安倍晉三 24 日舉行電話會議，針對東京奧運做出延期決定。

聲明表示，根據世衛提供的訊息已做出結論，為了保護參與盛會的每個人、國際社會及運動員健康，東京奧運時間必須重新安排，但最遲不得晚於 2021 年夏天。會議還同意將保留名稱為 2020 年東京奧運。

WHO 表示，武漢肺炎全球大流行正在加速中。幾乎每個國家都出現確診病例，累計全球已超過 30 萬病例，並且每小時都在增加。

巴赫和安倍晉三深切關注對全球疫情大流行及對全球運動員準備奧運會的重大影響。他們一致認為，在動盪時期，東京奧運會將會是世界的希望燈塔，而奧運聖火是照亮世界隧道盡頭的希望之光。

根據日本放送協會（NHK）報導，安倍與巴赫通話時表示，考慮到全球的運動員要以最佳狀態參賽，需要準備期間，加上要

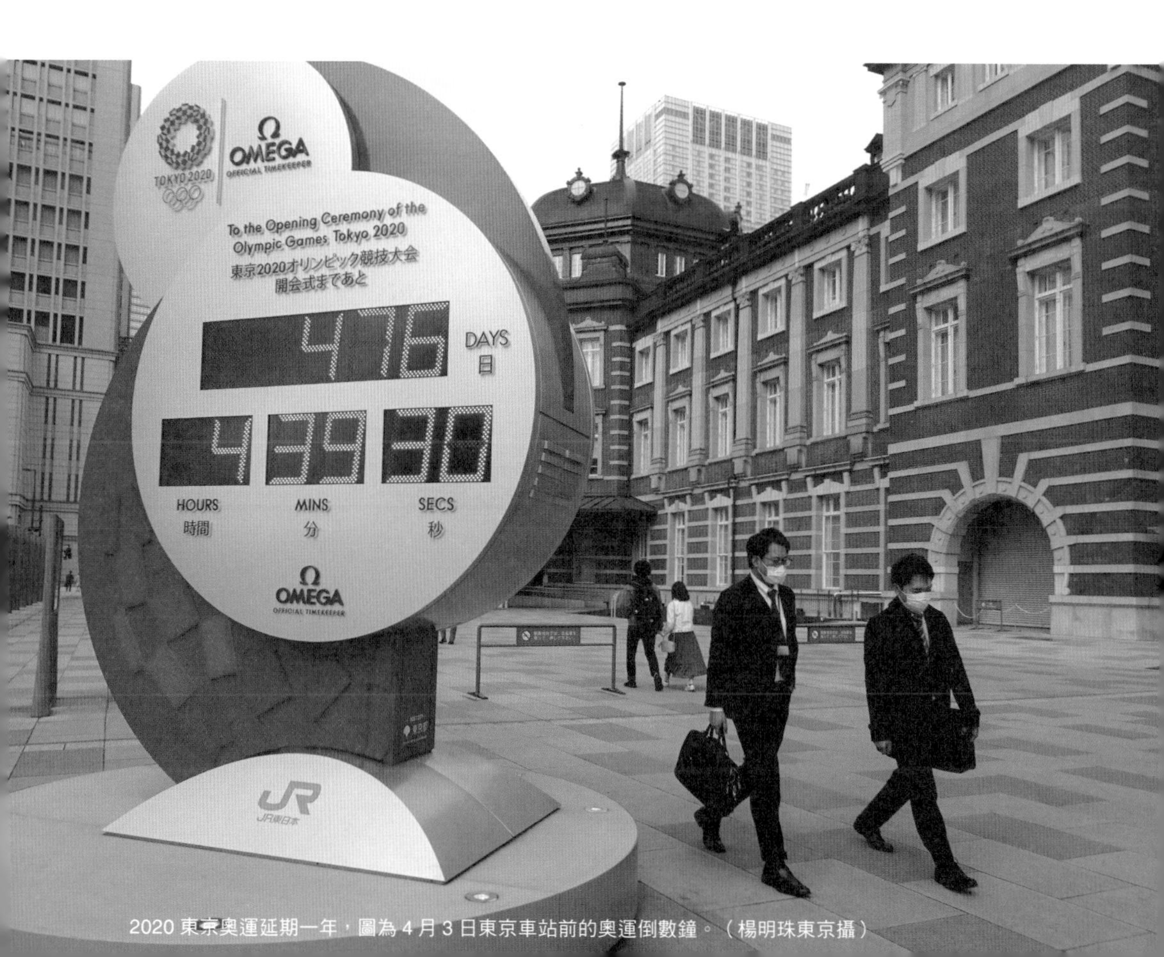

2020 東京奧運延期一年，圖為 4 月 3 日東京車站前的奧運倒數鐘。（楊明珠東京攝）

辦一場能給觀眾感到安全、安心的奧運，因此提議東京奧運延後約一年舉辦，希望IOC就此考慮。

在與巴赫電話會談後，安倍在首相官邸（行政中心）對媒體表示，首先是與巴赫確認，東奧不停辦。提出東奧延後約一年的建議後，獲得巴赫百分之百的同意，雙方同意東奧最晚在2021年夏天之前舉辦。原訂3月26日起在日本境內舉辦的東奧聖火傳遞活動也停辦。

2020東京奧運原訂7月24日開幕，夏季奧運過去有停辦紀錄，但沒有延期紀錄。三次停辦都是因為戰爭，包括1916年柏林奧運、1940年東京奧運和1944年倫敦奧運。這次東京奧運因疫病而延期，創奧運史上首例。（文／唐佩君，布魯塞爾；楊明珠，東京）

日本防疫缺乏強力指揮 溫水煮青蛙全民受累

武漢肺炎疫情在全球加速蔓延，日本累計有4,209起確診病例，原本是公共衛生大國的日本這次在防疫動作上慢半拍，與超前部署防疫有成的台灣相較，讓許多日本人覺得顏面掃地。

經濟大國日本的醫療水準在全球名列前茅，但日本這次對於疫情的因應卻讓人失望，被許多日本主流媒體拿來與台灣做比較，認為台灣防疫是超前部署，日本卻慢半拍，因為日本一開始就輕敵，忽略了武漢肺炎的嚴重性。

武漢肺炎疫情在中國爆發後，多位日本傳染病專家說，武漢肺炎致死率約 0.6% 至 2%，比一般的流感致死率 0.1% 多一點，但遠低於 2003 年的嚴重急性呼吸道症候群（SARS）10% 的致死率。反觀台灣政府，一開始就對民眾高聲疾呼防疫視同作戰，提高人民的警覺心。

日本在 1 月 16 日傳出第一起確診病例，是一名 30 多歲從武漢返回日本的中國籍男性，25 日首度傳出日本人確診，是一名 60 多歲的巴士司機，這名司機 2 月 3 日曾載過一名隨鑽石公主號郵輪返回橫濱港的確診香港民眾。從郵輪確診者陸續下船就醫起，日本民眾天天聽到確診人數增加的新聞。

法令權責不完備　官僚無所依

日本這次在防疫上動作太慢的原因之一是法令不完備，日本的官僚沒有法律依據不敢做、不知如何處理。日本政府 2 月 7 日將武漢肺炎定為指定傳染病，接著政府依法可以強制患者住院，也可以限制工作。如果發生外國觀光客因為要負擔醫療費用而拒絕住院治療等情況時，日本政府也可以動用國家經費負擔相關費

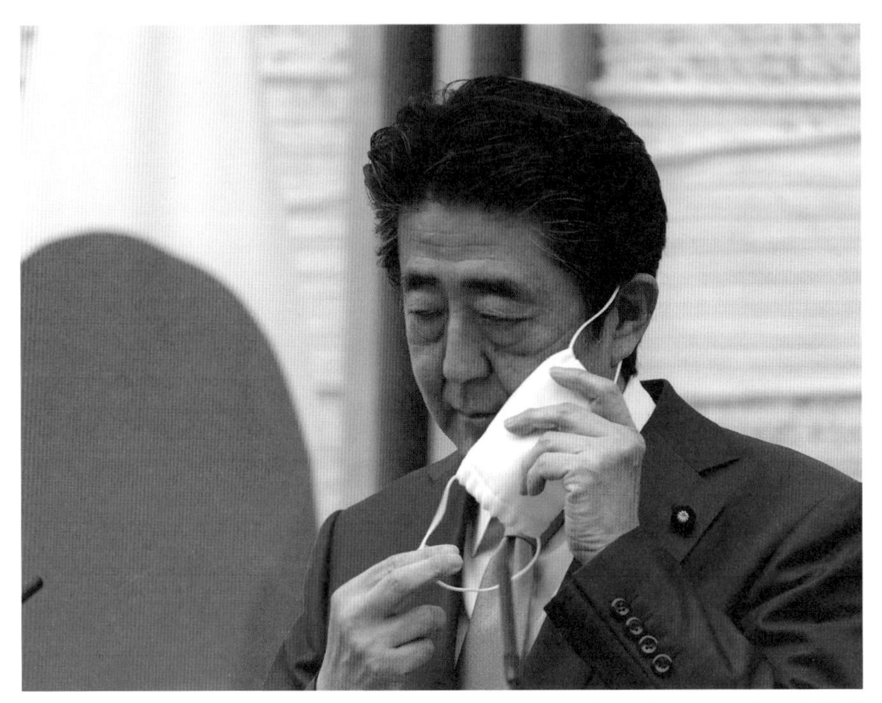

日本政府在防疫初期被批評反應慢半怕，至 3 月初東京奧運可能決定延期，且民怨高張，迫使首相安倍晉三不得不加強邊境管制。（美聯社）

用，讓外國觀光客接受住院治療。

日本首相安倍晉三 2 月 25 日召開因應武漢肺炎的防疫小組會議，敲定患者收治、強化醫療機構及企業團體防疫措施等基本方針，有了這些方針，官員才知如何做事。

曾寫過醫療書籍的日本作家山岡淳一郎在媒體發表文章表示，安倍的政治判斷太強勢，造成指揮命令系統紊亂，而沒有醫療背景的政治人物及首相官邸的官僚，在意的是支持率、舉辦東京奧運，決策的根據、研討的過程完全不透明，很多事甚至是黑箱作業。

山岡認為，日本有必要像美國一樣成立疾病管制暨預防中心（CDC）。

曾登上鑽石公主號郵輪揭發內部沒管控、導致疫情擴散的神戶大學教授岩田健太郎2月20日在日本外國特派員協會的記者會上就表示，日本需成立一個因應傳染病可做決定的獨立體系，成員一定要是專業人士，且獲得充分授權並具獨立性。

日本公共衛生專家、倫敦國王學院（KCL）人口健康研究所（Institute for Population Health）所長澀谷健司就曾說過，日本基於國家安全保障的觀點有必要成立CDC，CDC的概念基本上與軍隊一樣，作戰的對象是傳染病和全球規模的健康議題。

東奧影響大　憂醫療體系崩潰篩檢少

日本政府在防疫工作上被批評慢半拍的原因之一就是為了舉辦東京奧運，導致病毒篩檢數偏少。3月1日至21日之間每日平均篩檢件數不到1,000件。也有人指出，日本之所以篩檢少，是考慮到可收容確診病患的醫院病床不夠，憂心醫療體系崩潰。

日本醫學專家、東京大學及美國芝加哥大學名譽教授中村祐輔在日媒投書指出，日本對病毒篩檢不能抱持駝鳥心態，包括傳染病在內，不論任何災害、天災，要能正確掌握情況才能提出正確的對策，如果是為了防止醫療體系崩潰而刻意壓低數字，那是不科學的。

過度傾中要觀光財　邊境阻絕慢半拍

此外，過度重視與中國的關係，也是安倍被批評防疫動作起步太晚的原因之一。安倍原希望邀請中國國家主席習近平 2020 年春天赴日進行國是訪問，藉此擬制雙方「第五份政治文件」，開創新時代的日中關係。

2020 年 1 月，訪日的中國觀光客比 2019 年同期增 22.6%，約 92 萬 4,800 人。安倍被批評是為了賺中國客的觀光財以及營造中日關係友好氣氛，造成防疫工作慢半拍。

直到 3 月 5 日，日本境內確診病例有 1,036 起。眼見再過四個月多就要開幕的東京奧運可能因疫情擴大而辦不成，且民怨高張，迫使安倍不得不加強邊境管制。日本政府發言人、內閣官房長官菅義偉隨後宣布，當務之急是防疫，中日雙方磋商後決定習近平訪日一事延期。

就在菅義偉宣布此事的三小時後，安倍在防疫對策本部會議上決定，為了加強邊境管制，將針對來自中國及韓國的入境者實施為期兩週的隔離措施。4 月初，安倍宣布禁止包括中國全境、台灣、韓國、美國等 73 國的外籍人士入境。

日本在野黨立憲民主黨的國會對策委員長安住淳就說，「安倍就是顧慮到中國，才使得邊境管制措施做得太慢」。

日人眼中對比　台灣防疫專家領軍

值得注意的是，這次台灣防疫有成，受到日本與國際媒體報導，包括政務委員唐鳳與民間業者合作推出的口罩地圖網路平台，日媒以「別人的 IT 大臣是 38 歲天才，我們的是 70 多歲老人（科技大臣竹本直一）」做比較。

日媒也報導副總統陳建仁於 17 年前帶領台灣對抗 SARS，並以「台灣鐵人大臣人氣沸騰」為題，報導中央流行疫情指揮中心指揮官陳時中。

有熟知台日事務的日本人就表示，台灣防疫速度所以快，是因為位居要津的人都是專業人士，真材實料，不像日本的大臣是國會議員，有的是因酬庸性質、派系分配才被賦予大任，但其實不具專業知識。

不過，看在日本人眼中，台灣可以依據傳染病防治法實施重罰、健保卡實名制購買口罩等，感到很驚訝，認為這牽涉人權、個資等問題。

在日本，就連首相安倍籲請民眾、業者盡量不要辦多人聚集的大型活動、籲請全國高中以下學校停課，就被質疑沒有法律依據。

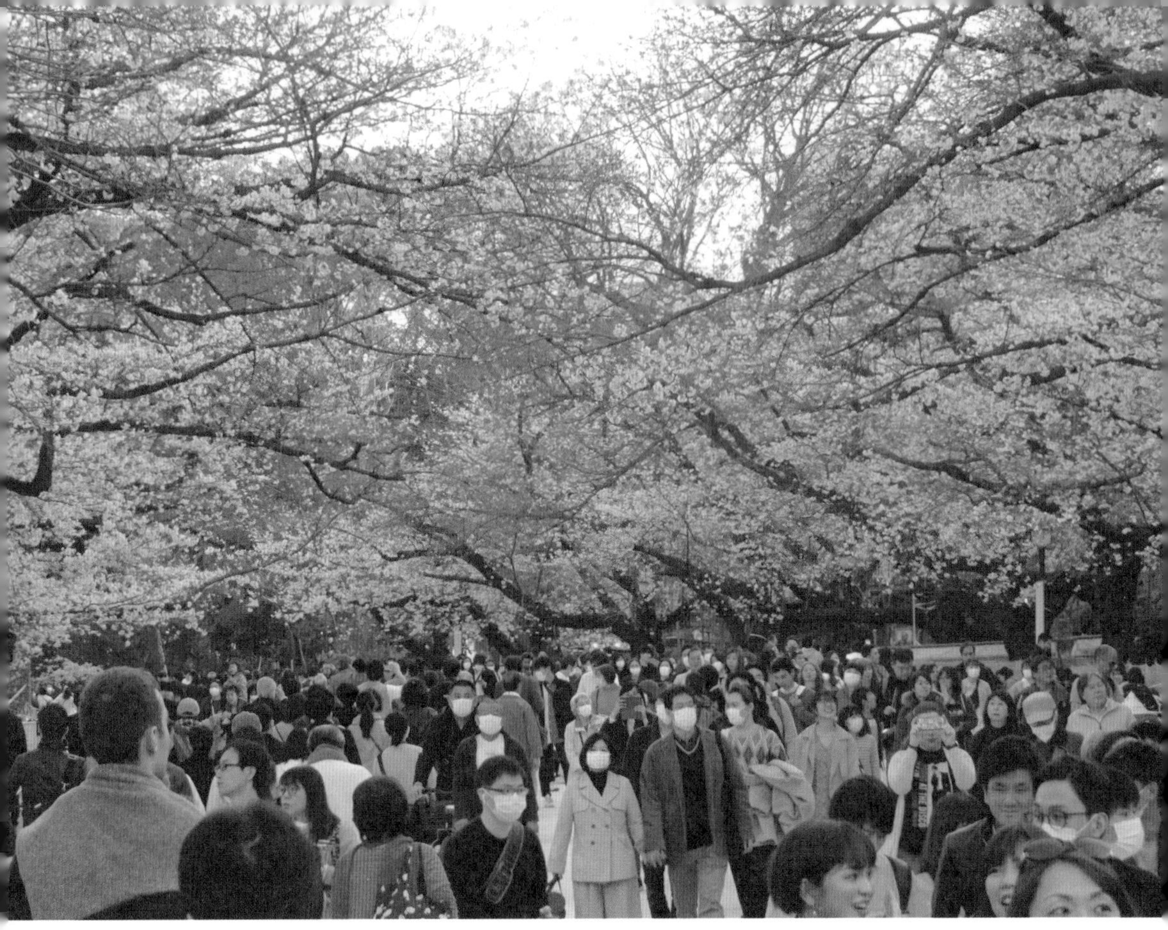

日本東京上野恩賜公園櫻花怒放，受疫情影響，原本賞櫻遊客比 2019 年少，但 2020 年 3 月 20 至 22 日的 3 天連假期間，湧入人潮超乎預期。（楊明珠東京攝）

疫情延燒警告起　日人溫水煮青蛙

日本3月20日起有三天連假，東京上野公園賞櫻客人山人海。眼見疫情擴散，東京都知事小池百合子提出警告說東京可能「封城」。之後她也舉行緊急記者會，呼籲民眾平日盡可能在家工作，晚上少出門，週末如果不必要、不急的事，盡量少出門。

即使小池的警告言猶在耳，但在東京鬧區澀谷、新宿，電車、地鐵還是可以看到不少人來來往往，甚至沒戴口罩。因為不論是安倍或小池的呼籲，只是籲請民眾自我克制，不具強制力。

包括日本醫師會、部分在野黨要求安倍趕緊發布「緊急事態宣言」，但安倍說：「就是不希望採取強硬措施，要求封城、強制禁止民眾外出、令民生必需品以外的商店歇業，所以才籲請民眾自制。」

日本財團會長笹川陽平認為，面臨武漢肺炎疫情全球大流行，為了防止疫情擴大，印度、加拿大等國都採取嚴罰措施，若日本官方只是「籲請」民眾自制的話，「民眾缺乏抗疫決心，情況就如同溫水煮青蛙」。

「民眾在權利意識與義務感之間的取捨欠缺平衡是二次大戰後日本社會的特徵」。他說，從電視上看到東京澀谷街頭有年輕人受訪時笑著說：「反正感染到也沒什麼大不了」，這讓他感到這樣的年輕人對自己可能傳染病毒給別人的意識實在太薄弱。

他指出，武漢肺炎肆虐的世界正面臨經濟體系崩毀的危機。二戰後歷經 75 年，一直享受和平的日本可謂國難當頭，世界一定會大改變，除了政府應該做好領導之外，民眾也應有自己守護自己的心，必須擺脫溫水煮青蛙的狀態。（文／楊明珠，東京）

病毒跨海肆虐
美法航母官兵紛傳確診

美國海軍 3 月 24 日通報，部署於太平洋的航空母艦「羅斯福號」上發現三起 2019 冠狀病毒疾病確診病例。美國官員表示，這是首度在出航執行任務的美國軍艦上發現病例。4 月初，「羅斯福號」艦長克勞齊上校（Capt. Brett Crozier）因處理疫情不當，

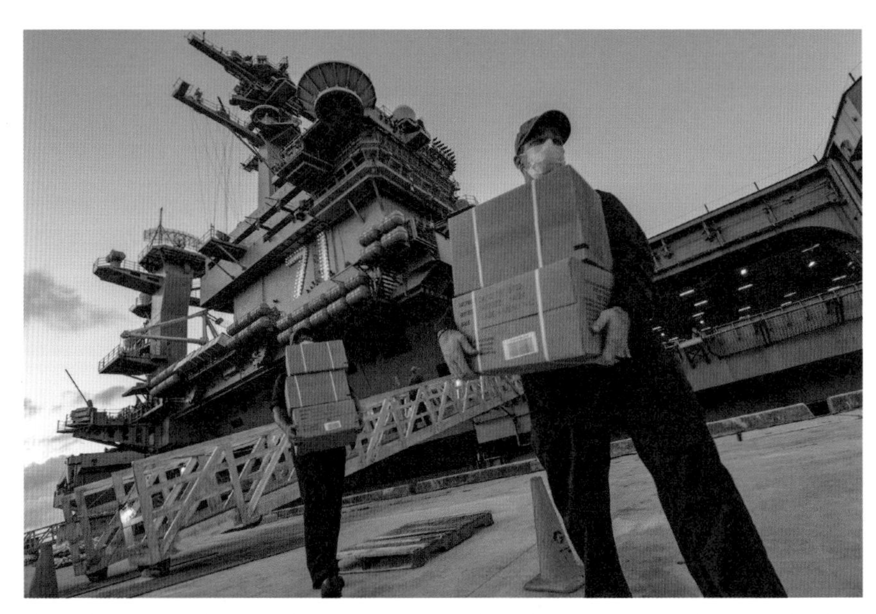

美國海軍航空母艦羅斯福號染疫後，全艦轉至關島隔離檢疫。圖為 4 月 7 日美國海軍發布照片，羅斯福號水手為被隔離於當地旅館的同僚準備食物。（美聯社）

被美國國防部解職。

美國福斯新聞頻道（Fox News）指出，尼米茲級（Nimitz-class）的羅斯福號（USS Theodore Roosevelt）艦上約有 5,000 名海軍官兵。水手們在船上生活空間有限，睡在艙房裡的單人床位。

美國雜誌「財經內幕」（Business Insider）報導，病毒檢測呈陽性反應的 3 名水手已被隔離並下船，他們接觸過的所有人也被隔離。

美國代理海軍部長莫德里（Thomas Modly）說：「這是我們即使發現 2019 冠狀病毒疾病病例，也有能力維持船艦在海上執勤的一個例子。」他還表示，海軍的綜合戰力仍保持戒備中。

他說:「我們的船艦在航行，我們的戰機在飛行，訓練也持續，以保衛美國利益及全球所有盟國及夥伴的利益。」

這是美國首度在值勤中的軍艦上，發現俗稱武漢肺炎的 2019 冠狀病毒疾病病例。

截至 4 月初，美國海軍有四艘部署在印太地區的航母染疫，分別是羅斯福號、雷根號（USS Ronald Reagan）、卡爾文森號（Carl Vinson）和尼米茲號（USS Nimitz）。

無獨有偶，4 月 8 日法國國防部宣布，部署在大西洋的法國航空母艦戴高樂號（Charles de Gaulle），約有 40 名船員出現武漢肺炎症狀，為此戴高樂號將提前返國。

疫情延燒月餘，美國海軍部 4 月 27 日聲明更新羅斯福號的確診人數為 955 人，4 月 13 日有一起病故。（文／周世惠，舊金山）

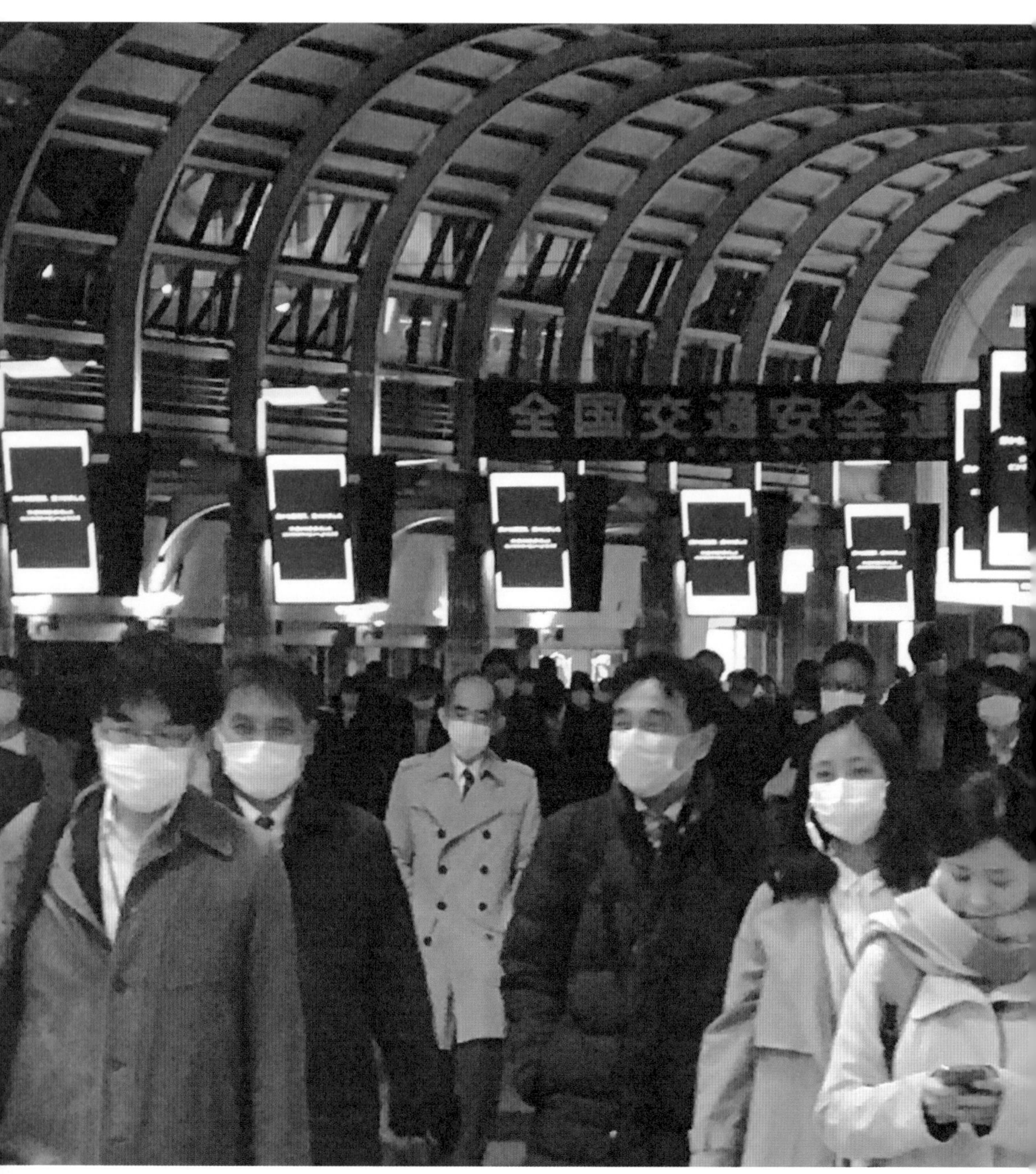

因應 2019 冠狀病毒疾病疫情，日本首相安倍晉三 4 月 7 日公布「緊急事態宣言」，對象是東京、大阪等七都府縣。（楊明珠東京攝）

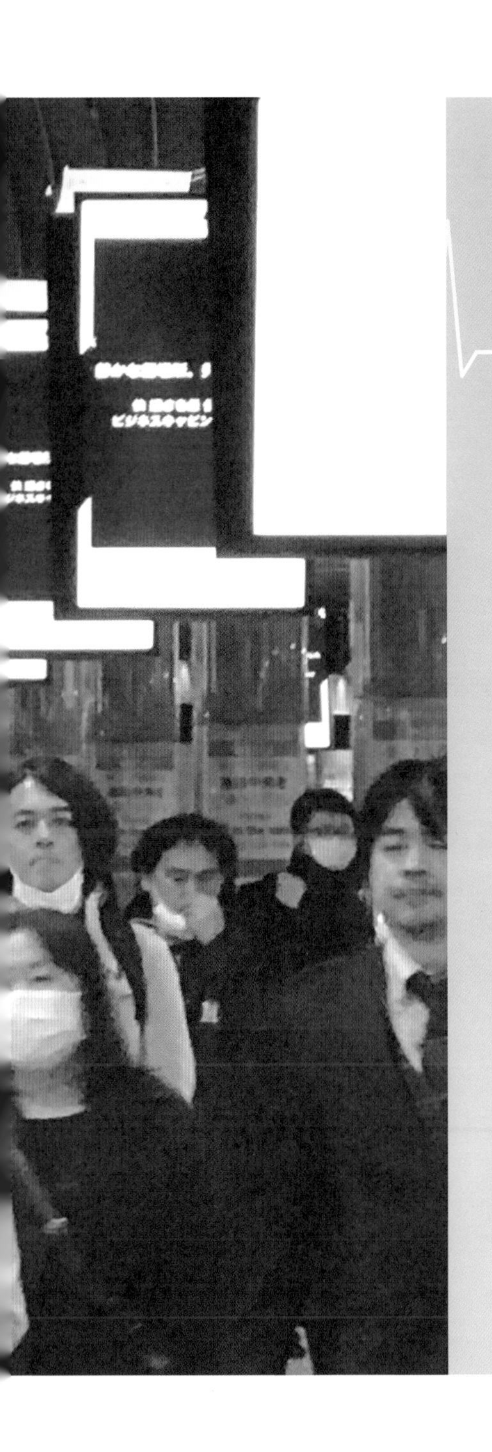

4月 疫境求生

病毒 時間 殊死戰

武漢肺炎全球確診人數，短短一個月從 100 萬衝破 300 萬。在世界各國疫情還看不到盡頭的同時，台灣展現抗疫成果，不但宣布千萬口罩與醫療資源外援，職棒也領先全球宣布開打。至於疫情發生地—武漢，在全境封鎖三個月之後，宣布有條件解封。

4 月

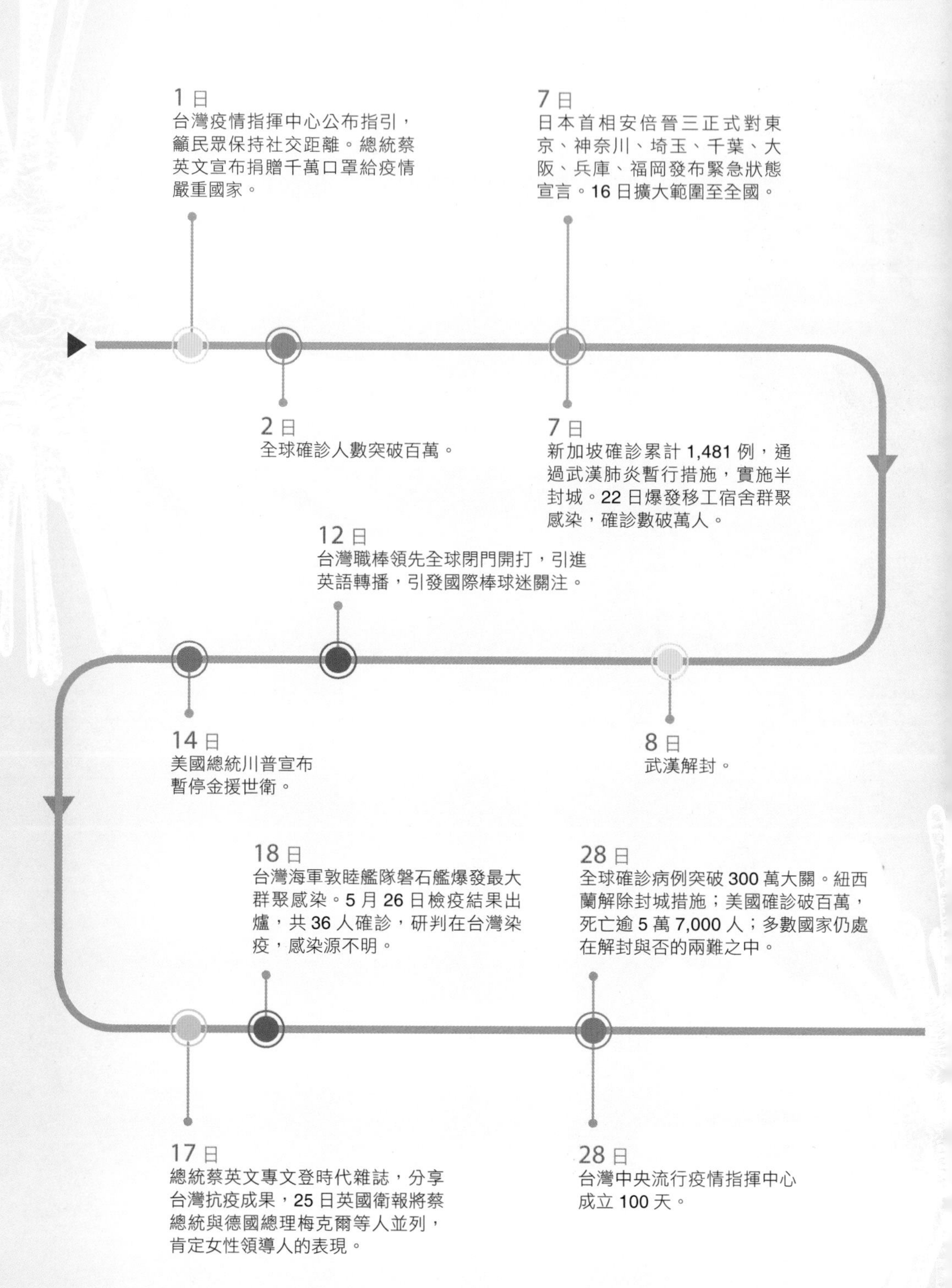

1 日
台灣疫情指揮中心公布指引，籲民眾保持社交距離。總統蔡英文宣布捐贈千萬口罩給疫情嚴重國家。
2 日
全球確診人數突破百萬。
7 日
日本首相安倍晉三正式對東京、神奈川、埼玉、千葉、大阪、兵庫、福岡發布緊急狀態宣言。16 日擴大範圍至全國。
7 日
新加坡確診累計 1,481 例，通過武漢肺炎暫行措施，實施半封城。22 日爆發移工宿舍群聚感染，確診數破萬人。
8 日
武漢解封。
12 日
台灣職棒領先全球閉門開打，引進英語轉播，引發國際棒球迷關注。
14 日
美國總統川普宣布暫停金援世衛。
17 日
總統蔡英文專文登時代雜誌，分享台灣抗疫成果，25 日英國衛報將蔡總統與德國總理梅克爾等人並列，肯定女性領導人的表現。
18 日
台灣海軍敦睦艦隊磐石艦爆發最大群聚感染。5 月 26 日檢疫結果出爐，共 36 人確診，研判在台灣染疫，感染源不明。
28 日
全球確診病例突破 300 萬大關。紐西蘭解除封城措施；美國確診破百萬，死亡逾 5 萬 7,000 人；多數國家仍處在解封與否的兩難之中。
28 日
台灣中央流行疫情指揮中心成立 100 天。

防疫社交距離
室內 1.5 公尺室外 1 公尺

武漢肺炎延燒，台灣中央流行疫情指揮中心 4 月 1 日宣布「社交距離注意事項」，明訂民眾在室內應保持 1.5 公尺、室外保持 1 公尺距離，若雙方正確配戴口罩，則可豁免社交距離，初步採柔性勸說。

此外，若處於擁擠、密閉場所仍應配戴口罩；有較高機率近距離接觸，無法有效維持 1.5 公尺社交距離的場所，業主應停止營業。

根據指揮中心公布的社交距離指引，指揮官陳時中說，民眾上下班時搭捷運難以間隔，建議戴口罩。台北捷運將加強宣導，請旅客搭捷運時全程戴口罩。

清明連假將至，陳時中說，他知道很多人悶了很久想放鬆，但還是要注意社交距離的維持。

陳時中提到，2003 年 SARS 對台灣造成很大的影響，當時 SARS 全球被感染的是 8,000 多人，死亡 700 多人，而 2019 冠狀病毒疾病（COVID-19）全球被影響人數已超過 85 萬人，超過 SARS 的 100 倍，死亡人數也超過 4 萬人。

他強調，很多防疫規定造成大家生活不便，但他相信國民的

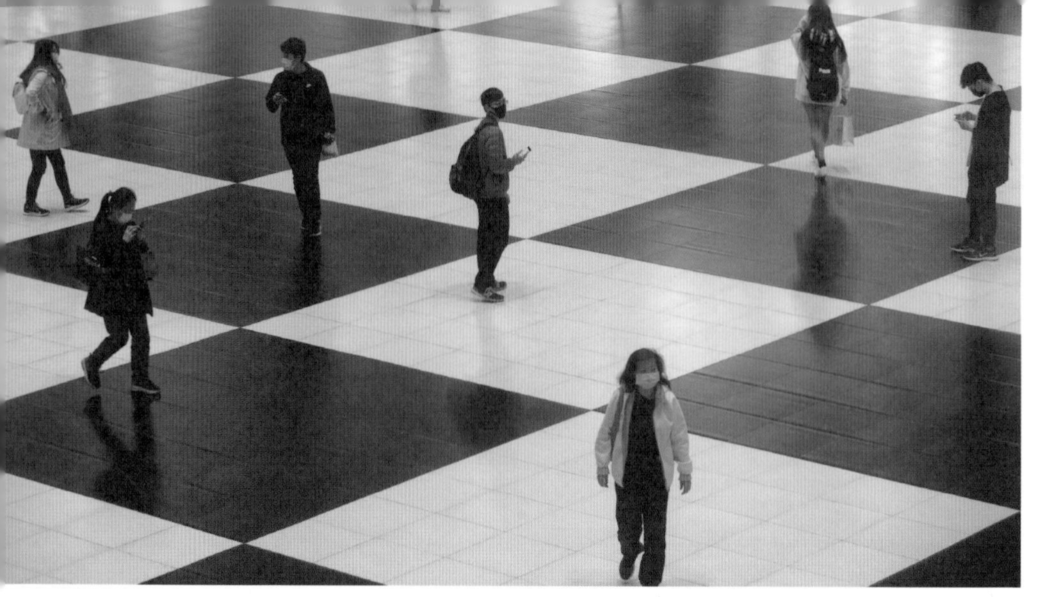

中央流行疫情指揮中心公布「社交距離注意事項」，明訂室內應保持 1.5 公尺、室外保持 1 公尺距離。（王騰毅攝）

水準，在政府宣布後，大家把自己顧好就是把社會顧好，把自己顧好就是把家人顧好，每個人都是防疫最重要螺絲釘，只要拴緊，防疫就會成功。（文／張茗喧、陳怡璇，台北）

蔡總統宣布千萬片口罩援外 台灣絕不袖手旁觀

總統蔡英文 4 月 1 日表示，台灣組成口罩國家隊之後，現在要打國際盃，台灣將捐贈 1,000 萬片口罩給疫情嚴重國家醫療人員。台灣會積極加強與各國防疫合作，絕不能袖手旁觀。

蔡總統在總統府敞廳發表談話，行政院長蘇貞昌、衛福部長陳時中、外交部長吳釗燮、經濟部長沈榮津都出席。為示範防疫，出席首長特別拉開距離。

蔡總統說，疫情是全球性，每個國家會相互影響，光是把國內防疫做好，沒辦法阻擋疫情蔓延。國際社會各成員必須集結力量、共同克服挑戰；前一個階段，台灣組好了國家隊，「在這個階段，我們要打國際盃，跟其他的國家一同做區域聯防、全面抗疫」。

蔡總統提到，當各國面對疫情擴散，急需協助，基於人道考量，台灣絕對不能袖手旁觀，台灣願意在口罩、藥物、技術這三個項目，對國際社會提供協助。

蔡總統說，現在台灣一天可以生產 1,300 萬片口罩並且持續提升，即將達到 1,500 萬片，成為全球第二大的口罩生產國。這個階段，將捐贈 1,000 萬片口罩，也就是將近一日產能，支援疫情嚴重國家的醫療人員。後續會視國內產能給國際社會更多支持。

其次是藥物的支援，蔡總統說，有些國家臨床研究，認為奎寧有助於輕症患者治療，因此政府已請廠商提高奎寧產量，對有需要國家，給予適當支持。

蔡總統說，第三是技術的支援。台灣會分享目前國內利用大數據分析的「電子檢疫系統」，讓有需要的國家可以準確追蹤確診民眾接觸史，進行有效疫情調查，防止疫情的擴散。台灣公私

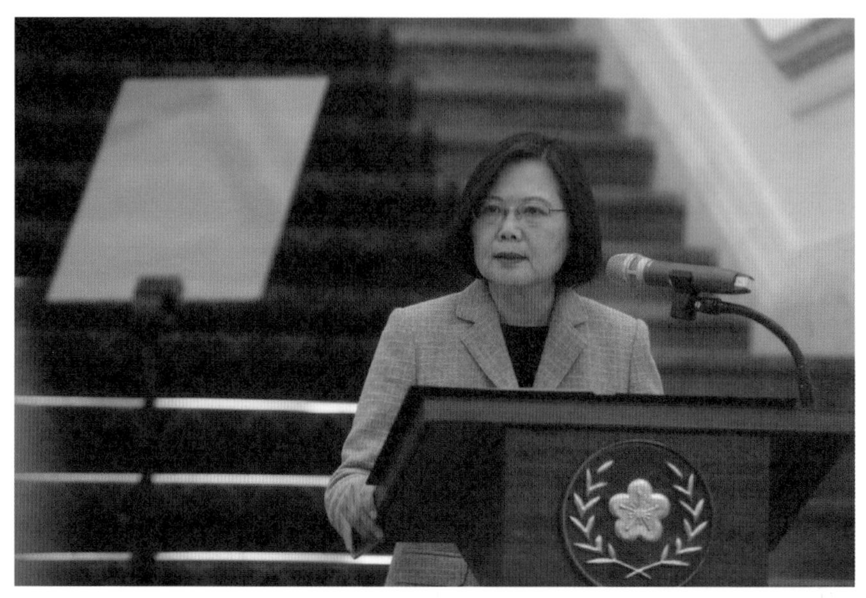

總統蔡英文4月1日在總統府敞廳發表談話，她表示，基於人道考量，台灣會積極加強跟各國的防疫合作，將捐贈1,000萬片口罩支援疫情嚴重國家的醫療人員，後續會視產能給予國際社會更多的支持。（鄭傑文攝）

立醫院也會持續透過視訊，提供防疫經驗與技術，給需要幫忙的國家。

就在蔡總統宣布口罩援外之後，美國在台協會（AIT）在臉書公布處長酈英傑拜訪中央流行疫情指揮中心照片，同時以「台灣的的確確是真正的朋友」，表達感謝之意。法國駐台代表公孫孟也說，法國對於台灣伸出援手並援贈口罩「感念在心」。（文／葉素萍、王承中、陳韻聿，台北）

全球武漢肺炎病例破百萬 8天增加50萬

全球武漢肺炎病例增加速度之快，短短八天內數字就從50萬倍增，4月2日突破100萬。由於疫情仍在各國狂燒，包括美國、義大利、西班牙的病故人數也持續增加，專家預期病例數字仍將向上攀升。

根據美國約翰霍普金斯大學（Johns Hopkins University）統計，武漢肺炎已奪走全球超過5萬1,000條人命，死亡數前三名依序是義大利、西班牙及美國。

疫情爆發大約55天後，全球通報病例為10萬，76天後達到50萬例。過去八天內，病例已倍增至100萬。

與前一天相較，總通報病例增幅為10%，這是武漢肺炎在中國以外地區爆發後，單日增幅首度達兩位數。

隨著英國、美國及西班牙等國家通報的病逝人數大增，武漢肺炎全球死亡率超過5%。美國疫情尤其嚴重，1日通報一名六週大的新生兒病故，一般認為是年紀最小的死者。

在疫情中心移至歐美的情況下，美國通報的確診病例占總數大約22%，義大利和西班牙各占11%，中國則是8%。

由於南歐年長者較多的國家遭到病毒攻擊特別猛烈，歐洲病例占全球半數以上，死亡者更超過70%。（文／徐崇哲，台北）

安倍公布緊急事態宣言
七都府縣擴及日本全境

日本首相安倍晉三為因應 2019 冠狀病毒疾病疫情，4 月 7 日在聽取專家意見並赴國會報告備詢後，基於《新型流感對策特別措施法》首度公布「緊急事態宣言」，針對七都府縣實施一個月。4 月 16 日再宣布範圍擴及全國。

日本國會通過「新型流感對策特別措施法」修法，讓首相取得面對疫情公布「緊急事態宣言」的法源，並通過一項附帶決議，要求一旦決定公布會限制人民權利的「緊急事態宣言」前，應先向國會提出「事前報告」。

4 月 7 日安倍宣布「緊急事態宣言」以東京都、大阪府、千葉縣、神奈川縣、埼玉縣、兵庫縣及福岡縣等七都府縣為實施對象，將於 4 月 8 日生效，時間到 5 月 6 日止，為期約一個月。

截至 4 月 7 日下午 3 時止，在日本 47 個都道府縣疫情，東京都以 1,116 例居冠，大阪府及千葉縣分別以 428 例及 278 例排名第二及第三位；神奈川縣以 273 例排名第四；兵庫縣以 213 例排第六；埼玉縣以 199 例排第七；福岡縣以 176 例排名第九。

經過九天，疫情不見消退，4 月 16 日，安倍再公布第二波「緊急事態宣言」，將適用對象從原本的七都府縣，擴及全境 47 都道府縣，期限一樣到 5 月 6 日。

日本公布「緊急事態宣言」的條件有兩項，第一是「國民生命及健康有受到顯著且重大被害之虞」；第二是「全國性且快速蔓延對國民生活及國民經濟造成重大影響，或是有造成重大影響之虞」。（文／黃名璽，台北）

新加坡實施嚴格社交距離 違者重罰約 21 萬元新台幣

新加坡 4 月 7 日通過武漢肺炎暫行措施法案，凡提供非必要服務工作場所都要關閉一個月；同時無論人數多寡、在家裡或公共場合都禁止聚會，也包括未同住的家人與朋友。政府嚴格執行安全距離措施，遏止武漢肺炎疫情擴散。

民眾在這段時間內只能利用外帶或送餐服務訂餐，不能在餐廳或美食中心聚集遊蕩，各主要街道顯得空蕩蕩。

民眾要遵守嚴格的社交安全距離，排隊購物或訂餐要依地面標示，維持至少一公尺的安全距離，否則會遭執法人員取締。新加坡總理李顯龍也在臉書貼文，籲請民眾盡量待在家中，除非有

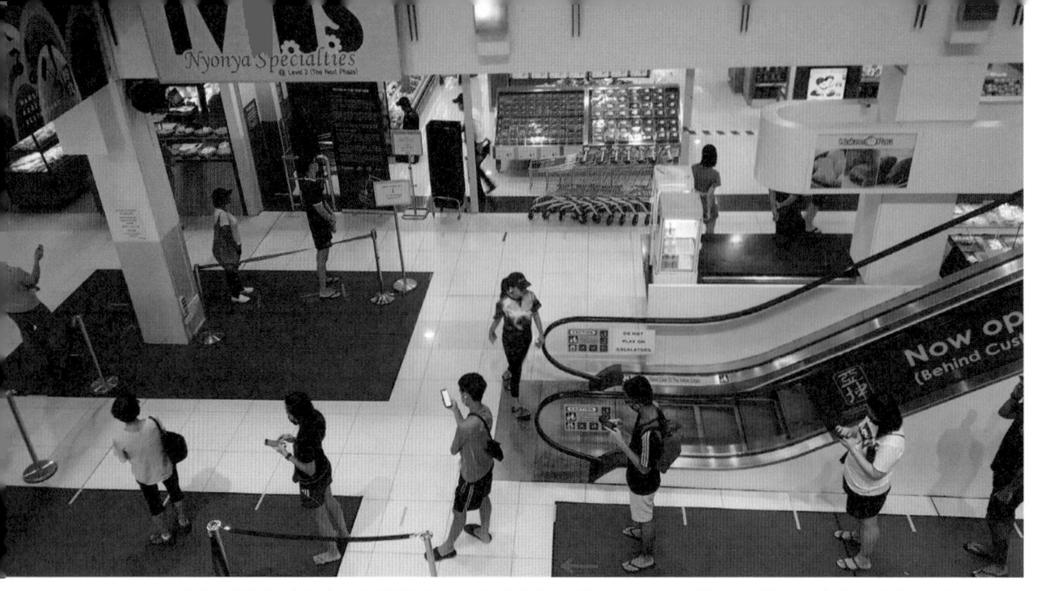

新加坡落實社交安全距離規範，到超市購物須依地面安全距離標示排隊。（黃自強新加坡攝）

絕對必要，否則不要外出，出門也應該戴口罩。

由衛生部人員、警察等公務員組成的執法團隊，可獲授權對違法者採取行動，如果沒有合理原因，違反規定可依違反傳染病法起訴，初犯將處最高新幣 1 萬元（約新台幣 21 萬元）、坐牢六個月，或兩者兼施。根據統計，執行第一天就有超過 7,000 人未依規定遭書面勸告。

雖然實施嚴格的社交限制，新加坡 22 日通報新增武漢肺炎病例 1,016 起，總數突破萬例大關至 1 萬 141 例。新增病例絕大多數是住在外籍勞工宿舍的工作准證持有人，使得外勞宿舍不僅是目前最大感染群，也是防疫重點，占新加坡感染總數逾四分之三。此外，新加坡政府也計畫透過大規模檢測，找出無症狀感染者。（文／黃自強，新加坡）

武漢心魔未散
後解封時代疑懼猶存

4 月 8 日，武漢結束兩個多月的封城，重獲自由。許多中國民眾仍擔心疫情，甚至懷疑官方的統計數據。武漢封城註定是一場沒有勝者的戰役，而恐懼、猜疑等各種情緒，終將成為世代記憶。

小江（化名）在武漢的旅館業工作了五年，以往春節總要忙到最後一刻，才回到湖北黃岡的老家。2019 年底，小江辭職後提早回鄉過年，也意外躲過了武漢肺炎疫情和封城。

歷經兩個多月的圍城，武漢 4 月 8 日正式解封。小江決定回武漢，不過基於風險考量，5 月才動身。

即便疫情逐漸趨緩，但小江並不認為這場浩劫已經結束。她對中央社記者說，自己仍擔心無症狀感染者的狀況。

小江說，雖然這些患者已經被政府隔離，但排查工作終究無法擴及所有民眾，因此，即便黃岡 3 月底已解封，但她仍舊不太出門。

「我覺得疫情是一個持續性的狀況，只要有病患還在外面，那你都不是安全的，」小江說。

百聞不如一見，小江終究還是想回趟武漢看看，她哽咽地說：「我覺得，武漢還是這麼好的城市，它只不過是生了場病而已。」

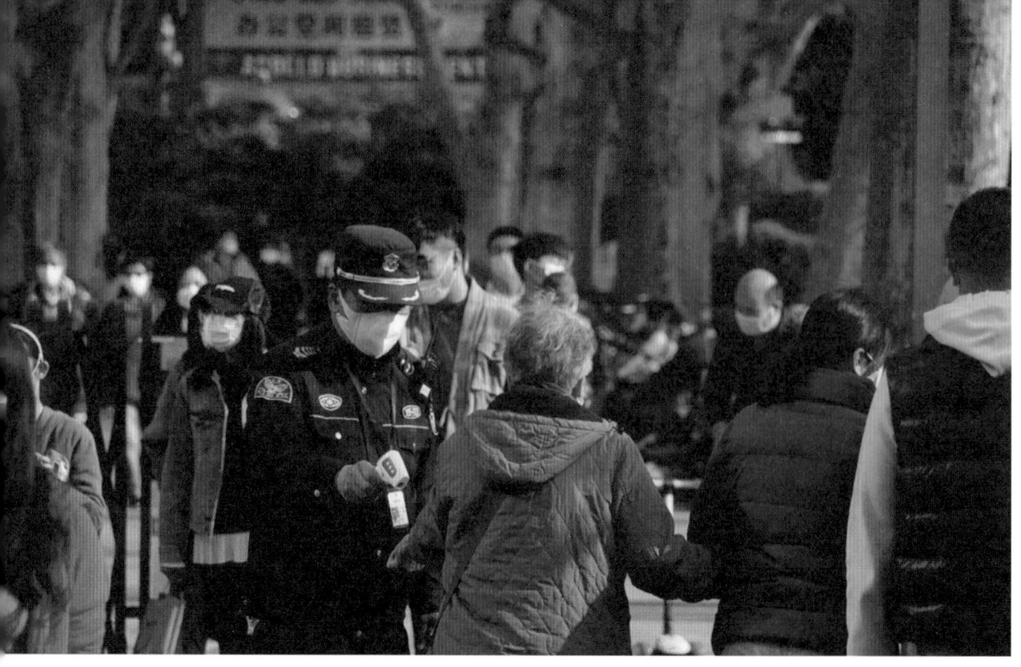

武漢 4 月 8 日解除封城，即便中國看似已恢復日常生活，不少民眾仍擔心疫情，甚至懷疑官方數據。圖為清明連假上海靜安公園 8 日的人潮，保安仍為入園民眾量體溫。（沈朋達上海攝）

距離武漢 800 多公里的上海，生活幾乎已恢復到疫情襲擊前的樣貌。瑞幸咖啡醜聞爆發隔天，兩名穿著時尚的女顧客，坐在咖啡廳裡聊著股市。

米色衣服的女子對朋友說：「這件事就說明了，中國的統計數字多不可信。原本大家對新冠（2019 冠狀病毒疾病）的數字就有些懷疑了，我覺得瑞幸的事，就又像是重重的一擊。」

過去一個月，中國的每日新增確診人數逐步下降，上海更只出現過一例本地病例。然而，疫情初期的資訊不透明，讓不少中國民眾仍對統計數字存疑。實體的數據，依舊無法消解人們的疑慮。

近期中國官方指出，嚴控境外移入病例，是防範疫情反彈的重點。3 月底開始，所有從上海入境的旅客，都需被集中隔離 14

天，並接受病毒核酸檢測。

浦東國際機場出境大廳外，一群旅客正準備上巴士前往隔離點，記者拿起相機拍照，身邊穿著防護衣的交管人員對記者大喊「你們不要命啦，他們（旅客）這麼危險，還不快走」。

「危險」的標籤似曾相識，一個月前，身分證字號42（湖北戶籍）的民眾，被貼上最危險的標籤；而如今，這個標籤則改貼到外國旅客和歸國留學生身上。武漢封城的牆垮了，人群之間的牆卻仍屹立不搖。

從4日的舉國悼念活動，到武漢解封，種種儀式似乎象徵著這場「疫情阻擊戰」取得階段性勝利。然而，醫界至今仍未找到治療病情的方式，中國真的戰勝疫情了嗎？

作家卡繆（Albert Camus）的小說《瘟疫》描繪了一個和武漢封城高度相似的故事：突如其來遭遇疫情、官僚主義延誤防疫先機、疫情失控終至封城，最後疫情受控歡慶解封。

卡繆在小說的結尾寫到，「在生命與瘟疫的遊戲中，人能贏得的也只有體驗與回憶」。

武漢封城，是一場沒有贏家的戰役，而恐懼、猜疑、悲傷和憤怒，終將成為這一代中國人共同的記憶。（文／沈朋達，上海）

武漢封城亡羊補牢
全球代價慘痛

2019 冠狀病毒疾病疫情出現近一個月後，中共總書記習近平下達武漢市 2020 年 1 月 23 日封城的戰略性決定，目的是遏制疫情蔓延至全中國；然而，為時已晚，全球已為此付出慘痛代價。

應對武漢肺炎這類傳染病別無他法，核心是「隔離」，第一時間將「傳染源和容易感染人群分開」。中國疾控中心研究員吳尊友指出，就是針對傳染源、傳播途徑、易感染人群等三方面採取控制策略。

武漢必須封城主因：沒有第一時間遏制病毒蔓延。中國疾控中心的「新型冠狀病毒肺炎流行病學特徵分析」論文稱，2019 年 12 月 31 日之前，湖北與武漢有 104 名感染者，2020 年 1 月 1 日至 10 日增為 653 人；再至 1 月 20 日鍾南山證實「人傳人」，僅 10 天總感染數暴增到 5,417 例。

習近平曾稱，1 月 7 日主持中央政治局常委會會議時，就對新型冠狀病毒肺炎疫情防控工作提出要求。然而，1 月 5 日至 17 日，武漢與湖北分別舉行人大與政協「兩會」，習近平的防疫指示明顯被「和諧」了。

就在武漢、湖北「兩會」舉行的 13 天期間，疫情在武漢市內大爆發，社區傳染難以遏止，尋找傳染源已是不可能的任務，並且透過 1 月 10 日起的「春運」，大量往外向周邊城市與其他省市擴散；武漢市長周先旺此前透露，有 500 萬人因春節返鄉或旅遊離開武漢。

事實上，全球所有醫療體系或醫院的設計，都不是針對在短時間內處理數千名受不明原因感染的傳染病病人；以當時武漢亂象看，市內醫療體系形同崩潰，進而衍生院內群聚感染，病患得不到醫治重回社區，又造成社區傳染。

如何收拾殘局？中國疫情防控中央指導組成員、國務院副秘書長丁向陽曾透露，副總理孫春蘭 1 月 22 日抵達武漢，按照習近平的指示，要求武漢進行交通隔離，即 1 月 23 日宣布「封城」。

丁向陽指出，當時對疫情防控採「三條主線」：一是遏制住源頭截斷傳播途徑，二是讓患者得到救治，三是保障醫用物資。「兩個重點」：武漢管控好、控制住，不讓疫情蔓延；統籌做好武漢以外市州疫情防控，防止出現「第二個」武漢。

按此「封堵」思維，武漢周邊的黃岡、孝感等地級市陸續封城，進而擴及整個湖北省；湖北以外各城市在春節期間也開始執行「全封閉式」管理，整個中國頓時進入「靜止」狀態。

這如同上海華山醫院感染科主任張文宏所稱的「悶病毒」，即透過自我隔離讓感染者發病現身，再經由接觸史疫情調查框列出密切接觸者，並全數進行至少 14 天的隔離。

在疫情重災區武漢，由於醫療體系已在崩潰邊緣，第一步是從各地抽調專家組成八支醫療隊搶救重症病患，並新建火神山和雷神山醫院收治重症；第二步是採取確診、疑似、發燒和密切接觸等四類人群管理，分別用不同的救治方式與隔離措施。

鑑於疫情比原先預計嚴重，為避免部分確診、疑似病患流回社區成為「移動傳染源」；武漢市 2 月 5 日決定採傳染病醫院設計方式建立「方艙醫院」，將輕症患者從醫院轉出集中隔離觀察，讓醫院資源留給重症與新確診患者。

此後，隨著湖北省以外的其他省市自治區，新增確診數量持續下降，中國國務院 2 月 10 日起採「19 省包（湖北）16 地市」措施，用一省或兩省的醫療力量，「責任包幹」湖北地級市的疫情防控與醫療救治工作，前後總共投入 4 萬多名醫護人力，代價高昂。

習近平曾說：「武漢勝則湖北勝、湖北勝則全國勝。」從整個中國的疫情防控措施看，中共中央確實嚴守潛伏期 14 天規律，並配合民眾返城復工復產的移動節奏，適時「從嚴」調控人口流動管制措施。

以武漢封城滿一個月的 2 月 23 日為例，習近平當天出席「統籌推進新冠肺炎疫情防控和經濟社會發展工作部署」會議，強調「把武漢和湖北作為全國主戰場」。而隔天 24 日，武漢出現四小時「烏龍」解封，則顯示「地方想要放、中央還要壓」的疫情認知落差。

再隔十多天後，習近平 3 月 10 日於疫情發生後首次赴武漢考察，正當外界認為此舉是宣告「解封」有望時，他再強調「不麻痺、不厭戰、不鬆勁」，宣示要堅決打贏湖北保衛戰、武漢保衛戰。

直至3月19日，中國國家衛健委通報，湖北與武漢18日沒有新增確診病例，為疫情爆發以來首次。從3月18日起算後七天，湖北省3月24日宣布，除武漢外地區25日解封，重災區武漢則是14天後，即4月8日結束近76天的封城。

至於武漢封城效果，《科學》（*Science*）線上期刊3月31

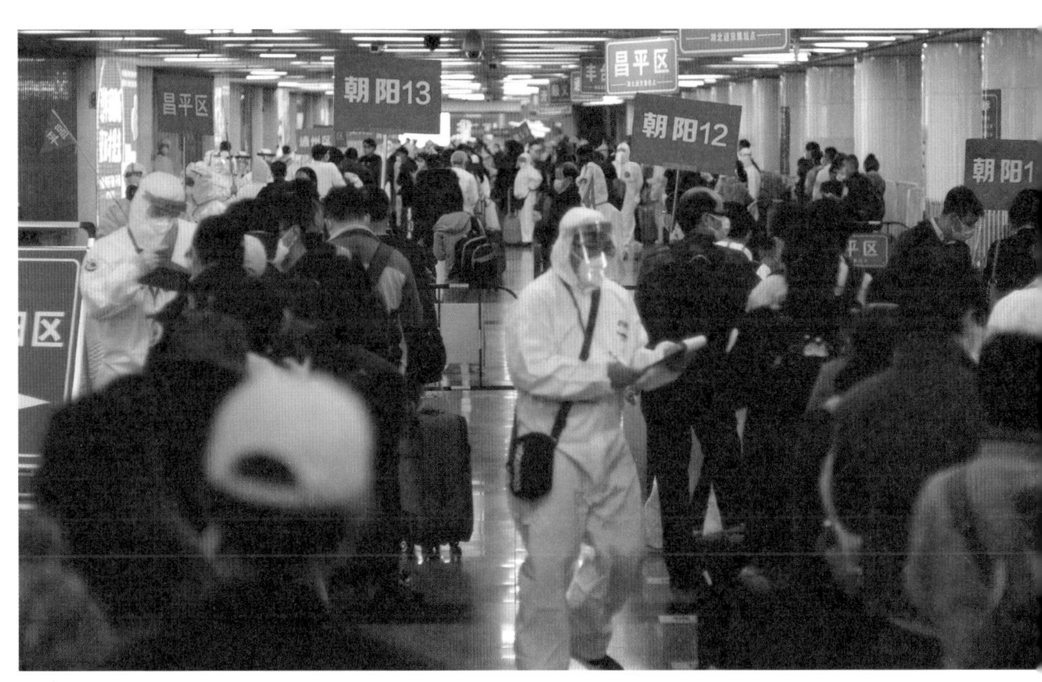

武漢解封後，北京、廣東皆宣布來自武漢的旅客仍需接受隔離。圖為抵達北京的武漢旅客等待前往被指定的地點隔離。（美聯社）

日發表中國、美國與英國研究人員的報告稱，以 2 月 19 日為截止點（1 月 1 日起算滿 50 天）做模型測算，封城讓中國其他城市的疫情爆發時間延後 2.91 天，爭取到寶貴時間來準備、展開各自防疫措施。

在感染人數部分，如果沒有封城，武漢以外城市的確診病例數至 2 月 19 日預估達 74 萬 4,000 例，而採封城措施後的實際確診病例數 2 萬 9,839 例。這意味，武漢封城讓可能的總病例數大減 96%。

武漢 4 月 8 日解封，從收拾疫情爆發的殘局看，「封城」是成功的；但由疫情預防角度看，則是徹底失敗。倘若 2019 年 12 月中旬起能有所警覺，即時篩檢隔離疑似與確診的感染者，疫情風暴早已平息，不至於蔓延全球。但湖北與武漢堅持召開「兩會」的政治代價，最終讓全世界被迫買單。（文／林克倫，北京）

習近平小康社會目標深陷疫情泥淖前景未卜

響亮的口號下，中共總書記習近平一心想帶領「富起來」的中國跑向「強起來」。然而，前有西方忌憚四起，後有疫情內外夾擊，習近平走在通往小康社會及強國路上，顯得踉蹌。

天雨路滑，習近平這個車輪陷進泥淖裡的車夫，正費力地想把自己皮鞭下的馬兒和馬車，拉出泥淖。這幅景象，就是他和當今中國在武漢肺炎疫情下的寫照。

這個泥淖，先是 2018 年爆發的美中貿易戰，讓習近平 2020 年 1 月中不得不低頭，與美國簽下第一階段協議。嘗到這苦果才幾天，便爆發了蔓延全中國乃至全球的 2019 冠狀病毒疾病疫情。

可以說，中國的經濟和社會發展，正處在內外交迫的窘境。有人說，稍有不慎，中國 40 年來的改革開放成果恐將不保。也有人直指，從疫情因隱瞞而蔓延，到經濟遭受衝擊，中共正開始被自己種下的惡果反噬，且殃及人民。

於是，中國內外不少人或明或暗，把矛頭指向了習近平。除了私下不形諸文字的抱怨，各式各樣、手筆有別、來路各異的公開信、連署書，疫情期間在網路上瘋傳。可以說，自習近平 2012 年 11 月上台以來，武漢肺炎疫情期間，是他被公開質疑最密集的時期。

這不難理解。習近平上任後大權獨攬，定於一尊，是中共繼毛澤東之後最有權勢的領導人。既然黨政軍民學、錢袋子和菜籃子都一把抓，有什麼問題，只有他能負責。

然而，這一波波的質疑，撼動得了習近平的權勢地位嗎？似乎不容易。

淡江大學兩岸關係研究中心主任張五岳認為，雖然中共黨內不少人對習近平權力過分集中、言論高度管制的作風有意見，藉由疫情的機會以各種形式散發。但一來沒有足可號令反習的人物，二來沒有串聯的能力，再加上習近平難容權勢旁落，這些批習主張只能反映異見者的主觀期待，無法反映權力場的客觀事實。

其實，光是疫情本身，不見得能讓習近平受到太廣泛的質疑。2003 年的 SARS 疫情，似乎沒人討論過當時的中共總書記胡錦濤權勢地位是否會被撼動。

但習近平不同。因為他上台後，為自己、為中共出了或加了不少作業。而這些作業，有著響亮的口號和莊嚴的承諾，整個中共和中國人民，都等著他兌現。

況且，習近平 2018 年主導修憲，廢除國家主席任期制，且至今不指定接班人。為的是讓他指定的作業，要在自己手上完成。

攤開習近平手中待完成的大小功課一看，2020 和 2021 年，是他該交出許多作業的時候了。

首先，2020 年是中國「國民經濟和社會發展第十三個五年規劃綱要」（十三五規劃）的完成之年。而這個在習近平意志下制定的「十三五規劃」，就是配合 2020 年達到「全面建成小康社會」的決勝目標，所制定的經濟規劃。

約 40 年前，中共第二代領導人鄧小平喊出「建設」小康社會，開始了「改革開放」。歷經江澤民、胡錦濤時代，2012 年 11 月中共 18 大，卸任在即的胡錦濤把「建設」改成了「建成」，隨即交棒給習近平。也就是說，習近平將成為中國步入「小康社會」的首任領導人。

然而，武漢肺炎的蔓延，讓中國在 2020 年的農曆春節，全國成了一座大空城。到了開工日，大小工廠、辦公大樓，乃至於農田裡，幾乎還是杳無人跡，十室九空，經濟活動幾乎停擺。若因此導致「十三五」達不了標，小康社會就將成為泡影。這幅景象，看在習近平眼裡，豈能不急？

要步入「小康社會」，自然不能再有赤貧的階級存在。於是，習近平訂下的另一個重大目標—— 2020 年，所有貧困地區、貧困

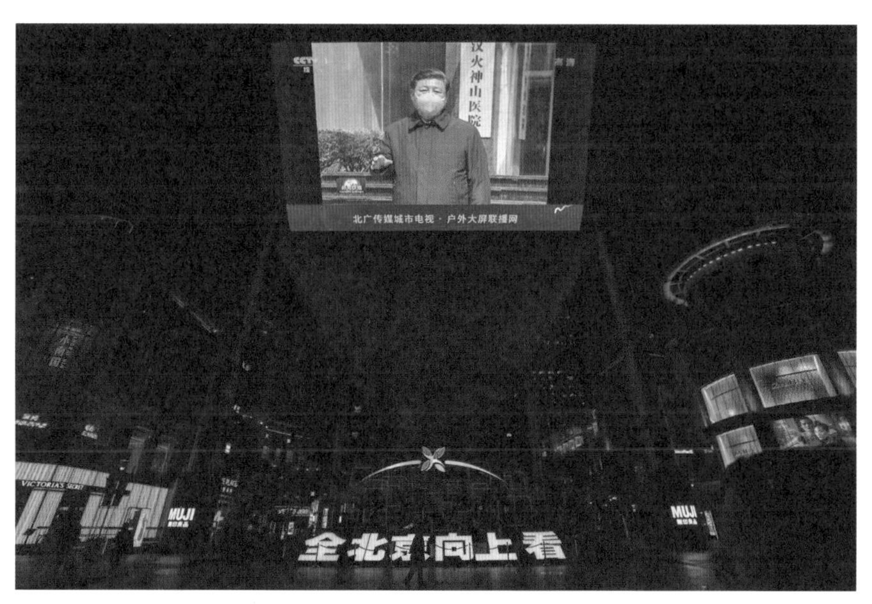

北京街頭一處電視牆上播放習近平 3 月 10 日前往武漢視察的畫面。（美聯社）

人口實現脫貧，貧困縣全部摘帽，一道邁入「全面小康社會」。

然而，習近平推動的脫貧目標，很大一部分仰仗著貧困區各自發展特色產業，賺取相對穩定的收入，而非以往的定向救濟。但疫情肆虐下，多數產業停擺，觀光客幾近絕跡，這些好不容易初見雛形的特色產業，如何還能幫助貧戶脫貧？

2021 年就是中共建黨 100 週年、也就是「兩個一百年」目標裡的第一個一百年，全面建成小康社會完成之時。由於習近平增訂了 2020 到 2050 年以此為基礎的「社會主義現代化強國」第二階段目標，可以想見，完成「小康社會」的目標，對習近平有多重要。

但疫情的干擾，可能壞了習近平的大計，即使權勢難以撼動，威望卻可能受損。於是，他在 2 月 23 日召開了一場全國 17 萬人參加的視訊會議，討論防疫和經濟發展工作部署。

這場大會，習近平首先強調的仍是黨中央「及時制定疫情防控戰略策略」，向大小官員定調、防止雜音的意圖明顯。但更重要的，是下達了「推動企業復工復產」、「穩住外貿外資基本盤」、「堅決完成脫貧攻堅任務」的指令。

從此，中國各地新增確診人數，以及疫情風險等級，節節下降。從內陸開往沿海的復工專列、專機，載著職工重返工作崗位。只不過，迎接他們的，有可能是訂單被取消後的無工可做，或是潛藏危機的新一波疫情。

這一切，都是在為「復工復產」鋪路。而復工復產則是在為

「全面建成小康社會」鋪路。

但中國退休地產商任志強對這場 17 萬人大會，卻非常不以為然。3 月初，他寫了文章，沒有署名，也沒有點名，暗諷習近平是「剝光了衣服也要堅持當皇帝的小丑」、「絲毫也不掩飾自己要堅決當皇帝的野心，和『誰不讓我當皇帝，就讓你滅亡』的決心」。

不久便傳出，任志強不但被中共北京市紀委留置，連長子及秘書也被逮捕，其他家人則受到牽連。而稍早前，發表「習近平先生，您讓位吧」公開信的中國法律學者許志永，已經在廣州被捕。

然而，任志強、許志永的遭遇，卻已經是中國的日常。而武漢醫師李文亮向親朋提醒疫情卻遭訓誡，最後染病身亡，雖曾引起中國輿論大譁，但除了訓誡他的員警及派出所副主管被處分外，仍難撼動習近平治下的一分一毫。

張五岳觀察，習近平 2020 年內受到疫情的挑戰，預料確實不小，黨內對他的不同意見仍會以不同形式傳出。但習近平無論對社會的控制力，還是個人的強勢領導風格及穩固權力基礎，都讓他的權勢難以撼動。

習近平的權勢，看來難以撼動。但世人卻正睜大眼睛，看著習近平能否拉抬中國這輛陷在疫情泥沼裡的馬車，繼續走在他指定的強國路上，讓自己不再踉蹌，也讓馬車上的 14 億人民，不再顛簸。（文／邱國強，台北）

中華職棒領先開打
英語轉播圈粉國際

中華職棒 4 月 12 日領先國際職業運動賽事，率先開打。雖然是閉門比賽，全台球迷依舊興奮不已。總統蔡英文也透過臉書，分享她與愛貓透過電視看比賽的畫面，也向球迷喊話，等疫情結束，「我們相約在球場見」。

中職開幕戰兩場球賽，桃園場樂天桃猿及富邦悍將賽事因雨延賽，台中場由統一獅隊與中信兄弟隊在洲際棒球場交手，兩隊鏖戰至延長賽 11 局，獅隊陳傑憲致勝二壘打，幫助球隊超前比分，郭阜林二壘打再添兩分保險分，幫助統一獅以四比一拿下首勝。

雖然球賽因雨順延，富邦悍將仍到場練球，總教練洪一中說，受到疫情影響，全世界有人連練球的機會都沒有，很高興中職能順利開打，身為中職的一分子感覺很幸福。現階段只能舉行閉門賽，但不管有沒有觀眾，就是要贏球，沒有什麼不同。

紐約時報報導，在疫情大流行期間，中職成為台灣人的驕傲，也是「這個島嶼抗疫成功的象徵」。

為了推廣中職到國際，轉播單位特別提供多場球賽的英語轉播，一場球賽最多可累積近 65 萬人觀看，主要來自美國。因為疫情沒球可看的美國棒球迷透過網路直播，在台灣的中華職棒找到

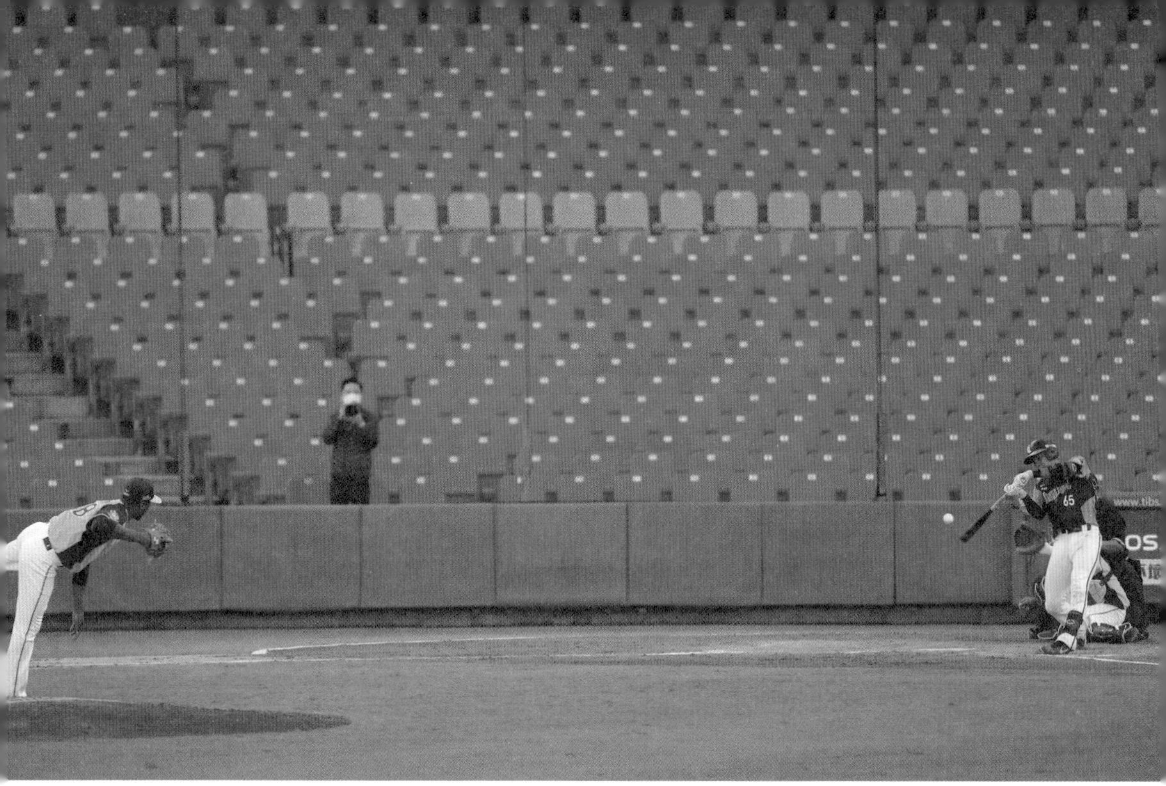

中華職棒閉門開打，4 月 12 日在洲際棒球場的中信兄弟對統一獅比賽，場邊沒有球迷。（張新偉攝）

心靈慰藉，還促成蔡總統與老牌主播歐伯曼（Keith Olbermann）40 年後校友相認。

運動頻道 ESPN 資深主播歐伯曼在推特（Twitter）向近 100 萬的粉絲介紹台灣職棒，直播閒聊與蔡總統同校的往事。蔡總統也推文標記歐伯曼：「希望你起個大早來看這場比賽，聽說你也是康乃爾大學校友，世界真是小。」

也有美國網友說：「從來不知道我會這麼想念棒球。現在我愛上 CPBL（中職）了。每天早上配咖啡。我要看看哪一隊最像白襪，深入研究一下周邊商品。」（文／林宏翰，洛杉磯；溫貴香，台北）

川普質疑世衛親中
宣布暫停金援

美國總統川普 4 月 14 日指出，世界衛生組織（WHO）宣揚中國對於武漢肺炎疫情的假訊息，導致疫情全球蔓延，各國付出慘痛代價，美國將暫停對世衛的金援，並調查世衛管理不善與隱瞞疫情傳播的責任。

川普先前預告將對世衛不當處理武漢肺炎進行處置，4 月 14 日在白宮玫瑰園防疫記者會表示，宣布暫停提供資金給世衛。

美國每年捐助世衛 4 至 5 億美元，是世衛最大資金捐助國。中國提供世衛 4,000 萬美元資金，僅約美國的 1/10。

川普表示，作為世衛的主要資助國，美國有義務問責。世衛最危險也是代價最高的災難性決定，是反對各國對中國實施旅遊禁令。當美國做出這項旅遊禁令決定時，遭到世衛反對，世衛明顯是將政治正確置於挽救人命之上。

對川普的決定，聯合國秘書長古特瑞斯表示，現在「不是減少對世衛援助的時候」。世衛秘書長譚德塞（Tedros Adhanom Ghebreyesus）在推特（Twitter）發文說：「沒有時間可以浪費了。世衛只有一個焦點，就是努力為所有人服務，以拯救人命，並遏止 2019 冠狀病毒疾病疫情大流行。」

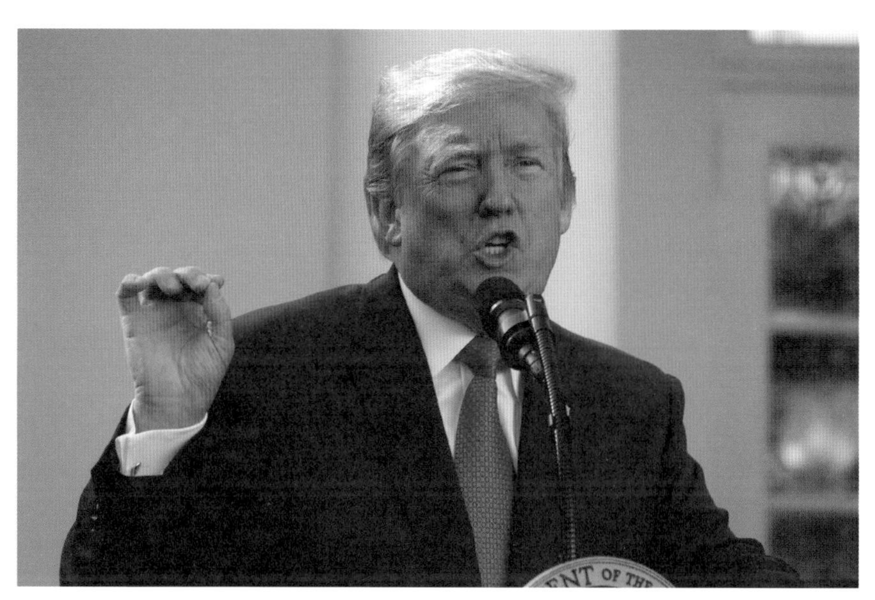

美國總統川普 4 月 14 日宣布將暫停對世衛的金援。（中央社資料照，鄭崇生華盛頓攝）

然而對世衛有意見的不只川普。早在 3 月底，日本副首相麻生太郎就在國會表示，譚德塞如果一開始就說疫情很嚴重的話，世界各國就能更早做好應對措施。網路上要求譚德塞辭職的人有 30 萬人或 50 萬人，幾乎都是不滿譚德塞失職。甚至還有人說 WHO 應改稱為 CHO（中國衛生組織）。

德國媒體《週日世界報》（*Welt am Sonntag*）4 月 12 日也以「這樣的世衛對我們有害」為題發表社論說，世衛代表艾沃德（Bruce Aylward）受訪時一被問到台灣即掛電話，卻肯定中國處理武漢肺炎疫情，好讓中國官媒開心。

《週日世界報》批評，中國不但不在乎向世衛通報的義務，反而竭盡手段掩飾疫情，讓全球衛生體系晚了好幾個星期才對付這個病毒。世衛不僅未因此批評中國，連暗示性的批評也沒有，譚德塞甚至推崇中國政府領導有方和透明，很長一段時間建議各國不要採取對中國經濟有害的貿易和旅遊限制措施。

文中指出，世衛出自「一中政策」剝奪台灣的觀察員資格，排擠台灣，更證明了中國對世衛的影響力。「為何一個以提升全人類健康為宗旨的組織，會成為中共的傳聲筒？主因是譚德塞和他對中國的友好。」（文／江今葉，華盛頓；林育立，柏林）

蔡總統專文登時代雜誌 國際女力抗疫大爆發

總統蔡英文接受《時代雜誌》（*TIME*）邀請撰寫專文，向國際社會強調，台灣防疫成功最大的原因在於台灣人民願意團結在一起，攜手合作共度難關。此外，英國《衛報》列舉全球抗疫有成、表現亮眼的女性領導人，將蔡總統與德國總理梅克爾（Angela Merkel）、紐西蘭總理阿爾登（Jacinda Ardern）等人並列。

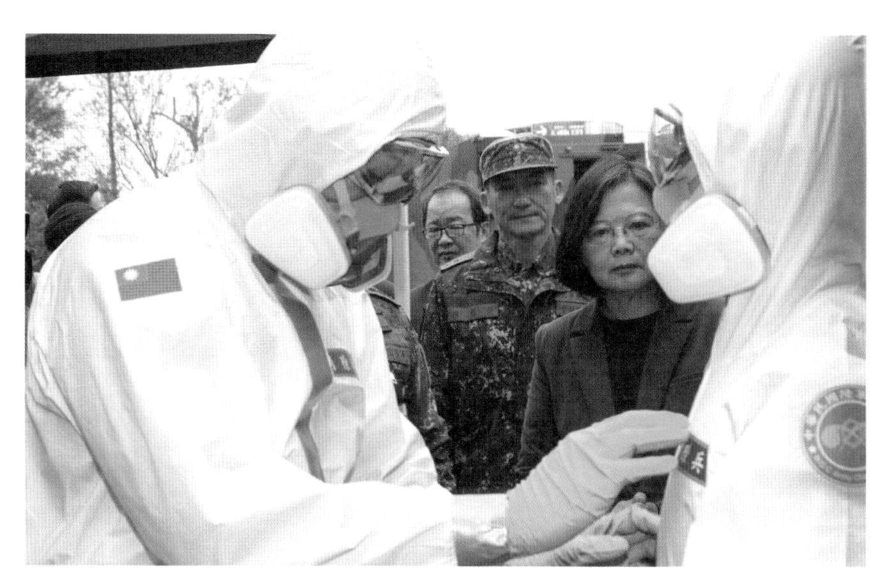

英國《衛報》列舉全球抗疫有成、表現亮眼的女性領導人，將總統蔡英文與紐西蘭總理阿爾登、德國總理梅克爾等人並列。圖為蔡總統（後右）2 月 27 日前往桃園，視導陸軍第 6 軍團 33 化學兵群防疫整備情形。（王騰毅攝）

《時代雜誌》於 4 月中推出「尋找希望：時代百大影響力人物社群領航我們的新實境」邀請包括蔡總統、達賴喇嘛、戈巴契夫、安潔莉納裘莉等在內，曾獲選百大影響人物的名人撰寫文章，為疫情提供建言。

蔡總統接受邀請撰寫專文，標題為〈台灣總統：我的國家如何預防 COVID-19 大爆發〉，向國際社會分享台灣面對武漢肺炎的成功防疫經驗。

蔡總統在專文中強調，台灣防疫成功最大的原因在於台灣人民願意團結在一起，攜手合作共度難關。

總統認為，這次的武漢肺炎疫情是一場全球性的人道災難，亟需所有國家擱置歧見通力合作。總統表達台灣願意協助國際社會的決心，並呼籲全世界團結在一起，遏止疫情持續惡化。

總統也再次為台灣所面對的困境向國際發聲。她指出，「儘管台灣遭受不公平待遇，被排除在世界衛生組織和聯合國之外，但我們仍然願意並發揮我國在製造、醫藥與科技的強項，與全世界攜手合作」。

《衛報》25 日在〈女性領導人對抗冠狀病毒疫情是否更為成功？〉一文中，分析蔡總統與德國總理梅克爾、紐西蘭總理阿爾登、芬蘭總理馬林（Sanna Marin）、丹麥總理佛瑞德里克森（Mette Frederiksen）、挪威總理瑟爾貝克（Erna Solberg）等女性領導人在 2019 冠狀病毒疾病疫情期間的表現。

文中指出，雖然許多男性領導人在這次疫情中也表現良好，卻很少有女性領導人做得不好。

文中指出，蔡總統應變迅速，1 月初就啟動中央流行疫情指揮中心，並實施旅遊禁令與隔離措施，同時也對公共衛生著手，包括對公共場所與建築物進行消毒。

文中表示，台灣在短短數週內推行多達 124 項防疫相關政策，讓台灣無需走到全面封城的地步。目前台灣僅六人死亡，還有能力向美國、歐洲等疫情較嚴重的國家捐贈千萬個口罩。「蔡的溫暖、權威替她贏得喝采，甚至來自於政治對手。」（文／尹俊傑，紐約；戴雅真，倫敦）

敦睦艦隊爆最大群聚感染感染源不明

中央流行疫情指揮中心指揮官陳時中4月18日宣布，新增三例武漢肺炎確診，三人在海軍敦睦遠航支隊實習、住同寢室。時隔一天，19日磐石艦已驗出24人染疫，是台灣最大武漢肺炎群聚案。指揮中心專家張上淳說，研判軍艦疫情已不只一波。

磐石艦共337人於3月12日至15日停靠帛琉，離開帛琉後於公海航行近30天，4月9日停靠左營軍港後隔離六天，15日下船。敦睦艦隊三艘軍艦，官兵及學生合計700多人，18日下午入住七個集中檢疫所隔離採檢。

國防部軍政副部長張哲平在中央流行疫情指揮中心記者會表示，因應這次疫情，都派隨艦醫官每天定時回報官兵健康狀況，傳來報告都是正常；對於無法掌握真實狀況，國防部深感遺憾。

指揮官陳時中說，確診個案都是比較年輕，18日到檢疫所時「看起來都是活跳跳」，但檢疫出來還是有一些狀況（出現陽性）。評估在社區造成進一步影響的風險不是那麼高，但不能說沒有，因為人數很多，必須快速做相關疫情調查，希望把第二條線守下來。

張上淳表示，磐石艦疫情研判已經不只一波，是否已經出現好幾波疫情還有待釐清，且最先公布的三名確診者未必是感染源，

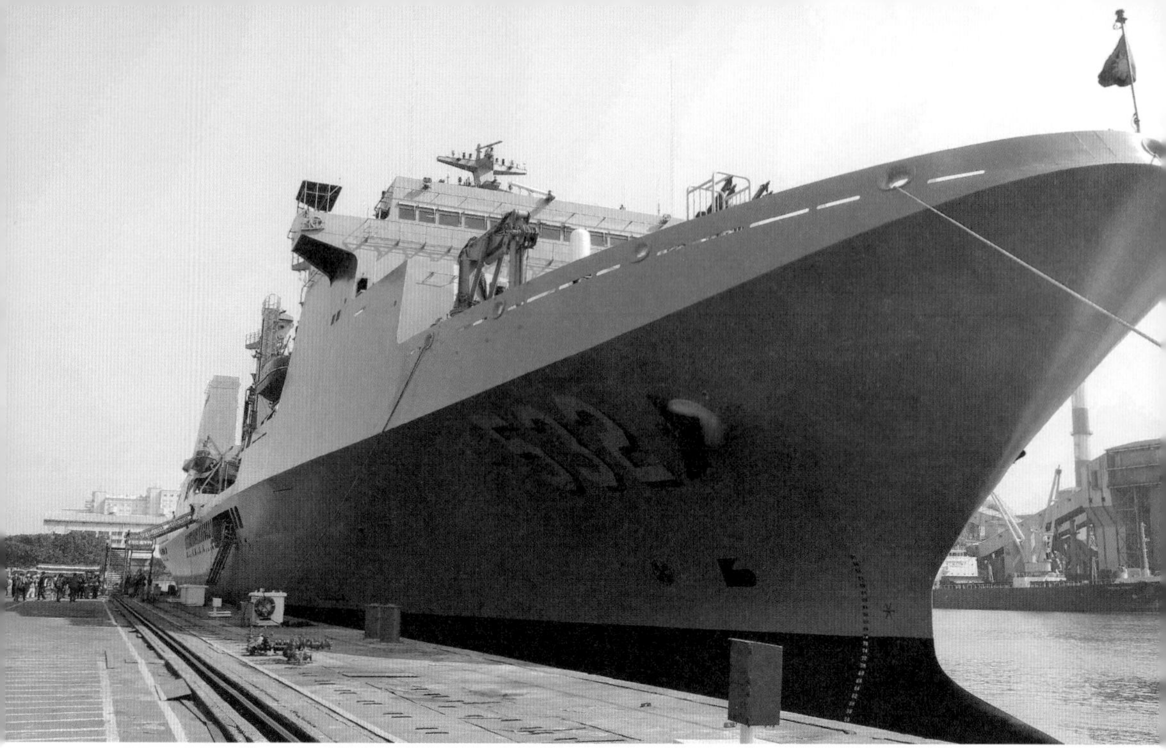

海軍敦睦艦隊磐石艦（圖）有 36 人確診，是台灣最大群聚感染案。（中央社資料照）

看起來也可能是不同波的感染，也不排除艦上早有人染疫且已痊癒，抽血驗抗體有助釐清。

經過艦上與陸上集中隔離檢疫、反覆檢驗抗體，指揮中心 5 月釐清個案全都集中在磐石艦上，專家研判病毒來自台灣，且艦上已出現四波感染。除 36 名病毒核酸檢驗陽性的確定病例，還有八名血清抗體陽性的極可能病例，耗時一個多月調查後，確定查無感染源，宣布結案。

國防部 6 月 12 日公布調查結果，海軍司令劉志斌上將，以及遭調離現職的原艦隊指揮部參謀長、艦隊支隊長陳道輝少將與艦指部指揮官高嘉濱中將均遭記過二次處分。

為防磐石艦群聚事件重演，國防部已採購 17 套小型 PCR 檢測儀，優先部署在執行長期偵巡任務的船艦、外離島，以及六所作戰區醫院，實施早期採檢及初步診斷，以利及時通報應處。（文／陳韻聿、陳偉婷、余曉涵，台北）

抗疫百日
陳時中最擔心政治口水淹沒專業

中央疫情指揮中心開設於 4 月 28 日滿 100 天，指揮官陳時中接受中央社專訪指出，對抗傳染病，生理和心理戰都重要，最怕民眾恐慌，尤其疫情平穩時，也擔憂突發事件讓政治口水有機可乘，反成防疫破口。

自 2020 年 1 月 20 日嚴重特殊傳染性肺炎（武漢肺炎）中央流行疫情指揮中心三級開設，隔天台灣出現第一例病例從境外移入，疫情影響台灣已超過 100 天，台灣至今累計 400 多例確診案例，六例死亡，相對全球已近 300 萬人確診，台灣的疫情控制堪稱平穩。

指揮中心每天例行記者會，將資訊清楚透明呈現，也贏得各界掌聲，《美國醫學會雜誌》（*JAMA*）也曾刊登文章指出，指揮中心每天向民眾簡報，有助安定民心。

被網友暱稱為「阿中部長」的指揮官陳時中接受中央社記者專訪時表示，與傳染病的戰爭是生理戰，也是心理戰。生理戰可以靠很多防疫手段、整備醫療量能來成就；心理戰則是要讓民眾安心，不能恐慌。

陳時中屢屢在記者會提醒國人要有同理心、不要獵巫，強調感染者沒有錯、接觸者無罪，而這些言論都是為了在緊縮的防疫手段裡營造柔軟的空間，讓大家心安。

現在疫情相對平穩，儘管有敦睦艦隊群聚感染事件掀起波瀾，也還可防可控。陳時中說，疫情緊繃時，專業主導一切沒有問題，以台灣各項防疫量能，事情可以處理得很好。

可是陳時中說，當疫情緩和，若遇到突發事件，「這個時候，政治口水會淹沒專業」，對立可能對社會造成破壞，也對防禦體系跟心理形成破口，防線就像骨牌一樣，一推就散，但台灣還沒有這種情況。

從疫情風聲鶴唳之始，指揮中心一路超前整備，為防止國際疫情進到本土，嚴格執行登機檢疫、入境設限；本來是隨處可買的口罩也變防疫物資，得要排隊才能買到；民眾滯留武漢，第一架包機任務成功但過程驚濤駭浪；到歐美疫情擴散，也讓台灣境外移入病例暴增。好不容易境外疫情暫緩口氣，敦睦艦隊群聚案又緊追在後。

陳時中表示，他在指揮中心的角色是「聽專家的話」，再轉化成民眾聽得懂的語言，擬定可行有效的防疫手段。他長期在民間協助政策推動，溝通協調易如反掌，更被友人稱為「有應公」（有求有應）。

在疫情如火如荼之際，陳時中說，他願意協調，也願意下決定，儘管有些決策很困難，也必須短短一、兩個小時給出答案。

例如說，進入 3 月時，歐洲疫情擴散速度超乎想像，儘管早有心理準備，也沒料到病例數會像天梯一樣爬升，封關決策下得急切，常常提前一個小時才知道要封哪裡，使得機場檢疫雞飛狗跳。

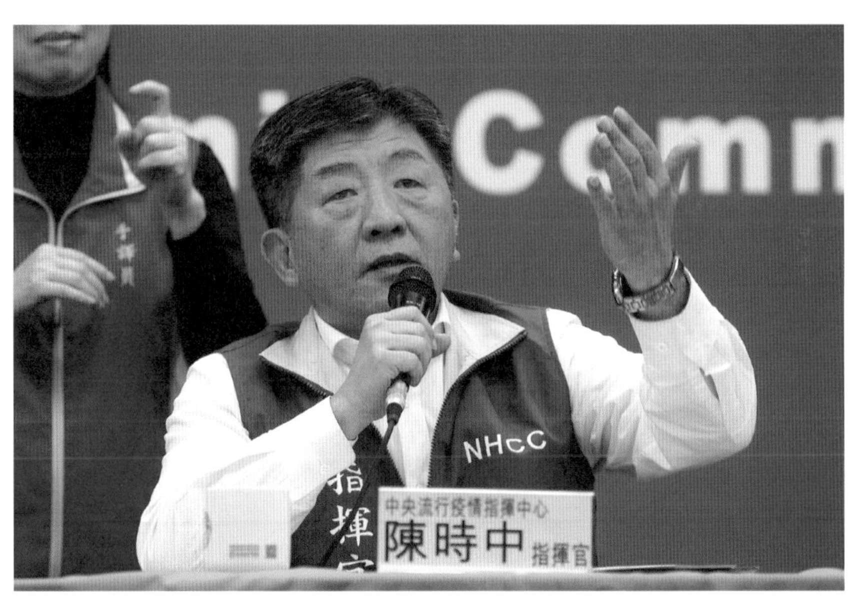

中央流行疫情指揮中心指揮官陳時中。（謝佳璋攝）

「但現在回想起來，我們都做對了」，陳時中說，如果決策晚了幾天，台灣疫情走向可能就完全不同。他一貫以「比較級」做事，追求「做得比較好」而不是絕對好，保留隨疫情發展一路因應隨時檢討補洞的彈性。

副指揮官陳宗彥則提到，第一架返台的武漢專機讓他印象最深。當時突然接到通知東方航空要起飛，乘客名單一直到關了艙門才給，且名單很亂，不是沒有護照號碼就是號碼不齊，必須緊急比對所有資料才能勉強湊出名單。

陳宗彥說，那個晚上考驗指揮中心應變能力，任務不能有任何疏漏，也希望每一個人都能回來，壓力隨時都在。這也是為什麼當專機有台商確診，陳時中一時難忍情緒流下眼淚。

指揮中心發言人莊人祥每天晚上必須向陳時中報告病例數及疫情監測狀況，兩人才能各自回家。莊人祥說，最不安的階段是疫情初期，防疫系統還在建置磨合，他一人身兼疾病監測、邊境檢疫和社區防治三項任務，還要擔任發言人，每天忙得昏天暗地，「那時候，我總恨不得每天有 48 小時」。

在民間耕耘多年，陳時中說，如今確有一夕成名的感覺，但如履薄冰。名聲都是虛的，只有防疫成果才是真實。他不會把一時的成績視為一個人就能辦到或期待留名，要把理想放高，希望留下能影響社會的精神。（文／陳偉婷，台北）

120 天沒有休假
指揮中心鐵人團隊紅到國外

台灣對抗武漢肺炎逾 100 天，破紀錄天天舉行的疫情記者會，成為民眾的「必追劇」，指揮中心的直播記者會，動輒超過 10 萬人同時上線。觀看記者會掌握疫情，已經是台灣人的日常。

記者會的高收視率，讓中央流行疫情指揮中心團隊成員成為家喻戶曉的人物。除了指揮官陳時中，疾管署長周志浩、疾管署副署長莊人祥被網友封為「疾管署浩角祥起」；莊人祥的暱稱是「祥祥」，台大副校長張上淳被稱為「淳淳」，在直播留言中備受網友關注。

外界都知道，指揮中心自 2 月 10 日起連續開設超過 100 天，但如果精確計算，指揮中心團隊從 2019 年 12 月 31 日後，已經高達 120 天沒有休假，鐵人團隊在防疫第一線不眠不休，為防疫交出亮眼成績。

團隊當中，人氣最旺的當屬指揮官陳時中，這位民調支持度近九成的部長備受民眾喜愛。但一開始，他實在沒想到自己會成為電視與網路名人，還紅到國外。

陳時中曾說自己「天生臉臭」，近年來各部會臉書粉絲專頁吹起親民風，不少部長級人物上網直播，與民眾互動。衛福部長陳時中 2019 年 2 月勉強跟上風潮，獻出網路影片處女作，但全程面無表情，他只好自嘲「面惡心善」。

沒想到短短一年之後，他已經成為許多台灣民眾的偶像。他在每日記者會上談到同理心，籲請民眾不要獵巫等發言，屢次被做成網路金句廣為流傳。

他主持的中央流行疫情指揮中心就算是宣布強硬措施，對違反防疫規定的民眾祭出重罰，民眾也多能配合與支持。

前一陣子，他有天在忙完公務之後，突然想吃速食店的蛋捲冰淇淋。幕僚下車去買，陳時中在路旁休息，結果被搶著跟他合照的民眾包圍，嚇得幕僚此後再也不敢放他單獨下車。

群眾魅力的養成並非一蹴可幾。陳時中從政時間僅約七年，但長期在民間單位協助政策推動，已累積數十年豐富經驗，練就一身溝通協調的能力。事實上，長照 2.0 政策，就有陳時中檯面下穿針引線的身影。

陳時中說，2017 年 2 月接任衛福部長後，建立長照 2.0 制度，自認人生成績單可記上一筆。他原本想過年要好好休息，沒想到疫情爆發，從春節前一路忙到現在。

陳時中接受中央社記者專訪時說，他對自己的期許是成為一個對社會有用的人。為了成為「有用的人」，他往往很嚴厲。而 66 歲的陳時中，已經開始想當個慈悲老人，用慈悲、同理心去認同對方。

談到指揮中心核心人物已連續 120 天都沒有休假，陳時中說，知道同仁都很累，但「國家需要我們，我們義無反顧。」而且「人生難得有機會可以做一件對國家有用的事情」。

在網友聲量排名第二名的是莊人祥。他說，對爆紅「不可置信」，但開心一下就過了。他推估原因，可能是他拙於言辭，才會被封為「句點王」，成為記者會特色。

莊人祥專長是醫療大數據分析，他在美國哥倫比亞大學的博

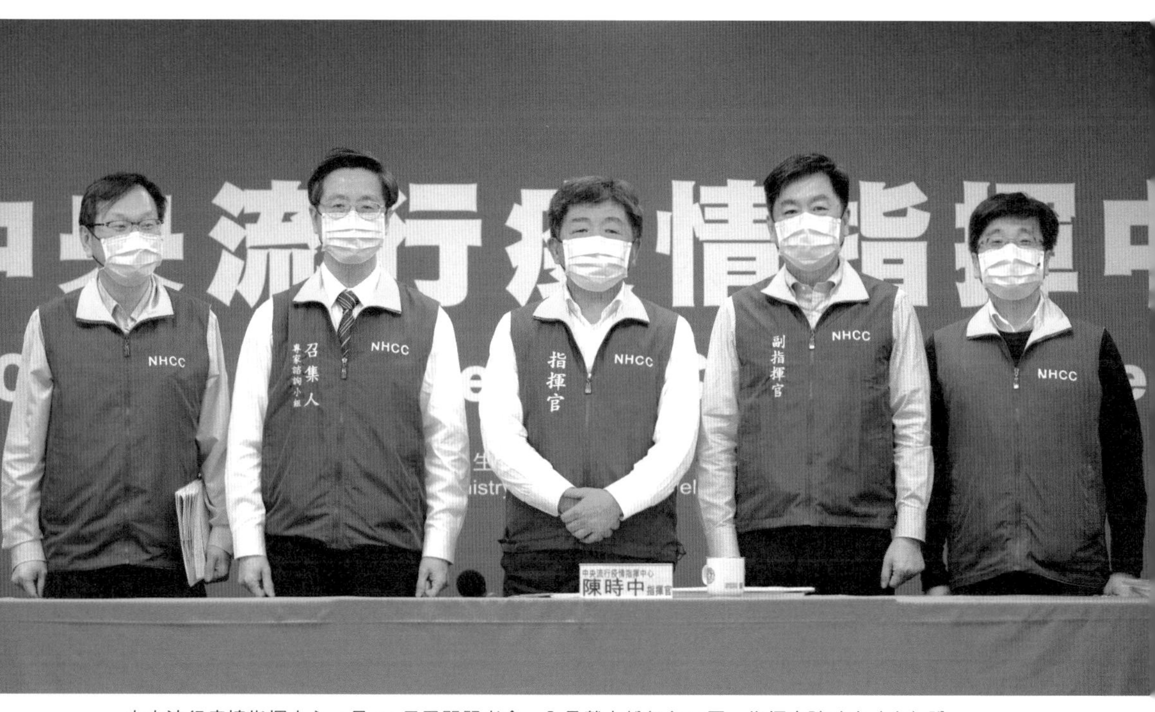

中央流行疫情指揮中心 4 月 13 日召開記者會，全員戴上粉紅色口罩。指揮官陳時中（中）說，有民眾反映認為小男童戴粉紅口罩會被議論，但口罩任何顏色都可以戴，粉紅色也不錯。左起為疫情指揮中心發言人莊人祥、專家小組召集人張上淳、指揮官陳時中、副指揮官陳宗彥、疫情監測組組長周志浩。（中央流行疫情指揮中心提供）

士學位，就是利用大數據做公共衛生監測，從健保就醫資料庫中，爬梳疫病的蛛絲馬跡、研判未來趨勢是他的絕活，被疾管署同仁戲稱為「情報頭子」。

這次武漢肺炎疫情中，每每涉及核酸檢驗「三採陰」，或「復陽」是什麼意思、快篩是怎麼進行的、抗體陽性是否代表沒事了之類的專業問題時，就需要「張教授」來上課說清楚，「張教授」是網友對張上淳的另一個暱稱。

疫情中心專家召集人張上淳，是自 2003 年 SARS 疫情以來無「疫」不與的防疫老將，曾任衛生署副署長，兼具感控醫療與公衛政策的專業背景。在這次疫情中，卻因為一個兒子被質疑享特權出國度假、另一個兒子在臉書情緒性發文，令他一度萌生退意，但後來在防疫團隊支持下，重新歸隊。

周志浩在 SARS 期間，曾任台北縣政府衛生局長，當時跟著前縣長、現任行政院長蘇貞昌抗煞，成立 SARS 專責醫院，勞碌過度的他曾睡在辦公室，沒想到 17 年後，他當上疾管署長，再度遇上老長官蘇貞昌，兩人又一同並肩對抗武漢肺炎。（文／陳偉婷，台北）

抗疫百日三關鍵 陳其邁自豪台灣民主防疫

中央流行疫情指揮中心成立 100 天，主導防疫政策的行政院副院長陳其邁說，疫情發展以來，有三個關鍵點他印象深刻，一是首例確診催生健保卡查旅遊史、二是用大數據找出感染源、三是確立分流制度防院內感染。

因應武漢肺炎疫情，指揮中心在前線作戰，公衛出身的陳其邁是防疫國家隊的重要樞紐，提供政策後援。

陳其邁接受中央社訪問時表示，台灣到目前為止，有效控制疫情，可說是成功的民主防疫典範，重要因素之一，就是指揮中心每天開記者會，向外界報告疫情狀況。

陳其邁表示，這是指揮中心還沒有三級開設時就已決定的方針，「公開透明」才能讓民眾信賴政府，願意配合防疫措施，「好消息、壞消息都要講」，這是民主防疫的先決條件，疫情中心的每日記者會，會繼續做下去。

衛福部長陳時中擔任指揮官，迄今都沒有休假，外界擔心會不會撐不住，和陳時中同樣是醫師出身的陳其邁則說，「你跟醫師說要注意身體健康，他還是認為顧大家身體健康比較重要」，如果陳時中哪一天沒出來開記者會，外界可能更擔心陳時中是不是倒下了，反而更令人不安。

陳其邁說，疫情中心成立 100 天，但他對這個日子沒有特別的感受，因為從 2019 年 12 月 31 日中國通報 WHO 有不明肺炎疫情，他當天召開跨部會會議啟動防疫開始，每一天都在防疫，至今早已超過 100 天。

抗疫以來，陳其邁回憶有三個緊繃的疫情時間點最令他印象深刻，也成為防疫措施的關鍵轉折點。

他說，第一個就是首例確診病例，武漢返台的女台商。因為是台灣第一例武漢肺炎病例，且是從境外移入，旅遊史成為重要的篩檢指標，因此催生醫院可從健保卡查詢民眾旅遊史的功能。

陳其邁回憶，當時情況非常緊繃，這名女台商 1 月 21 日確診，他在大年初一（1 月 25 日）打電話給健保署長李伯璋討論健保卡查詢旅遊史功能，1 月 26 日加班處理、1 月 27 日正式上線，24 小時內就完成。

陳其邁說，第二則是案 19，首例死亡的白牌車司機，一開始找不到感染源，一度令社會恐慌，擔憂是否會爆發社區傳染。後來透過大數據調查，從司機的通聯紀錄比對出入境旅客資料，鎖定三名有中港澳旅遊史的旅客，最終找到感染源的浙江台商，也是首度利用大數據找出感染源。

他表示，第三則是案 24 的阿嬤，因為住院一段時間才被確診，曾在感染科、胸腔科就診，再住到加護病房，擔心會爆發院內感染。案 24 確診隔天，他就請衛福部把院內感染狀況再調查一次，

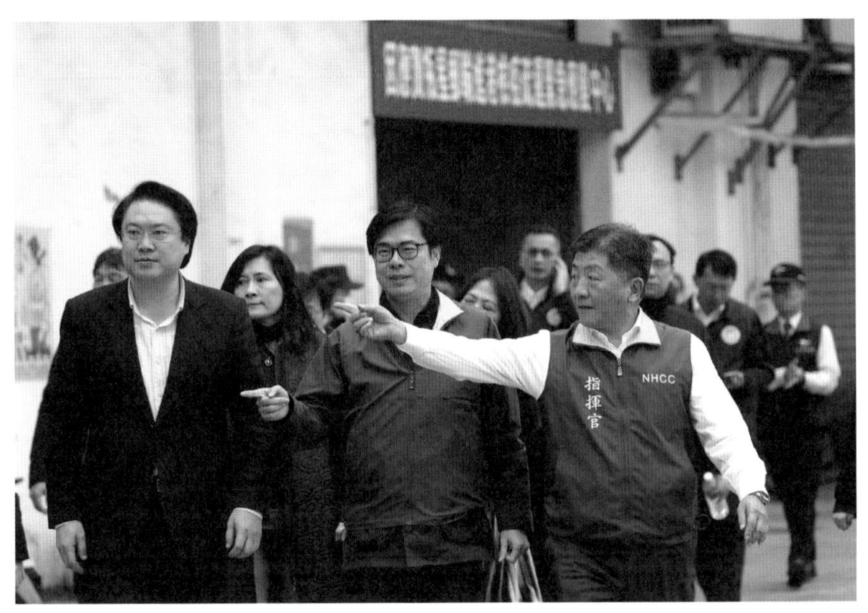

載有 1,709 名台灣籍旅客的麗星郵輪「寶瓶星號」2 月 8 日抵達基隆港，衛福部長陳時中（前右）現場坐鎮指揮，行政院副院長陳其邁（前中）、基隆市長林右昌（前左）到場關心檢疫作業進行狀況。（王騰毅攝）

所有個案分艙分流，就是從這名個案開始。

陳其邁說，這次首次利用大數據防疫，是公共流行病學史上的頭一遭。例如鑽石公主號時，透過手機與基地台連線的紀錄，找出可能與下船遊客待在同個場所一段時間的人，並發送簡訊通知，提醒進行自主健康管理。

但不是簡訊發完就結束，事後還追蹤收到簡訊者的健康狀況，例如是否就醫，若就醫是否有呼吸道、肺炎相關症狀，若有，就會進行採檢。這套方法後續也應用在清明連假人潮聚集的觀光景點與國軍磐石艦群聚感染事件上。

他說，每天要做很多決策，會影響很多人，也因此都睡不好，躺在床上還在想東想西，像是防疫初期缺口罩時想到口罩產量，到近期想到開發防疫 APP 等事務，想著想著就睡不著，這段日子

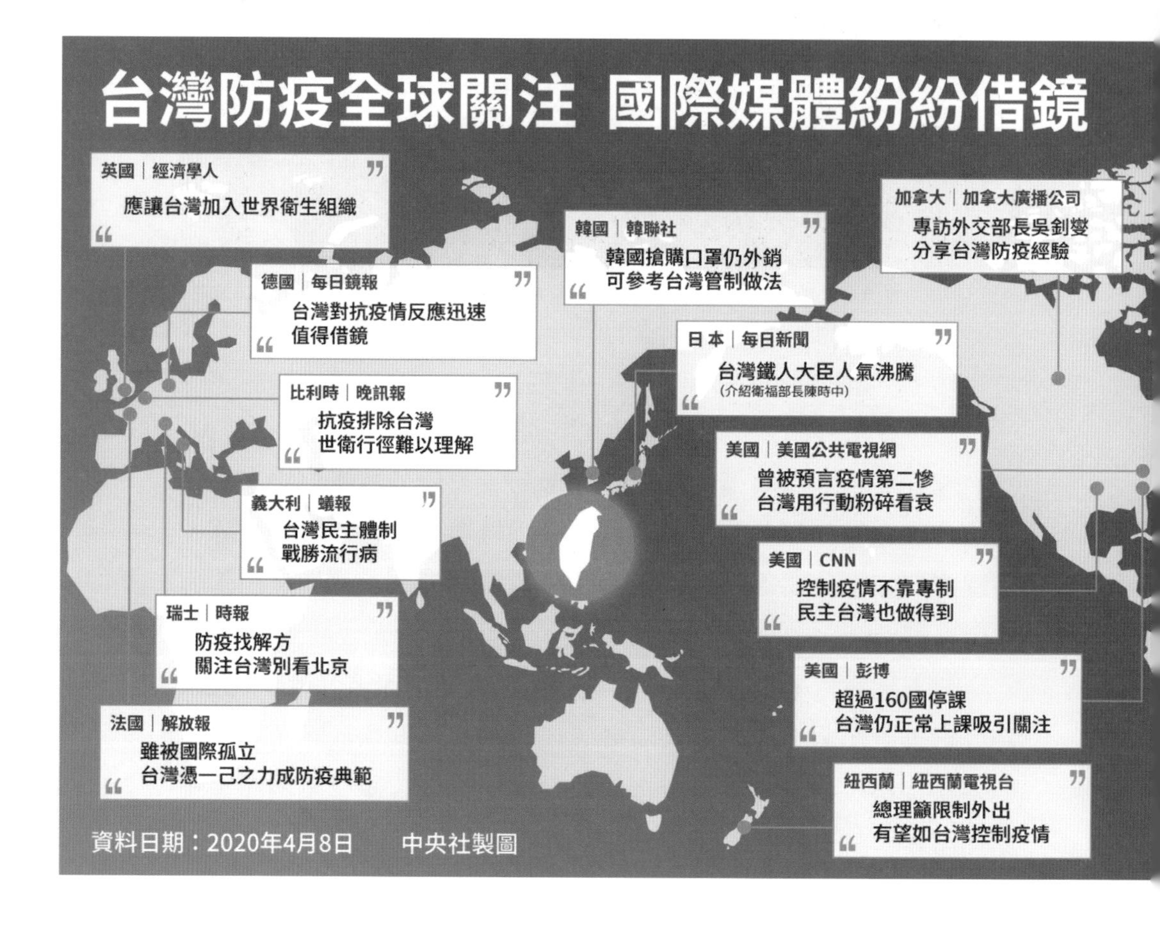
台灣防疫全球關注 國際媒體紛紛借鏡
英國｜經濟學人
應讓台灣加入世界衛生組織
德國｜每日鏡報
台灣對抗疫情反應迅速
值得借鏡
比利時｜晚訊報
抗疫排除台灣
世衛行徑難以理解
義大利｜蠟報
台灣民主體制
戰勝流行病
瑞士｜時報
防疫找解方
關注台灣別看北京
法國｜解放報
雖被國際孤立
台灣憑一己之力成防疫典範
韓國｜韓聯社
韓國搶購口罩仍外銷
可參考台灣管制做法
日本｜每日新聞
台灣鐵人大臣人氣沸騰
(介紹衛福部長陳時中)
加拿大｜加拿大廣播公司
專訪外交部長吳釗燮
分享台灣防疫經驗
美國｜美國公共電視網
曾被預言疫情第二慘
台灣用行動粉碎看衰
美國｜CNN
控制疫情不靠專制
民主台灣也做得到
美國｜彭博
超過160國停課
台灣仍正常上課吸引關注
紐西蘭｜紐西蘭電視台
總理籲限制外出
有望如台灣控制疫情
資料日期：2020年4月8日
中央社製圖

以來，幾乎沒有一天連續睡五小時以上。

不過，陳其邁也透露，他放鬆的小祕訣是每天看口罩生產數字，上週曾有一天單日產量超過 1,800 萬片，穩定的口罩產量讓他覺得「很療癒」，因為做到超前部署，當各國在擔憂物資時，台灣的口罩、防護衣、藥物等，很早就準備好了。（文／顧荃，台北）

紐西蘭抗疫有成
率先解禁 40 萬人復工

紐西蘭 4 月 28 日解除長達一個月的封城措施，民眾開始排隊外帶漢堡、薯條與咖啡，總理阿爾登（Jacinda Ardern）因為防疫有成而廣獲國際媒體肯定。

路透社報導，位於南半球的紐西蘭僅通報 1,122 例，19 例死亡病例。阿爾登將警戒級別從最高第四級調降一級，放寬強制店家歇業數週的一些嚴苛防疫限制，紐西蘭約有 40 萬人復工。

紐西蘭國會議員畢紹普（Christopher Bishop）在推特上傳外帶咖啡杯的照片，發布推文說：「真的很難形容這杯咖啡有多麼美味。」

紐西蘭解封後，民眾開始出外購買速食，奧克蘭與威靈頓的

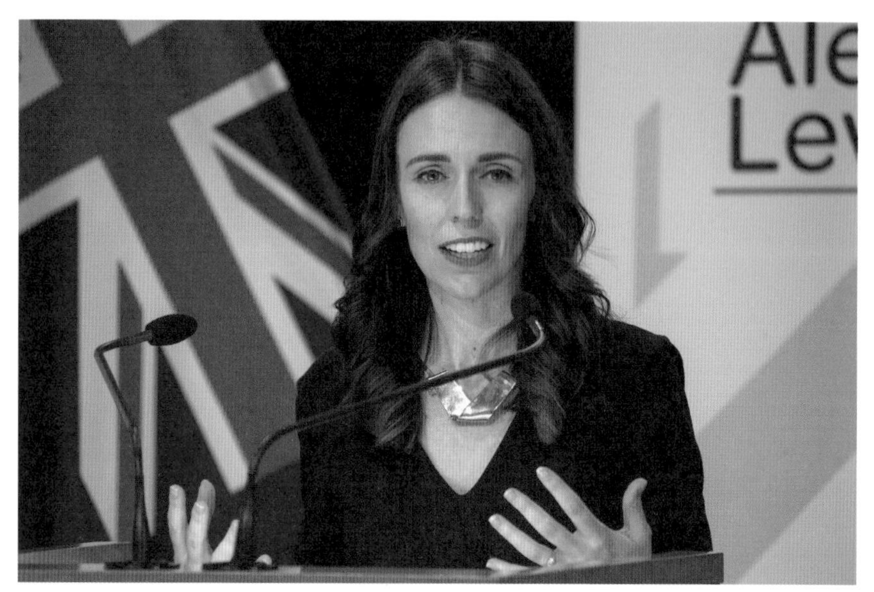

紐西蘭總理阿爾登因防疫有成，廣獲國際媒體肯定。（美聯社）

麥當勞分店凌晨起出現排隊車潮。

《紐西蘭先驅報》（*New Zealand Herald*）報導，凌晨 4 時就開車到麥當勞奧克蘭分店的培瑞斯（Tai Perez）說：「我們買了四盎司牛肉堡、大麥克、飲料……我還有兩個吉事漢堡還沒吃，但我吃不下了。」

阿爾登 3 月 26 日宣布鎖國，對紐西蘭近 500 萬人口實施全球最嚴苛的封城措施之一。

阿爾登說，那些封鎖措施奏效了。紐西蘭僅通報 1,122 例 2019 冠狀病毒疾病確診病例，包括 19 例死亡病例，在全球的病故案例中相對較低。

阿爾登告訴紐西蘭廣播電台（Radio New Zealand）：「我們可以有信心地說，紐西蘭沒有社區傳播，目前的策略是維持現狀。」

儘管調降警戒級別，紐西蘭數項社交距離措施仍持續實施，商場、酒吧、理髮廳與其他公共購物區域仍須關閉至少再兩週。

荷蘭全國性大報《大眾日報》（*Algemeen Dagblad*）4 月 27 日也以「女性領導人防疫表現更好：巧合嗎」為標題介紹德國、紐西蘭和台灣在因應武漢肺炎表現出色。

大眾日報指出，阿爾登除了推動積極防疫，另與內閣部長等減少五分之一薪水，顯示她和飽受經濟之苦的同胞站在一起，也明快決策允許某些企業可重新營業，但將繼續維持社交距離。她說：「國家重啟經濟，但不是社交生活。」（文／張曉雯，台北；唐佩君，布魯塞爾）

美國確診破百萬
3000 萬人申請失業給付

美國約翰霍普金斯大學（Johns Hopkins University）4 月 28 日統計顯示，全美 2019 冠狀病毒疾病確診總數突破 100 萬例大關，累計 100 萬 2,498 人染疫，逾 5 萬 7,000 人死亡，這兩項數字目前皆是全球之冠。

疫情衝擊下，許多美國食品加工廠被迫暫時關閉，出現食物供應短缺現象。美國總統川普表示，預計將簽署行政命令，以解決食品供應鏈的「義務問題」（liability problems）。

《國會山莊報》（*The Hill*）引述高階官員的話指出，川普計畫動用《國防生產法》（*Defense Production Act*），指定肉品加工廠為關鍵基礎設施，以確保在疫情蔓延期間工廠仍能維持開放，肉品加工生產不致中斷。

不僅食品供應可能出現狀況，美國經濟也幾近停擺，六週內已有 3,030 萬人申請失業給付，3 月消費支出銳減 7.5%，創史上最慘紀錄。

美國勞工部 4 月 30 日公布，截至 25 日當週，全美 383 萬 9,000 人初次申請失業給付；前一週數值上修為 444 萬 2,000 人。經濟因防疫大規模停擺，業者紛紛解雇或放員工無薪假，六週內失業給付申請達 3,030 萬 7,000 件。

部分經濟學家認為這只是冰山一角，失業情況可能比政府數據呈現嚴重許多。華府智庫經濟政策研究所（EPI）研究發現，過去四週，有資格申請卻遭遇阻礙、或覺得太麻煩而放棄申請的人數，可能比失業給付申請數據高 50% 左右。

根據美國商務部 4 月 30 日公布的數據，占經濟比重約三分之二的消費支出 3 月銳減 7.5%，創 1959 年數據彙編以來最大單月

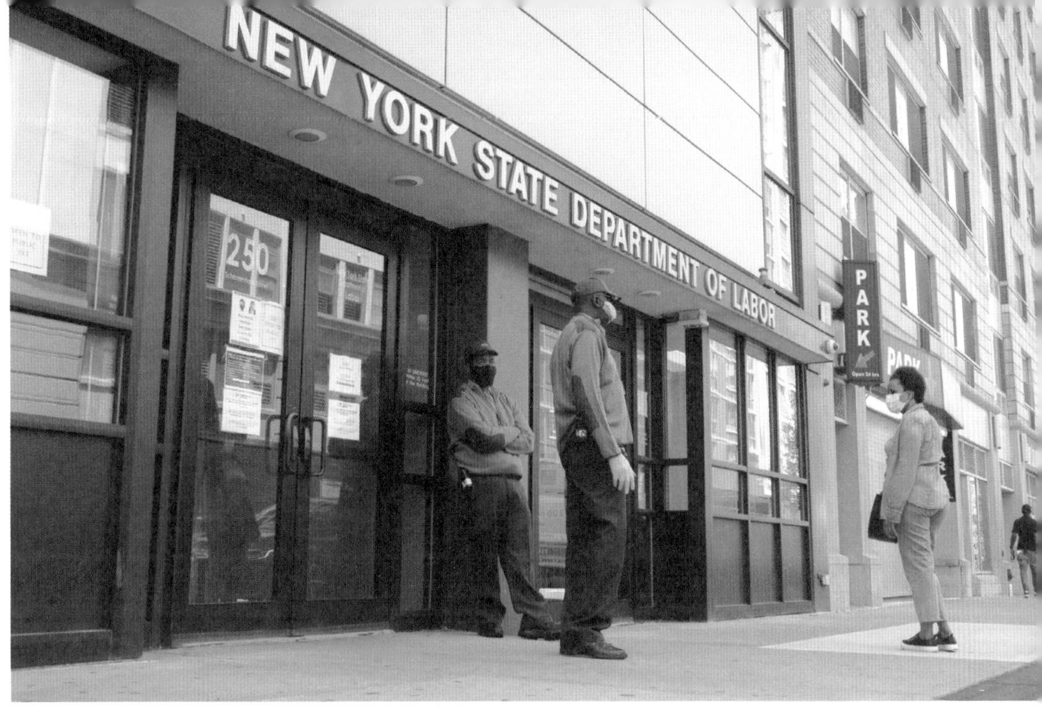

民眾在紐約州勞工廳布魯克林城區辦公室外等待諮詢申請失業給付。（尹俊傑紐約攝）

降幅；含薪資、利息等收入來源的個人所得減少 2%。

商務部公布，美國 2020 年首季國內生產毛額（GDP）折合年率萎縮 4.8%，創 2008 年第四季以來最糟表現。由於整個 4 月全美經濟幾近停擺，只有少數疫情較輕的州近期開始放鬆防疫限制，美國第二季 GDP 雙位數負成長、經濟陷入技術性衰退幾成定局。

也因為經濟情況嚴峻，喬治亞、奧克拉荷馬等多個鄉村田野州，已率先展開暫時性措施，自 5 月 1 日重啟經濟活動。美國重災區紐約州多數地區禁足令預料將會延長至 5 月 15 日以後，但如果醫院負荷得來、其他條件也都符合，其他地區禁令可能鬆綁。

（文／尹俊傑，紐約；陳正健、張曉雯，台北）

WHO警告歐洲仍處疫情中心 多國陷「解、封」兩難

歐洲部分國家延長封鎖並停辦大型活動，但有些國家開始解除禁令，讓世界衛生組織（WHO）不得不提出警告，在2019冠狀病毒疾病蔓延之際，歐洲仍處於「風暴中心」。在面對民眾期待及解封與否之間，歐洲多國政府陷入兩難。

新型冠狀病毒疾病2019年底在中國爆發以來，已讓全球天翻地覆，成千上萬的人喪命，迫使半數的人類必須待在室內，令人憂心第二次經濟大蕭條（Great Depression）即將來臨。

隨著歐洲疫情達到顛峰，部分國家計畫採取暫時性做法，放寬限制。但因全球死亡病例持續增加，加上擔心先前遭疫情襲擊的國家會有第二波感染，世衛官員警告，全球在短時間內難以恢復正常。

世衛歐洲區主任克魯格（Hans Kluge）在哥本哈根（Copenhagen）線上記者會中說：「我們仍在風暴的中心。」

他表示，西班牙、義大利、德國、法國和瑞士等國疫情危機轉好，因為英國、土耳其、烏克蘭、俄羅斯等其他國家持續或日益增加染疫而蒙上陰影。「我們勢必不能放鬆警戒。」

以比利時為例，比利時是人均感染率最高的歐洲國家之一，

人均死亡率也是位居前列，但比利時政府防疫小組發言人安德瑞（Emmanuel Andre）4 月 20 日在記者會表示：「我們正走向所謂的解封，意即我們周圍安全區域逐步擴大，因此現在我們正籌畫 5 月解封」。

相較於比利時的樂觀，德國總理梅克爾持保留態度，她認為德國國內疫情「仍在初步階段」，部分地區或許太快解除封鎖。

德國雖然確診病例數高居全球第五名，但死亡病例維持在 5,000 多例，比其他多國低很多，大多歸功於疫情初期的廣泛篩檢。

梅克爾在國會表示：「正是因為這些數字讓人燃起希望，而我不得不說，這暫時的結果很容易破功。我們距脫離險境還很遠，我們未到達疫情最後階段，而是在初步階段。」

法國總理菲力普 4 月 28 日表示，法國為對抗武漢肺炎疫情而採取的封鎖措施，將自 5 月 11 日放寬，商店和市場可以重新開放，學校也將逐步恢復上課，同時搭乘公共運輸工具都將強制戴口罩。

菲力普（Edouard Philippe）在國會表示，政府實施禁足令有助遏止疫情擴散，挽救數以萬計民眾性命，但如今必須要重啟經濟，只是做法要「慎重和漸進」。

他又說，由於尚無疫苗或證明有效的治療方法，「我們將得學習和病毒共存」。（文／盧映孜、吳昇鴻、林治平，台北）

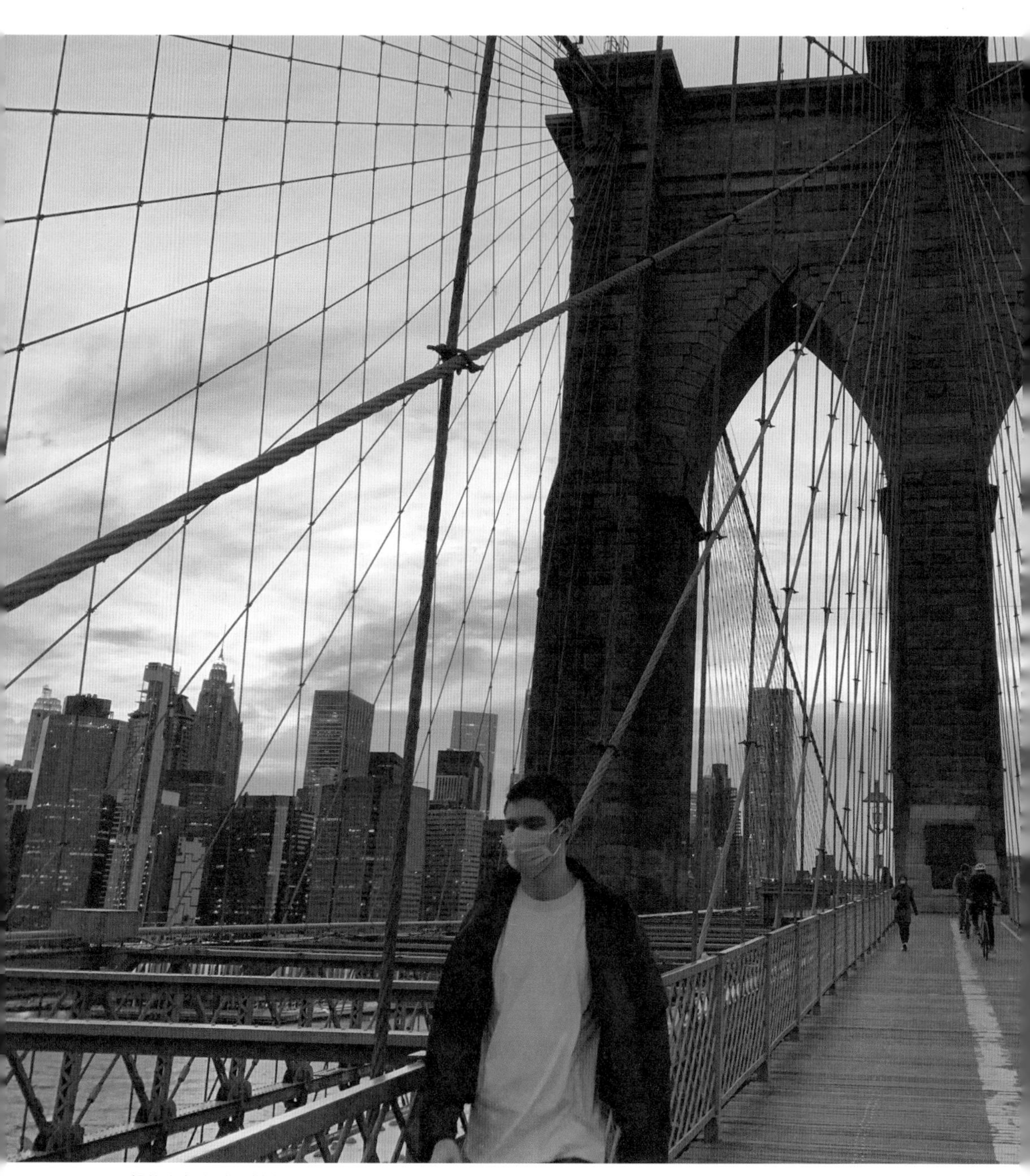

紐約布魯克林大橋人行步道 5 月 6 日冷冷清清。（尹俊傑紐約攝）

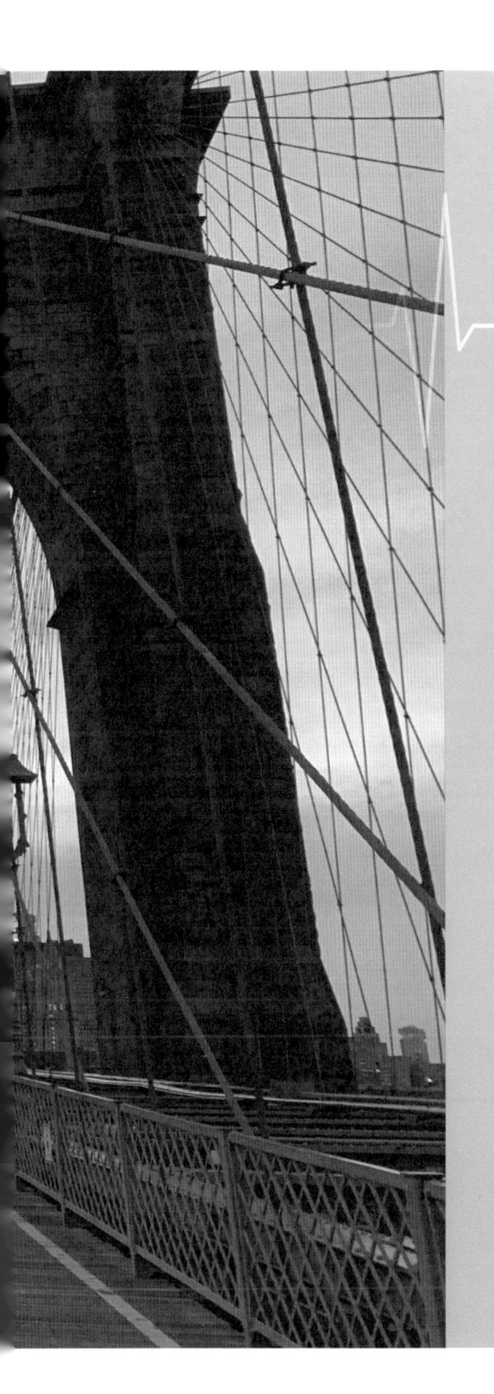

5月 解封之路

烏雲如影隨形

封城封境抗疫數月，全球經濟陷入 1930 年代大蕭條以來最嚴重危機。為重啟經濟，歐洲多國在疫情趨緩後逐漸解封，但拉丁美洲疫情卻迅速升溫，成為新震央。受災最深的美國率先退出世衛，各國要求調查世衛會獲致什麼答案？疫情烏雲如影隨形，人們擔憂未來會是「停頓－重啟」的循環。

5 月

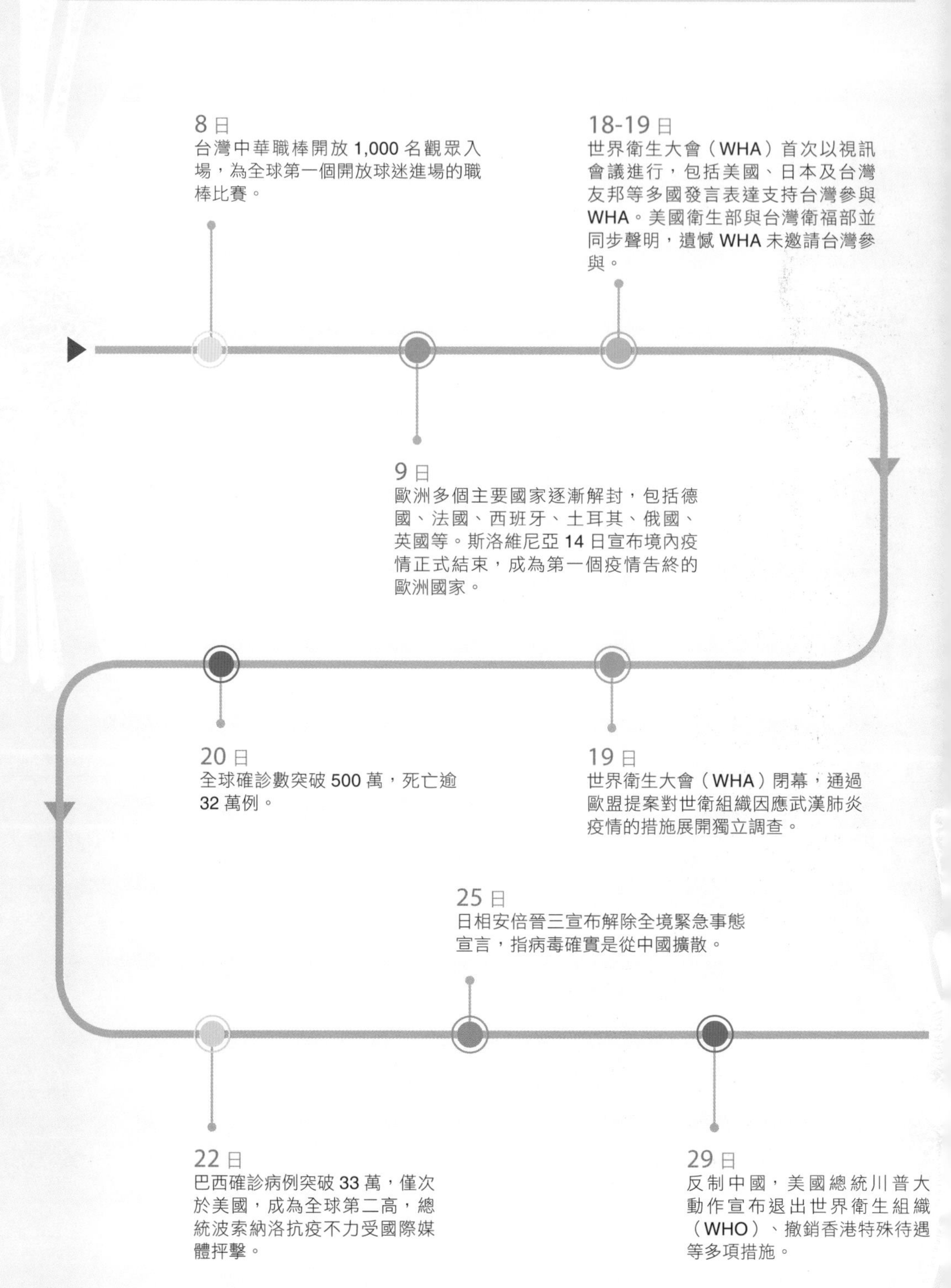
8 日
台灣中華職棒開放 1,000 名觀眾入場，為全球第一個開放球迷進場的職棒比賽。
9 日
歐洲多個主要國家逐漸解封，包括德國、法國、西班牙、土耳其、俄國、英國等。斯洛維尼亞 14 日宣布境內疫情正式結束，成為第一個疫情告終的歐洲國家。
18-19 日
世界衛生大會（WHA）首次以視訊會議進行，包括美國、日本及台灣友邦等多國發言表達支持台灣參與 WHA。美國衛生部與台灣衛福部並同步聲明，遺憾 WHA 未邀請台灣參與。
19 日
世界衛生大會（WHA）閉幕，通過歐盟提案對世衛組織因應武漢肺炎疫情的措施展開獨立調查。
20 日
全球確診數突破 500 萬，死亡逾 32 萬例。
22 日
巴西確診病例突破 33 萬，僅次於美國，成為全球第二高，總統波索納洛抗疫不力受國際媒體抨擊。
25 日
日相安倍晉三宣布解除全境緊急事態宣言，指病毒確實是從中國擴散。
29 日
反制中國，美國總統川普大動作宣布退出世界衛生組織（WHO）、撤銷香港特殊待遇等多項措施。

中職開放球迷進場領先全球

中華職棒2020年4月12日正式開打，打完33場閉門比賽，5月8日起每場比賽開放上限1,000名觀眾入場，成為全球第一個開放觀眾進場的職棒比賽。

5月8日晚間兩地開打，編號第37號的中信兄弟與樂天桃猿隊比賽在洲際棒球場開打，兄弟先發為洋投米蘭達；編號第38號的富邦悍將與統一獅比賽在新莊棒球場開打，由富邦悍將隊陳仕朋先發。

悍將隊由顧問陳金鋒擔任開球嘉賓、悍將總教練洪一中為開球捕手，中職會長吳志揚擔任主審，為世界率先開放球迷入場的職棒賽事，投出第一球。中信兄弟則邀請「口罩國家隊」之一的台灣工具機暨零組件公會理事長許文憲代表到場，及公會常務理事戴雲錦開球。

新北市長侯友宜、中央流行疫情指揮中心指揮官陳時中現身新莊棒球場，陳時中穿上象徵「0例」的0號球衣擔任神祕嘉賓，他對全國觀眾表示，因為大家的努力，連續26天無本土新增案例，這是全體國民努力的成果，下一步將推行防疫新生活，除了個人衛生，落實戴口罩、勤洗手、量體溫外，也要推行「樂活防疫」。

陳時中提到，中職有條件的開放球迷入場，棒球運動可以讓身體健康、看球賽滿足心理需求，棒球可以讓身心靈得到滿足。

總統蔡英文則透過影片跟進場球迷打招呼，同時向台灣、世界各地的醫護人員致上最高敬意，「你們都是 MVP」。蔡總統晚間也在臉書（facebook）發文表示，今年世界第一場、第二場有觀眾的職棒比賽，都在台灣。今晚有 2,000 名幸運的觀眾，進場觀賞 CPBL 中華職棒的比賽。全世界的棒球迷，都會羨慕台灣球迷，在防疫期間，還能夠現場看比賽。這份榮耀，都要歸功於全民，感謝大家在防疫上的努力。

外媒大讚台灣防疫好

中職成為世界首個開放觀眾進場的職棒聯盟，吸引國內外媒體關注。新莊球場 5 月 8 日有高達 20 家外媒、逾 30 人到場，包括日本朝日電視台、富士電視台、NHK、朝日新聞、日本經濟新聞、日本每日新聞、新加坡海峽報、彭博新聞社、美聯社（AP）、路透社、法新社、日本共同通訊社，以及棒球運動不盛行的德國也有媒體代表前來採訪。

日本共同社的記者松岡誠長駐台灣，他表示，中職是全球第一個有觀眾的比賽，代表台灣防疫做得非常好，是很好的結果，「老百姓對政府政策配合非常好，才有機會」。

《時代》雜誌（*TIME*）、運動頻道 ESPN、美國廣播公司

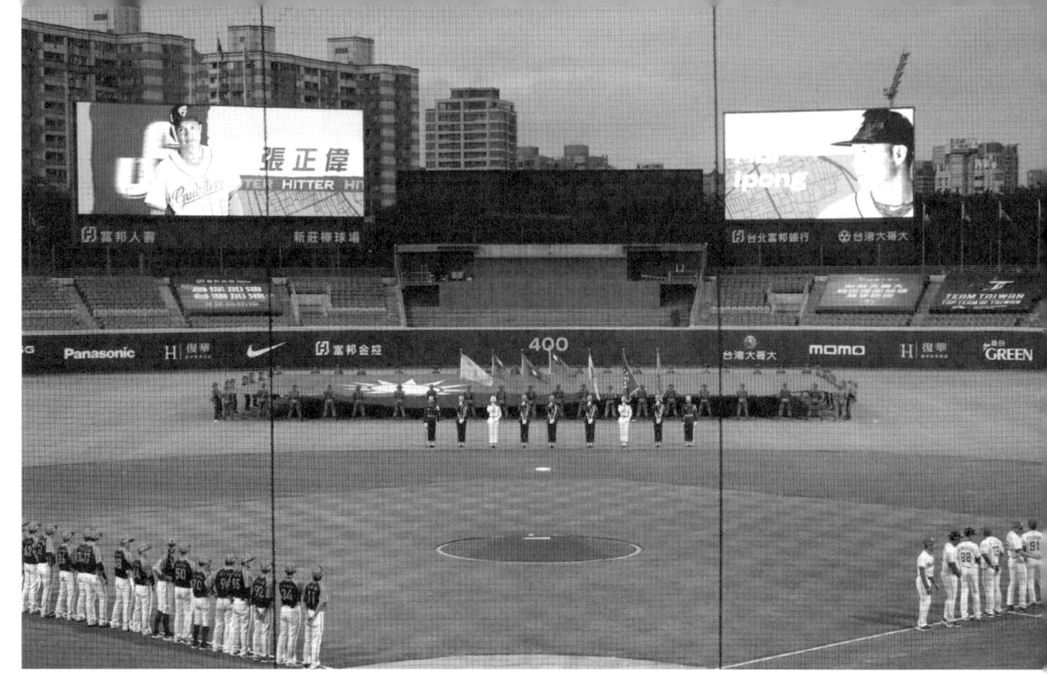

國軍 5 月 8 日晚間在新莊棒球場，為中華職棒北部首場開放球迷入場的賽事帶來精采開場儀式，特戰官兵在場中拉開巨幅中華民國國旗，氣勢磅礡。（吳家昇攝）

（ABC）等美國主流媒體網站使用美聯社在台灣的現場報導，介紹初步開放 1,000 人，採取隔開座位方式。香港的英文報紙《南華早報》（*South China Morning Post*）網站使用路透社提供的影片，介紹台灣棒球賽現場情況，國軍在外野展開的巨幅國旗登上版面。

開放 2000 人進場　逐步解禁

5 月 15 日起，中職從 1,000 人擴大開放至 2,000 名觀眾進場，球場開始販賣盒餐，附帶酒精棉片，有條件開放飲食。雖然採梅花座，但開放親子共同入席，若家長帶國小（含）以下的孩童，可坐在一起。

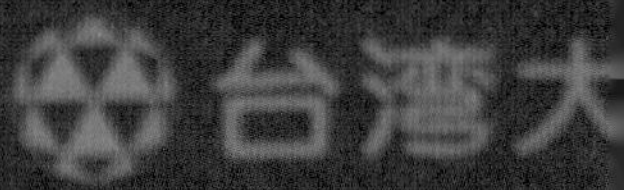
感謝所有防疫人員
一同守護台灣
FUBON GUARDIANS
台北富邦銀行
台灣大
台灣大哥大
momo

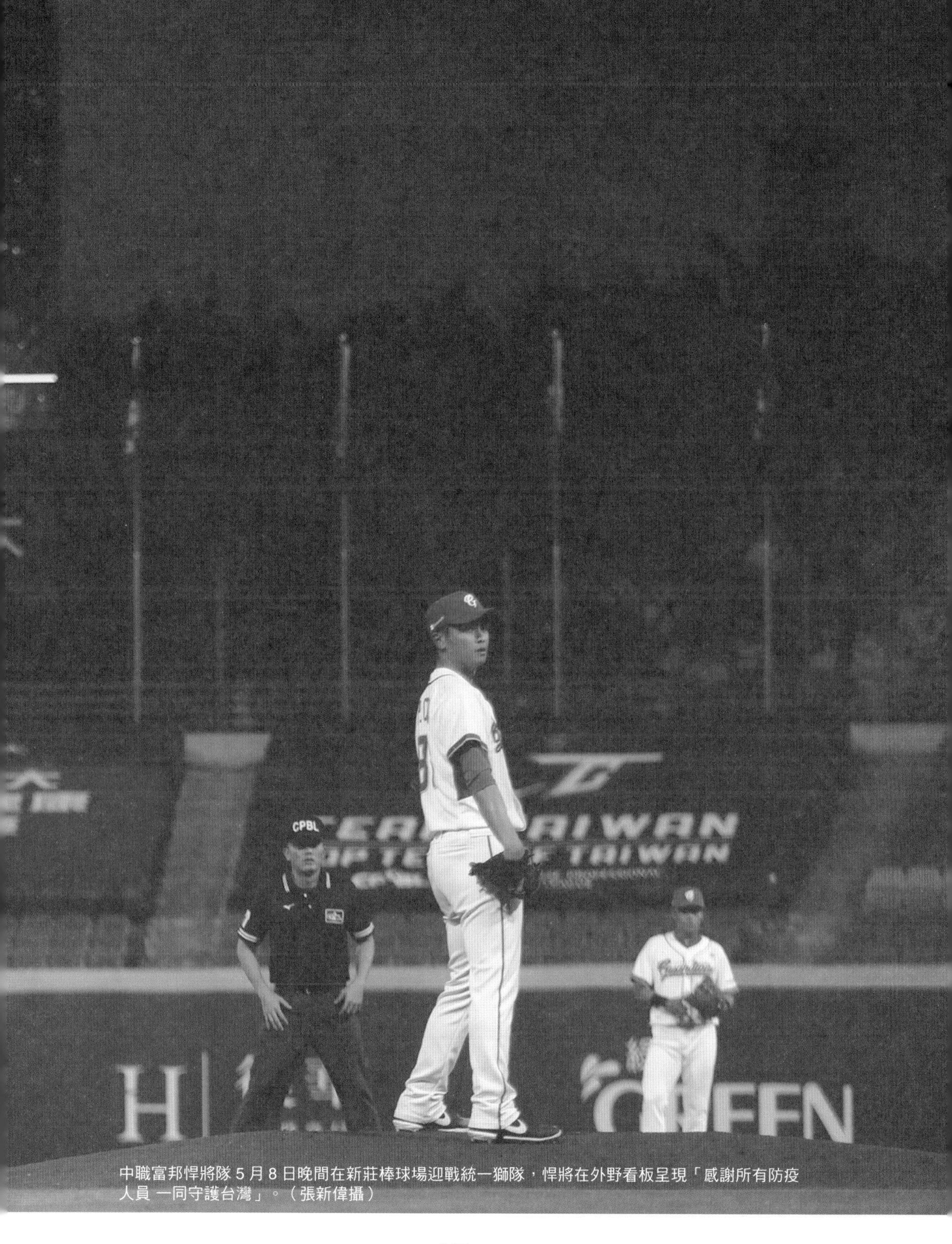

中職富邦悍將隊5月8日晚間在新莊棒球場迎戰統一獅隊，悍將在外野看板呈現「感謝所有防疫人員 一同守護台灣」。（張新偉攝）

配合政府6月7日實施防疫大鬆綁政策，中職同日起放寬梅花座規定，球迷不用全程戴口罩，實名制改成實聯制，也可販賣現場烹調食物。（文／謝靜雯、楊啟芳，新北；林宏翰，洛杉磯）

歐洲多國逐步解封
斯洛維尼亞疫情告終

歐洲主要國家5月9日起逐漸鬆綁防疫封鎖令，包括德國、法國、西班牙、比利時、土耳其、俄國、英國、瑞士、匈牙利等。斯洛維尼亞5月14日宣布境內疫情正式結束，成為第一個宣布疫情告終的歐洲國家。

但世界衛生組織（WHO）同時提醒，第二波感染疫情可能爆發，各國開始解除防疫封鎖行動時，仍須保持「最高警戒」。

以疫情出現趨緩跡象為由，許多歐洲國家計畫逐漸回復正常。德國部分區域的酒吧餐廳5月9日恢復營業，11日起限制令進一步鬆綁；比利時11日也放寬某些限制。

疫情嚴重的法國在55天的禁足令後，自5月11日起逐漸解封，民眾可自由出門，不限時間、理由，也不需填寫外出單。非大型賣場的店家也恢復營業，但餐廳和咖啡廳仍關閉，緊急狀態仍延長至 7 月 10 日。

西班牙 5 月 11 日起分階段鬆綁封鎖令，過渡期持續到 6 月，大約一半人口獲准有限度進行社交活動，餐廳也能提供某些室外服務。當局把馬德里和巴塞隆納這兩大疫情熱點，排除於首階段鬆綁措施之外。

俄國總統蒲亭 5 月 11 日宣布，全國逐漸解封的時候到了。但蒲亭發表聲明的同時，俄國確診總數超越義大利，成全球染疫人數第二大國，僅次於美國，引發反克里姆林宮政治人物抨擊。工廠及建築工人於 12 日起復工。

土耳其繼七個省於 5 月初解除進出管制後，5 月 11 日宣布增加九省實施此一措施，但伊斯坦堡、安卡拉、伊茲米爾（Izmir）等大城繼續執行進出禁令。土耳其採行措施讓民眾逐步恢復正常生活，但總統艾爾段警告：「生活將不復以往」，強調必須嚴格遵守衛生守則和保持社交距離的規定。

英國首相強生 5 月 10 日宣布，將逐漸放寬防疫封鎖措施。13 日起，英格蘭居民享有外出的較大自由，必要時也可去上班；但蘇格蘭、威爾斯與北愛爾蘭民眾仍須遵守禁足令。

隨著歐陸擴大解封措施，荷蘭、瑞士、巴爾幹半島國家、希臘的部分學校也開始復課。

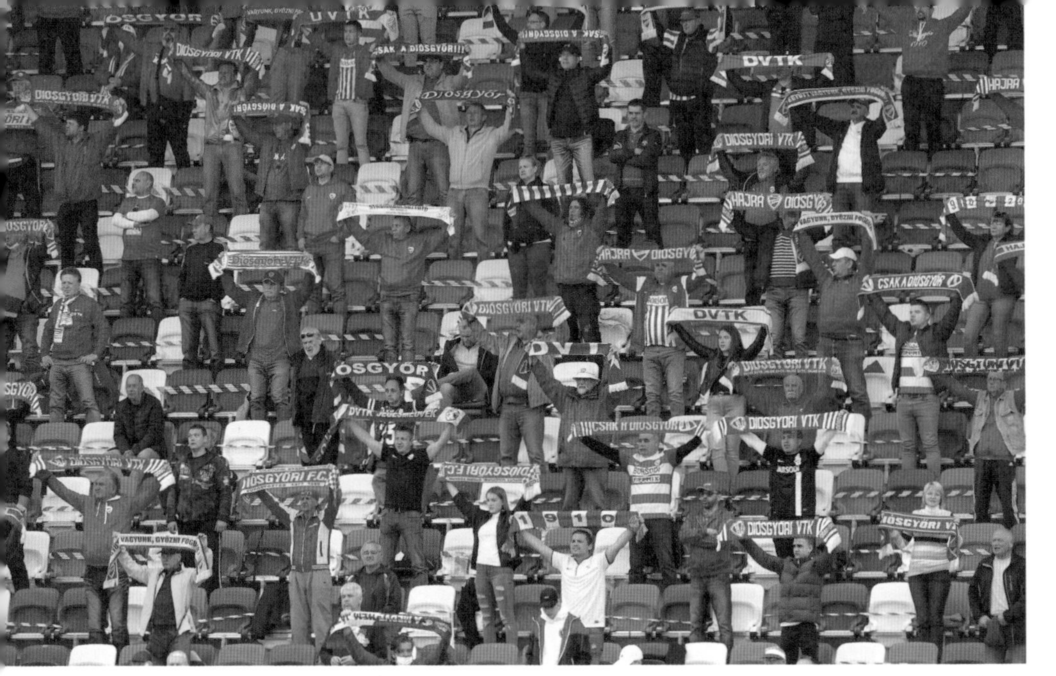

歐洲國家 5 月起逐漸鬆綁防疫禁令，但仍需遵守社交距離等規範，圖為匈牙利 5 月 30 日的一場足球賽，場邊球迷採座位分隔法入座。（美聯社）

斯洛維尼亞疫情結束　民眾仍須遵守基本防疫準則

斯洛維尼亞自 5 月起，每天新增確診病例低於七例，政府 5 月 14 日宣布境內疫情正式結束，成為第一個宣布疫情告終的歐洲國家。路透社報導，斯洛維尼亞政府在聲明中表示，從其他歐盟國家入境斯洛維尼亞的民眾，將不再強迫隔離至少七天。

有 200 萬人口的斯洛維尼亞與義大利、奧地利、匈牙利和克羅埃西亞接壤，於 3 月 12 日宣布為疫區，至 5 月 14 日累計 1,464 人確診，103 人病故。

疫情結束表示部分措施在 5 月底到期，包括提供給受疫情衝擊的公民和企業經濟援助。斯洛維尼亞政府表示，依然不允許有症狀的外籍公民入境；從非歐盟國家入境的民眾仍要隔離至少 14

天，外交官和貨運人員則有豁免權。此外，民眾還是要遵守基本防疫準則，避免病毒再次蔓延。（文／曾婷瑄，巴黎；何宏儒，安卡拉；陳昱婷，台北）

防疫模範生未獲邀參與 WHA 台美同步聲明表遺憾

第 73 屆世界衛生大會（WHA）2020 年 5 月 18、19 日在日內瓦以視訊會議形式舉行，因為台灣的防疫表現，包括美國、日本及台灣友邦等多國代表，以及政界、醫界、學界等重要人士呼籲世界衛生組織（WHO）充分與台灣合作，為台灣發聲。但世衛組織連續第四年未邀台灣與會，台灣與美國 5 月 19 日同步聲明表示遺憾。

世衛大會第一天議程有包括美國、日本、12 個友邦，以及英國、法國、捷克等非邦交國共 22 個國家發表友台言論。外交部表示，這展現友邦及理念相近國家對台灣參與 WHO 的強力支持。英國、法國、澳洲、加拿大、德國、紐西蘭及捷克等國發言時特別強調「包容性」、「廣納利害相關者」等，呼應台灣的推案訴求；

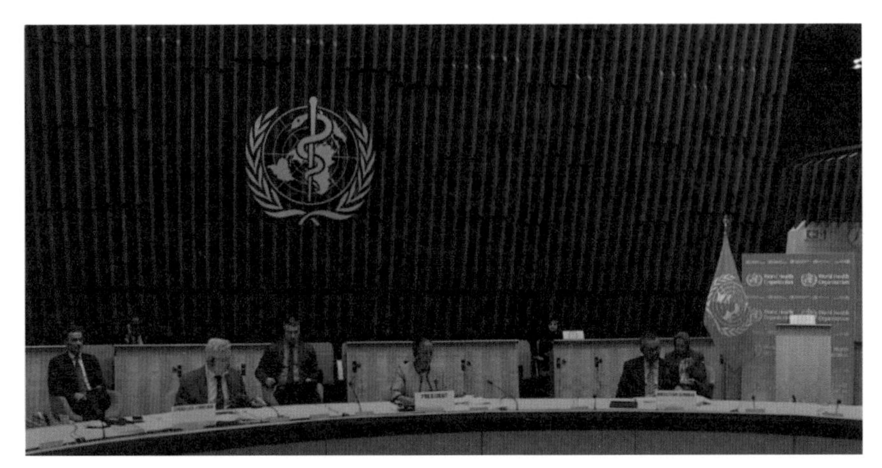

第73屆世界衛生大會（WHA）2020年5月18、19日在日內瓦舉行，首度以視訊方式進行。（圖取自世衛官網）

馬爾他騎士團透過書面聲明指出台灣等數個國家協助抗疫，展現國際社會最需要的團結與支持。

開幕前夕，還有逾300位法國、英國、義大利、德國、西班牙、芬蘭、波蘭及台灣政治和醫療科學界重要人物，將聲援台灣的連署書寄給世衛秘書長譚德塞，連署人中有211位各國議員，呼籲世衛組織充分與台灣合作，特別是在對抗2019冠狀病毒疾病的戰役上。

連署信寫道，「排除台灣參與這個重要會議是一個嚴重錯誤。這將讓全球及台灣的衛生安全遭受威脅，因為公衛不分國界，如同這次疫情」。

台灣曾在2009至2016年連續八年期間受世衛秘書長邀請，以觀察員身分與會。WHO秘書處2020年屢次以會員國「缺乏政治共識」為由，說明無法邀請台灣參與 WHA。外交部駐日內瓦辦事處將抗議函遞交 WHO 秘書處，以示台灣的強烈遺憾與抗議。

對於 WHA 未邀台灣與會，總統蔡英文 5 月 19 日表示，對世衛秘書處在壓力之下，再一次拒絕邀請台灣出席世衛大會，表達嚴正抗議；但台灣不會因為被打壓，就放棄參與國際事務，「我們會繼續努力，讓世界都看到台灣」。

衛生福利部 5 月 19 日發布聲明稿表示，對於世衛因政治因素再次未邀請台灣參與世衛大會深表遺憾，台灣抗疫經驗可供國際參考，排除台灣將會造成全球衛生網絡缺口。

聲明指出，面對疫情急遽蔓延全球，有越來越多的國家體認到排除台灣於 WHO 之外對全球衛生安全造成的嚴重危險，也認同台灣的參與實能對 WHO 有所貢獻，此再次充分顯示台灣「專業、務實、有貢獻」的推案訴求已經獲得國際社會廣泛的支持。

蓬佩奧譴責 WHA 排除台灣

美國國務卿蓬佩奧（Mike Pompeo）5 月 18 日發表聲明譴責 WHA 排除台灣，同時肯定像台灣這樣透明、蓬勃及具創新能力的民主，總是能比威權體制更快、更有效回應傳染性疾病。國務院發言人歐塔加斯（Morgan Ortagus）、國務院國際組織局，以及美國駐聯合國代表團也在推特發文呼應國務院相關新聞稿。

美國衛生部 5 月 19 日則發布聲明敦促世衛恢復邀請台灣以觀

察員身分參與世衛大會，並與台灣衛生專家就武漢肺炎及其他問題進行系統性的交往，對台灣被排除於 WHA 的決定「深感遺憾」。

聲明指出，全球共同面對前所未有的COVID-19帶來的挑戰，與全球衛生利害攸關的所有群體都應該為世衛的努力做出貢獻並從中受益。台灣透過廣泛檢測、追蹤接觸者、社交距離措施、醫療對策發展、邊境管制與隔離政策，向世界展現台灣是全球公衛中有能力、負責任與有意願的利害相關者。

美國衛生部指出，現在全球衛生夥伴關係比以往任何時刻都更重要，「世界應感佩台灣，並從台灣對抗大流行疾病的貢獻中學習」；強調全球必須學習台灣對抗 COVID-19 的經驗並更努力汲取台灣經驗。（文／江今葉，華盛頓；曾婷瑄，巴黎；陳偉婷，台北）

WHA 通過歐盟提案
獨立調查世衛抗疫做法

第 73 屆世界衛生大會（WHA）5 月 19 日閉幕，世界衛生組織（WHO）成員國以共識決通過歐盟提案，將針對世衛組織因應武漢肺炎疫情的措施展開獨立調查，調查範圍應包括「世衛組織的抗疫行動，以及關於世衛組織因應疫情的時間表」。

因 2019 冠狀病毒疾病蔓延全球，WHA 史上首度以視訊方式進行會議，為期兩天的會議專注在疫情討論。

閉幕日議程上最受矚目的提案是通過歐盟領銜提出的「應對 COVID-19 疫情」決議，參與提案國家包括澳洲、加拿大、日本、紐西蘭、英國等約 55 國，再加上歐盟 27 個會員國及非洲聯盟 55 國，參與國家數多達近 140 國。

決議案指出，各國需不受阻礙地及時獲得優質安全、有效及負擔得起的診斷工具、治療方法、藥物和疫苗等。此外，決議案要求世衛組織秘書長譚德塞合作實地調查病毒源頭，並「儘早」啟動關於疫情應對的檢討。

議案通過後，歐盟發布聲明表示，當前強化多邊主義比以往任何時候都更為重要，強調在聯合國的保護下、通過團結和多邊合作應對此一危機的重要性。

雖然國際有共識需展開行動，但對世衛組織改革及究責中國存有不同立場。

美國總統川普 4 月 27 日即表示對中國未能阻止武漢肺炎疫情蔓延進行調查，「我們對中國很不滿」；他將對中國究責，要求賠償。川普也拒絕世衛組織視訊演說的邀請，並指責過去一段時間世衛沒有盡到職責，是中國傀儡，以中國為中心，並重申中國應該為疫情爆發負責。

歐盟等大多數國家對究責中國的立場較和緩，認為在適當時機「儘早」啟動調查評估，但未說明適當時機的定義。

譚德塞歡迎歐盟提案調查抗疫行動

譚德塞在 WHA 開幕時表示：「我會儘早在適當時刻啟動獨立評估，檢討我們獲取的經驗和學到的教訓，同時提供建議，改善各國與全球對疾病大流行的準備和因應。」閉幕致詞時，他則表示，世衛將繼續帶領全球對抗武漢肺炎疫情，他也歡迎歐盟提案調查抗疫行動，但未評論美國揚言中斷金援。

中國國家主席習近平應譚德塞邀請於 WHA 開幕式致詞時表示，人類正在經歷第二次世界大戰結束以來，最嚴重的全球公共衛生突發事件。新冠肺炎疫情突如其來，現在已經波及 210 多個國家和地區，影響 70 多億人口，奪走 30 餘萬人的寶貴生命。他要向不幸罹難者表示哀悼，向他們的家屬表示慰問。

習近平表示，經過艱苦卓絕努力，付出巨大代價，中國有利扭轉了疫情局勢，維護人民生命安全和身體健康。「中方始終本著公開、透明、負責任的態度」，及時向世衛組織及相關國家通報疫情訊息，第一時間發布病毒基因序列等訊息，毫無保留和各方分享防控和救治經驗，盡其所能為有需要國家提供大量支持和幫助。（文／唐佩君，布魯塞爾；戴雅真，倫敦；曹宇帆，台北）

全球染疫破 500 萬人
一個月倍增

根據美國約翰霍普金斯大學（Johns Hopkins University）追蹤數據，全球確診人數於 2020 年 5 月 20 日突破 500 萬大關，達到 500 萬 1,494 人，逾 32 萬 8,000 人染疫喪生。全球累計確診病例以一個月的時間倍增。

全球疫情邁向這個沉重里程碑之前，世界各國過去 24 小時內新增 10 萬 6,000 人染疫，創下單日最高紀錄。為此，世界衛生組織（WHO）發出嚴厲警告：「這場冠狀病毒大流行距離結束還有很久。」

路透社根據各國衛生部及政府官員的聲明統計顯示，至 5 月 20 日，全球累計逾 501 萬人確診、32 萬 7,383 人染疫喪生。自 2019 年 12 月中國爆發首宗病例以來，疫情已遍及全球逾 210 個國家及地區。

根據路透社，截至格林威治標準時間（GMT）21 日 6 時 26 分，美國共有 155 萬 7,727 人染疫、9 萬 3,313 人喪生，為全球確診及死亡人數最多的國家。俄羅斯累計 30 萬 8,705 人染疫、2,972 人喪生，為全球確診人數第二高的國家；巴西有 29 萬 1,579 人染疫、1 萬 8,859 人喪生，為全球第三大重災區。

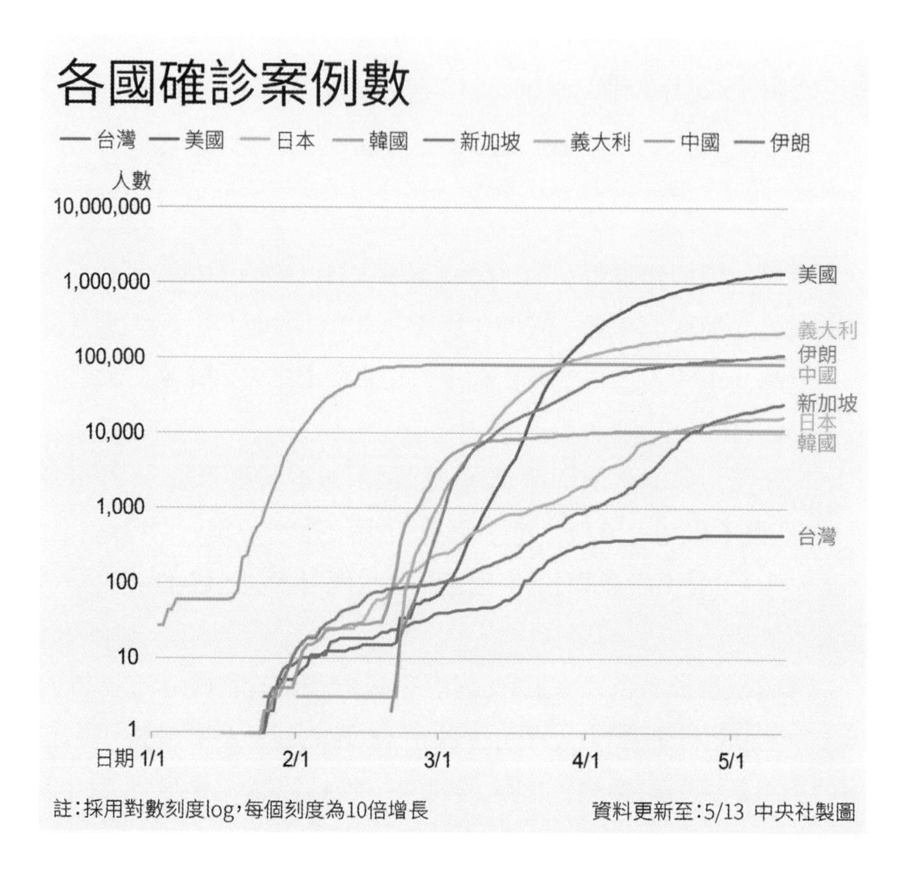

西班牙累計 25 萬 409 人染疫、2 萬 7,888 人喪生；英國累計 24 萬 8,818 人染疫、3 萬 5,704 人喪生，死亡人數為全球第二。（文／陳正健、陳家倫，台北）

巴西確診數破 33 萬全球第二高 總統抗疫不力受抨擊

巴西武漢肺炎確診病例於 2020 年 5 月 22 日突破 33 萬，僅次於美國，成為全球第二高。世界衛生組織（WHO）指出，南美洲已成為全球疫情集中地，許多國家確診病例數不斷攀升，醫療體系面臨崩潰。

巴西衛生部 22 日疫情報告指出，過去 24 小時巴西新增 1,001 例 2019 冠狀病毒疾病死亡、2 萬 803 例確診，累計 33 萬 8,907 例確診、2 萬 1,048 例死亡。巴西的確診病例數已超越俄羅斯，成為全球確診第二高國家。

聖保羅是巴西確診最多的一州，其次是塞阿拉（Ceara）、里約熱內盧、亞馬遜和培南布可（Pernambuco）。但亞馬遜的感染率在巴西居冠，平均每 10 萬人 490 人感染。

拉丁美洲其他國家的疫情也逐步升溫，阿根廷、秘魯、智利及厄瓜多的感染人數不斷攀升，加護病房滿是患者。美聯社 23 日報導，拉丁美洲人口最多的兩個國家巴西和墨西哥，最近一週幾乎每天都通報創紀錄的新增確診數及死亡人數。兩國總統延遲執行防疫封鎖措施，試圖減少經濟損失，卻導致疫情升溫而遭到痛批。

總統波索納洛抗疫不力　遭國際媒體抨擊

巴西總統波索納洛（Jair Bolsonaro）的危機應對飽受國際媒體抨擊。巴西主流媒體對波索納洛的批評一般較有保留，國際媒體則形容波索納洛是一位「報復心極強和行事危險、不負責任的領袖」，無視各州州長在疫情當下發出的求救信號，只關心自己和幾個兒子的仕途，一天到晚和法官、國會議員，甚至內閣成員發生口角糾紛。

國際媒體聚焦於波索納洛的四個爭議主軸包括：4 月 22 日的

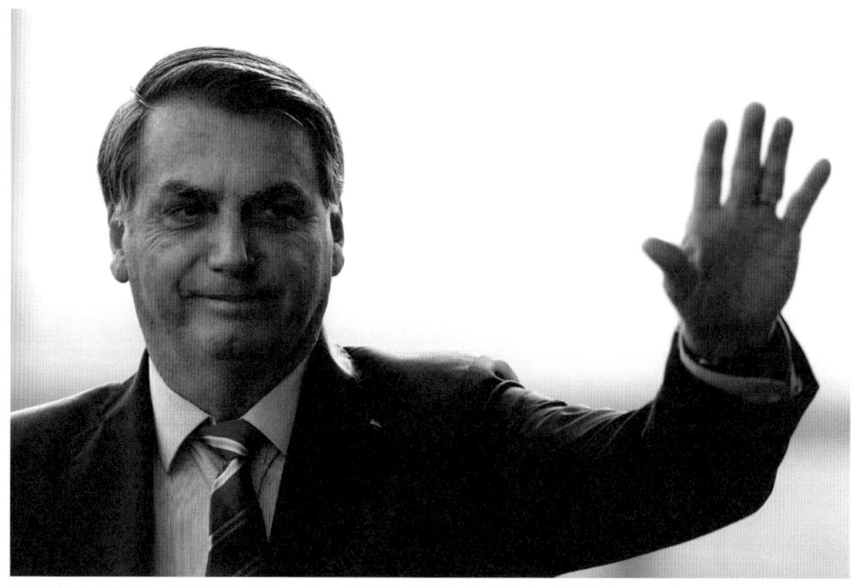

巴西確診病例數 5 月達到全球第二高，總統波索納洛的爭議作風與抗疫不力受到抨擊。（美聯社）

內閣會議錄影內容顯示波索納洛企圖干預聯邦警察對其家屬和親信的調查；疫情當下，聯邦政府的環境管理問題；美國總統川普禁止過去 14 天曾到巴西的遊客入境美國；以及波索納洛堅稱疫情「沒有什麼大不了」，和鼓勵民眾群聚的行為與態度。

波索納洛喜歡模仿川普，疫情在巴西爆發後，波索納洛和川普一樣，淡化疫情的嚴重性，捍衛使用氯奎寧（Chloroquine），向州長施壓重新開放經濟活動。

但面對美國國內疫情惡化，美國成為全球確診最多的國家，對波索納洛頗有好感的川普，也不得不改變立場，重審抗疫措施，避免損壞形象，開始與波索納洛劃清界線，以免影響他競選連任。（文／唐雅陵，聖保羅；陳正健、紀錦玲，台北）

日本解除全境緊急事態
北九州再爆群聚感染

因應武漢肺炎疫情，日本首相安倍晉三2020年4月7日對東京、大阪等七都府縣發布第一波「緊急事態宣言」，16 日宣布第二波，對象擴及全境 47 都道府縣，期限由原本的 5 月 6 日延至 31 日。

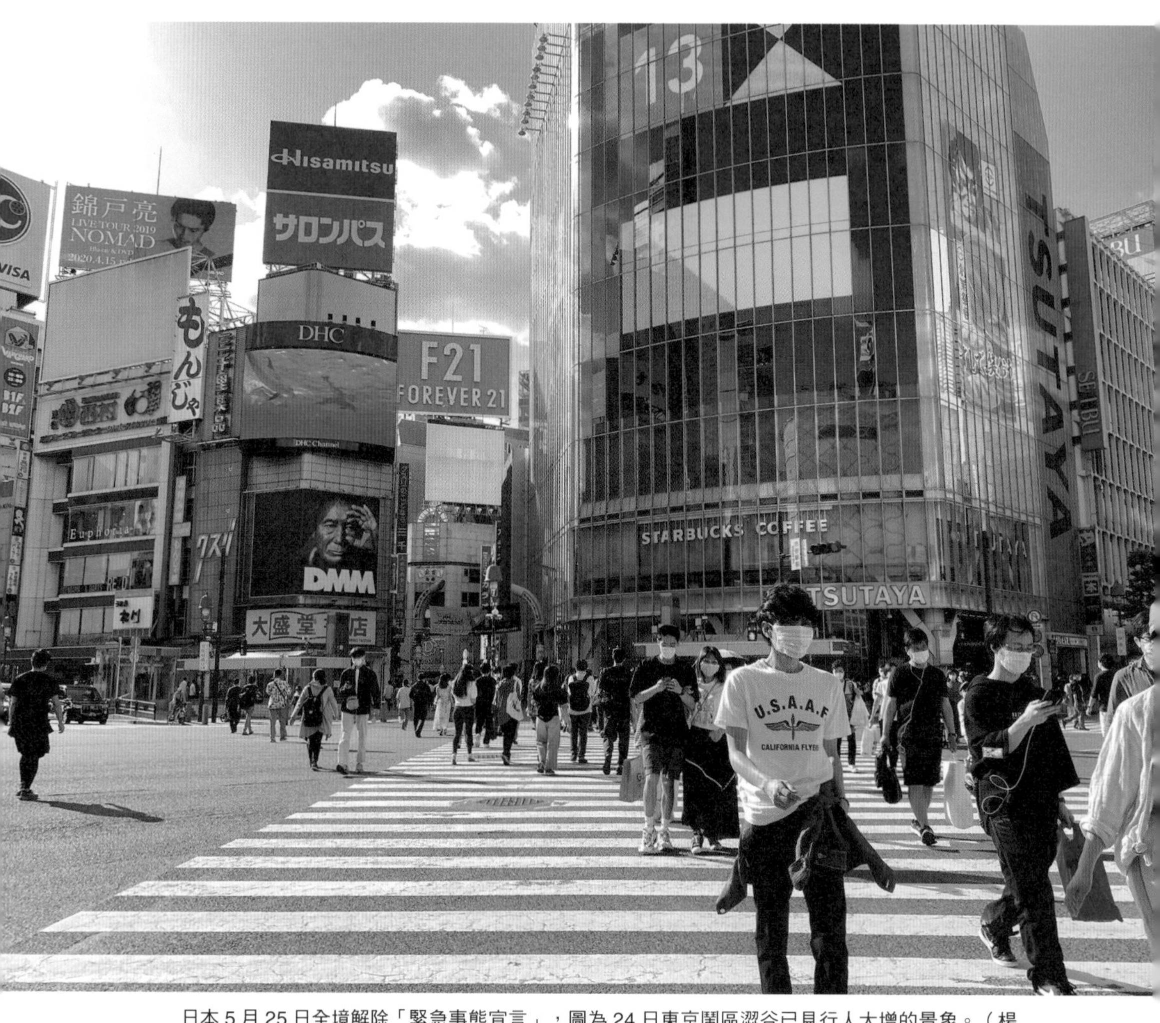

日本 5 月 25 日全境解除「緊急事態宣言」，圖為 24 日東京鬧區澀谷已見行人大增的景象。（楊明珠東京攝）

經過一個半月的努力，日本感染人數呈現大幅減少趨勢，安倍政府分別在 5 月 14 日、21 日提前解除部分府縣的緊急事態，25 日晚安倍再宣布解除北海道、埼玉、千葉、東京、神奈川這五個都道縣的「緊急事態宣言」，至此，全境解禁。

不過，解禁緊急事態後，原本 4 月 30 日至 5 月 22 日確診病例為零的北九州市，5 月 23 日起連續出現確診病例，並在 28 日新添 21 起，其中有九人是門司醫療中心（門司區）醫護人員。

北九州市從 23 日起連續六天出現確診病例，累計 43 起，其中 21 起查不出感染源。市長北橋健治說，「無疑的，很大的第二波疫情將來襲。」

北九州市保健福祉局長永富秀樹表示，目前處於第二波的「入口」，情況嚴重；小倉城等北九州市的 43 座設施 28 日起再度休館。日本厚生勞動省派遣防止群聚感染對策小組前往北九州市調查。（文／楊明珠，東京）

不滿中國隱匿疫情
美國退出世衛

美國總統川普2020年5月29日指責中國違反中英聯合聲明，隱匿疫情並操縱世界衛生組織（WHO），造成武漢肺炎疫情全球蔓延。為制裁中國，他宣布取消香港特殊待遇，制裁損害香港自治的中港官員，並退出世衛。

川普在白宮玫瑰園記者會上，細數中國竊取美國智慧財產權、就業機會、利用世界貿易組織（WTO）發展中國家地位獲益、威脅太平洋地區航行自由與國際貿易自由，並破壞對香港自治的承諾。

川普並再次指控中國隱匿疫情，未向世衛及時通報，還施壓世衛誤導全球，全球因此蒙受苦難，他要求中國給全世界一個交代。

他也對於中國完全掌控世衛再度表達不滿。在呼籲世衛改革遭到拒絕後，川普宣布，全面終止與世衛的關係，並將原先規劃提供給世衛的資金轉至其他有需要的地方，滿足目前迫切的公衛需要。

川普表示，武漢肺炎大流行顯示美國經濟獨立、重新分配關鍵供應鏈與保護美國科技進步至關重要。多年來，中國政府透過非法間諜活動竊取美方產業機密，為確保美國重要的大學研究安全，將禁止部分中國人民入境，因為他們可能有潛在的安全風險。

美國取消香港特殊待遇

對於北京強推香港版國安法，與中國近來對香港採取的一連串行動，川普做出指示，採取措施取消給予香港的特殊待遇政策豁免，包括引渡條約與高科技出口管制。同時也將修改對香港的旅行建議，以反映中國國家安全機構日益增加的監視與懲罰風險，並將採取行動取消香港作為獨立於中國之外的獨立關稅與旅遊地區優惠待遇。

對於川普大動作對中國祭出反制措施，多位美國議員讚許川普對中國祭出大膽且必要作為，但部分議員擔憂，退出世衛恐削弱美國影響力。（文／江今葉、徐薇婷，華盛頓；陳亦偉，台北）

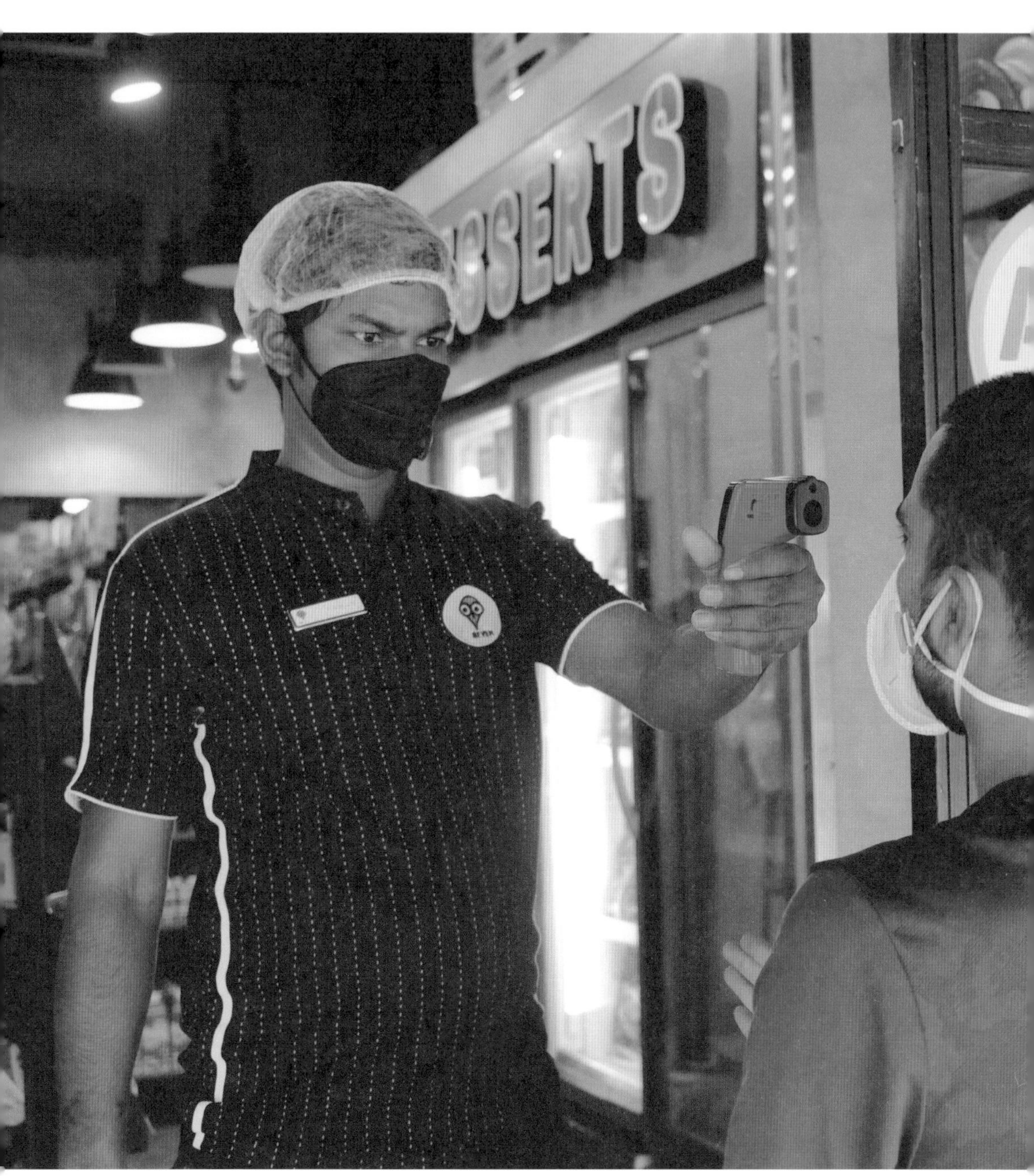

與新型冠狀病毒共存，防疫措施將成為人們日常生活的重要習慣。圖為印度新德里一間連鎖超商店員為顧客量體溫。（康世人新德里攝）

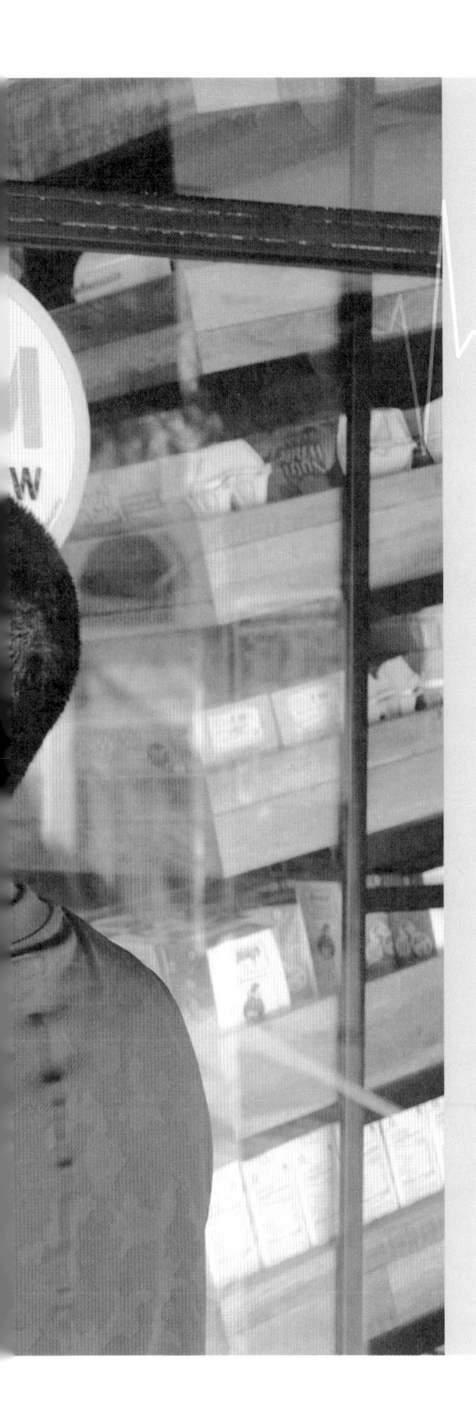

6月 世界變了

危機下的新常態

2020年過了一半，北半球天氣逐漸炎熱，武漢肺炎全球大流行，徹底改寫世界面貌，各國逐步解除防疫限制，邁向與新型冠狀病毒共存的後疫情時代，抗疫有成的台灣大規模解封，北京卻又爆發群聚感染，新危機如風雨將至。

6 月

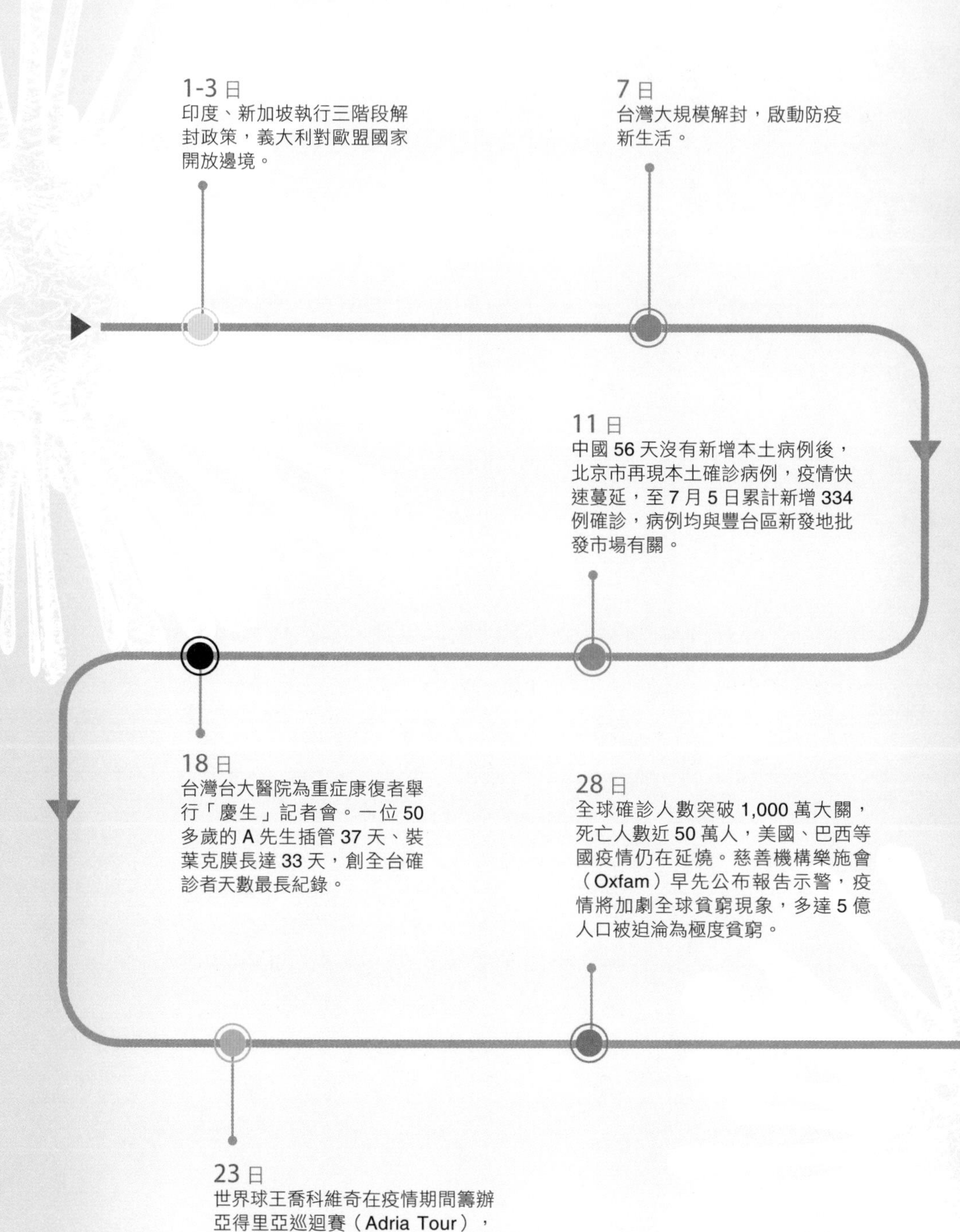

1-3 日
印度、新加坡執行三階段解封政策，義大利對歐盟國家開放邊境。

7 日
台灣大規模解封，啟動防疫新生活。

11 日
中國 56 天沒有新增本土病例後，北京市再現本土確診病例，疫情快速蔓延，至 7 月 5 日累計新增 334 例確診，病例均與豐台區新發地批發市場有關。

18 日
台灣台大醫院為重症康復者舉行「慶生」記者會。一位 50 多歲的 A 先生插管 37 天、裝葉克膜長達 33 天，創全台確診者天數最長紀錄。

23 日
世界球王喬科維奇在疫情期間籌辦亞得里亞巡迴賽（Adria Tour），不僅自己確診，也讓多名網壇選手、教練染疫，招致批評。

28 日
全球確診人數突破 1,000 萬大關，死亡人數近 50 萬人，美國、巴西等國疫情仍在延燒。慈善機構樂施會（Oxfam）早先公布報告示警，疫情將加劇全球貧窮現象，多達 5 億人口被迫淪為極度貧窮。

印星三階段解封
義大利對歐盟國家開放邊境

印度、新加坡 2020 年 6 月起皆執行三階段解封政策，解封後的病例增加情況仍受關注。疫情嚴重的義大利自 6 月 3 日起對歐盟國家開放邊境及開放國內旅遊，但許多歐洲國家未同步對義大利開放邊境。

印度確診病例仍在直線上升

印度自 6 月 1 日起執行三階段解封政策，由於人口流動增加，印度確診病例 2 日突破 20 萬例，約四分之一的病例是在過去一週通報確診，外界擔心解封後人口流動導致疫情惡化。

許多國家都是在武漢肺炎確診病例曲線出現下滑後，才開始解除封鎖；但印度卻在確診病例直線上升之際，仍持續執行逐步解除封鎖的政策，讓一些專家懷疑，印度正在執行「集體免疫法」，也就是讓大多數的民眾染疫，自然產生抗體。

不過，印度衛生與家庭福利部官員強調，印度確診病例的死亡率是全世界最低，僅 2.82%，遠低於全球死亡率 6.13%，且印度痊癒率達到 48.4%，低死亡率和高痊癒率顯示印度的疫情可能

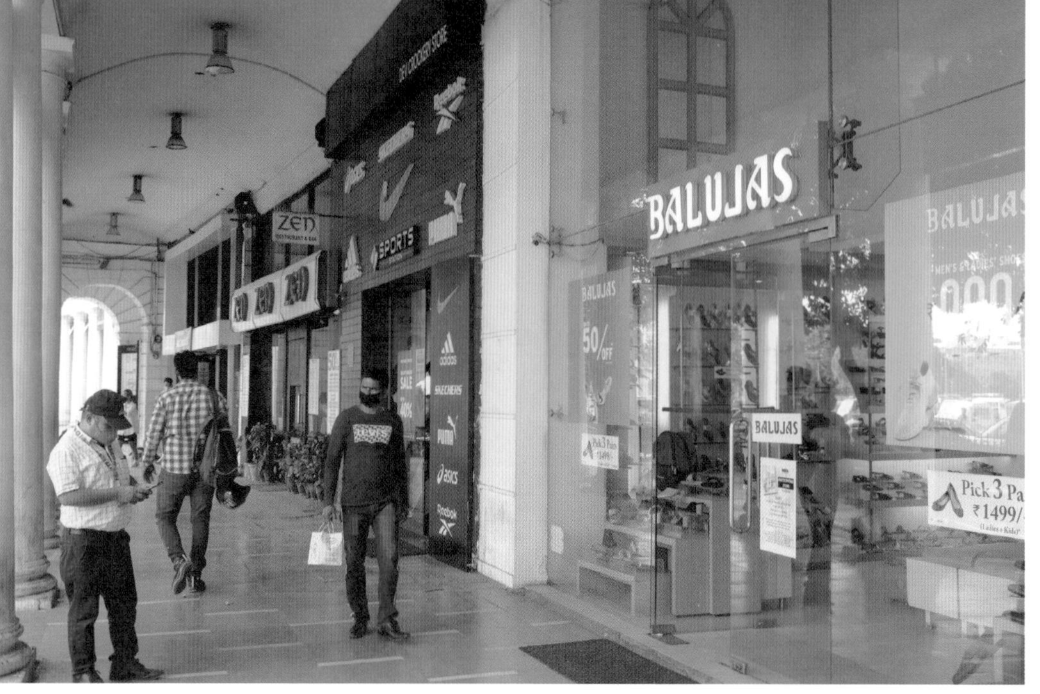

印度 6 月起執行三階段解封，但由於疫情仍在升溫，新德里最熱鬧的康諾特廣場顧客稀少。（康世人新德里攝）

沒有像其他國家那樣嚴重。

至 6 月 1 日，印度確診人數破 19 萬人，超越法國成為世界上病例數第七多的國家。

新加坡從 4 月 7 日到 6 月 1 日實施阻斷措施（Circuit Breaker），6 月 2 日起分三階段重啟經濟活動。2 日起，四分之三經濟活動恢復運作，有三分之一員工返回公司上班，多數雇主安排員工繼續維持居家辦公模式，更多提供必要服務行業將獲准復工。新加坡學校重新開放，僅有畢業班學生全面復課，其他年級採取輪流返校模式。

新加坡規定外出還是要戴口罩，但如從事跑步、騎腳踏車或快走等較為劇烈運動，可以不戴口罩，但要保持安全距離。

在解封第一階段中，餐廳與屬於庶民美食中心的小販中心、食閣或咖啡店照常營業，仍限制用餐，只能採取外帶或外送模式。朋友之間仍不能聚會，必須等到解封第二階段的過渡期才會恢復。專門販售飲料的商店禁止復工，其中包括珍珠奶茶店。

義國疫情趨緩解封　鄰國仍怕怕

義大利 6 月 3 日起對歐洲觀光客恢復開放，希望隨著夏季旅遊旺季展開，解封助觀光業回春。但在義大利尚未完全脫離疫情下，不少外國觀光客恐怕暫時不會到義大利觀光。

義大利是歐洲第一個爆發疫情的國家，至 6 月 3 日官方累計死亡病例超過 3 萬 3,000 例，3 月初祭出防疫封鎖措施後，感染病例大幅下滑。在面臨二戰後最嚴重的衰退下，義大利亟需外國觀光客回籠，提振經濟。

但瑞士、奧地利於 6 月對部分歐洲國家開放邊界，都仍獨漏義大利。比利時和英國仍建議或禁止非必要的海外行程。

對於周遭國家瀰漫反義氣氛，義大利外交部長迪馬尤（Luigi Di Maio）警告這些鄰居，不要把義大利當成痲瘋病患，避之唯恐不及。迪馬尤 5 月 30 日表示，他將前往德國、斯洛維尼亞和希臘等國，說服他們前往義大利旅遊安全無虞。（文／康世人，新德里；黃自強，新加坡；劉淑琴，台北）

台灣疫情為什麼沒大爆發？公衛手段及好運氣

台灣通過武漢肺炎期中考，2020 年 6 月 7 日進入防疫新階段，過去四個多月二度遭遇本土不明來源群聚陸續冒出、歐美境外移入壓境，幸而仰賴洗手戴口罩、隔離疫調等公衛檢疫手段，以及一點好運氣，沒有封城就化解大爆發危機，堪稱奇蹟。

台灣的第一個病例是從湖北省武漢返台的女台商，確診時間是 1 月 21 日。然而，早在跨年之夜，就已超前部署，第一個防疫措施是對武漢直航班機採取登機檢疫，1 月 20 日開設中央流行疫情指揮中心，整備物資人力，此後邊境檢疫加嚴，社區防疫逐步開展。

從首例個案至 6 月 7 日 139 天，全台累計 443 例，其中 352 例境外移入，55 例本土病例及 36 例敦睦艦隊群聚案例。另有九例是缺乏 PCR 核酸檢測證據，而是經血清抗體檢出陽性而發現的極可能病例，包含敦睦艦隊八人及追蹤白牌計程車司機感染源時的一名台商。

指揮中心專家諮詢小組召集人張上淳 6 月 6 日統整病例分析，1、2 月大部分都是零星個案，每日新增數不會超過五人；一直到 3 月 17 日起，境外移入以每天二位數的增幅大量湧入，最高曾一天新增 30 餘例。

隨著台灣國境封關、加強民眾入境檢疫後，境外移入壓力才減輕，4 月 18 日又遇上敦睦艦隊群聚案。經血清抗體證明，敦睦艦案感染源來自台灣，只是源頭不明。在敦睦艦隊疫情後，台灣僅有零星境外移入。

長庚醫院兒童感染科教授級主治醫師黃玉成告訴中央社記者，台灣疫情相較於國際，有幾個特色，包含確診人數少、又以境外移入多，本土個案不多，不明感染源的案例僅 11 例，疫情可透過明確疫調和檢疫控制下來。醫療體系超前整備，死亡率也比國外低很多。

以武漢肺炎基本傳染數（R0 值）約三來估算，每一人可以傳染給三人；台大醫院小兒科主治醫師李秉穎也曾說，台灣有 11 個不明感染源的本土個案，疫情傳播停留在親近人而沒有擴散，是一個「奇蹟」。

醫療整備科技輔助　公衛手段阻斷疫情

「奇蹟」如何發生？指揮中心發言人莊人祥接受中央社記者採訪時表示，不可否認，台灣運氣不錯，加上從疫情剛萌芽就執行登機檢疫、居家隔離檢疫、勤洗手戴口罩等衛教宣導，透過傳統公衛手段阻斷疾病傳播鏈，加上科技輔助，讓檢疫管理更符合實務所需。

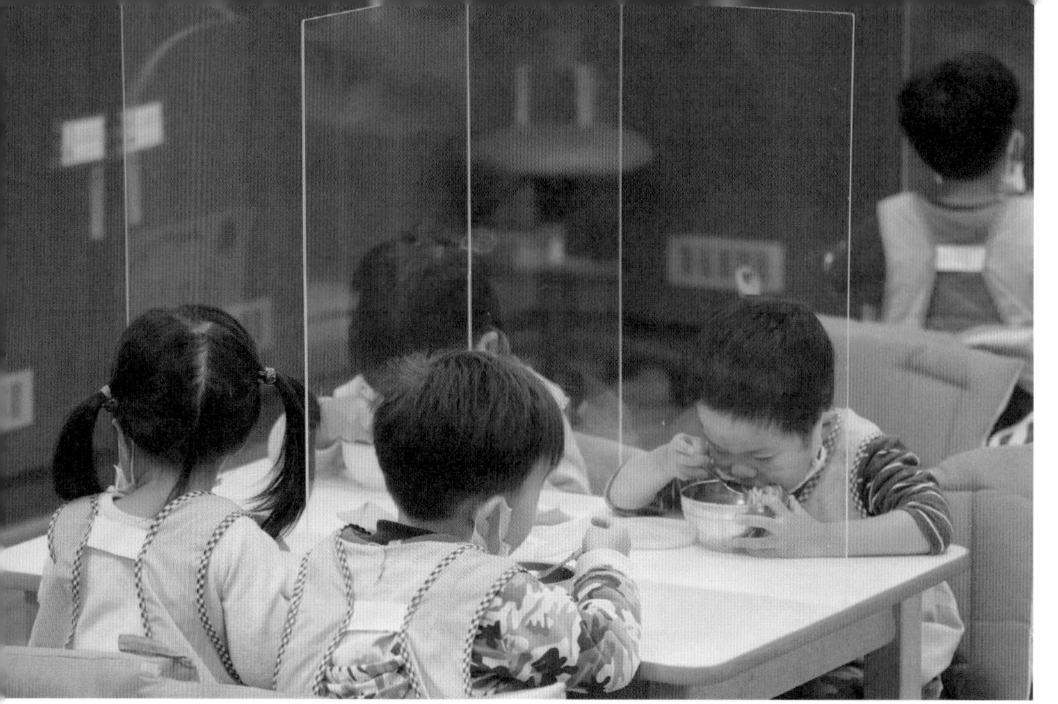

台灣 6 月 7 日解封，落實防疫新生活，幼兒園幼童在裝設透明隔板的安全防護下吃點心。（徐肇昌攝）

回想防疫過程最棘手的時刻，莊人祥說，已故的白牌計程車司機是台灣首例沒有旅遊史、找不到感染源，後來社區又陸續冒出不明感染源個案，追得很辛苦；加上 3 月中過後境外移入陸續增加，又沒辦法一舉對歐美封關，病例急遽增加，壓力最大。

台灣與疫情嚴重的中國僅一海之隔，民眾交通互動頻繁，國外專家曾唱衰台灣將災情慘重。至 6 月 7 日，全球疫情還看不到盡頭，台灣已連續 56 天沒有本土個案，社區安全、國內逐步解封，展開防疫新生活。

台灣防疫成績，一方面是全民素質，2003 年 SARS 疫情慘痛教訓之後，絕大多數民眾有認知、並能配合防疫；另一方面，防疫團隊尊重專業，「知錯能改」、「快速應變」可能也是關鍵。

莊人祥表示，防疫過程中雖有遇到亂流，也曾有小錯誤，但很快就因應補破洞。如當時歐美境外移入多，檢疫一開始不周全，發現問題後立刻回溯採檢、要求居家檢疫。

又例如，從邊境到社區的檢疫，一開始因人數眾多，難免流程混亂，後來逐步修正，導入入境檢疫系統、電子圍籬等，讓管理更順暢。

全民配合防疫　有待疫苗藥物提高群體免疫

指揮中心也為了了解社區感染狀況，回溯篩檢通報流感併發重症但檢驗為陰性且有不明原因肺炎者，也透過這種方法，找到白牌計程車司機個案；另外也針對醫護等高風險對象擴大篩檢，消除外界對不普篩的質疑。

國際疫情還在往上走，截至 6 月 6 日，全球確診超過 670 萬例，死亡將近 40 萬人。台灣安全挺過第一波考驗，但也有些人擔心，台灣個案少，秋冬可能又有武漢肺炎，未來若疫情大爆發，缺少群體保護力。

莊人祥表示，若要達到群體保護力，曾感染者必須達到 55%，目前全球疫情最嚴重的美國、西班牙，抗體檢測的結果也頂多 10% 至 20%，全球沒有任何一個國家達得到群體免疫。

他認為，台灣毋須為了增加群體免疫，讓民眾陷於染病風險，甚至造成醫療崩潰的窘境。寄望疫苗和抗病毒藥物，才是解方。

台灣確診的443例中，男女比例相當，年齡中位數為32歲，最年幼者四歲、最年長者88歲，年紀大於60歲共有60人，占約14%。

在352例境外移入裡，來源國以美國（92）、英國（72）、法國（25）、西班牙（20）、土耳其（17）排名前五。也因此台灣確診個案年齡分布，以較常出國遊學、旅遊的年輕人居多（20至29歲）。

死亡的七名個案中，有五人年齡高於50歲，兩人為40餘歲。除了一名40餘歲死者沒有慢性病外，其餘死者都有慢性疾病，如肝炎、糖尿病、高血壓、洗腎、癌症病史、心臟疾病等。

武漢肺炎症狀相當多樣性，以台灣整體個案分析，有超過五成都會咳嗽，超過四成發燒、約25%鼻塞／流鼻水、近兩成嗅覺異常或喪失、超過一成會味覺異常或喪失。但在敦睦群聚案中則觀察到，除了11人沒症狀，超過六成有嗅覺異常，其次是超過四成會咳嗽，僅24%曾發燒。（文／陳偉婷，台北）

旅遊泡泡國家難尋
邊境解封檢疫成挑戰

台灣武漢肺炎疫情至2020年6月7日告一段落，要安心出國玩，或外國人想來台，還要再等等。指揮中心訂出邊境解封原則，但哪些國家防疫成效「門當戶對」、入境後檢疫執行是重大挑戰。

台灣疫情平穩，到6月7日已滿八週沒有本土個案。就公衛角度解讀，過了四個潛伏期都沒有病例發生，意即社區相當安全，國內開始大規模解封，只要內化防疫新生活，保持安全距離或戴口罩，任何活動、場所都不限人數。

國內防疫鬆綁，外界持續關注邊境解封，期待恢復經貿商務活動，還有不少人蠢蠢欲動，想要出國。只是，國際疫情還看不到盡頭，甚至以每天新增10萬病例的速度爬升，截至6月6日，已累計超過674萬例。

境外疫情未退燒　打開國門看條件

中央流行疫情指揮中心初步定調，邊境解封有四原則，將檢視該國疫情規模、檢驗量能、疫情透明度、且需雙邊互惠才考慮開放。各國暫可分成四類，各類可能依疫情等級風險分不同的檢

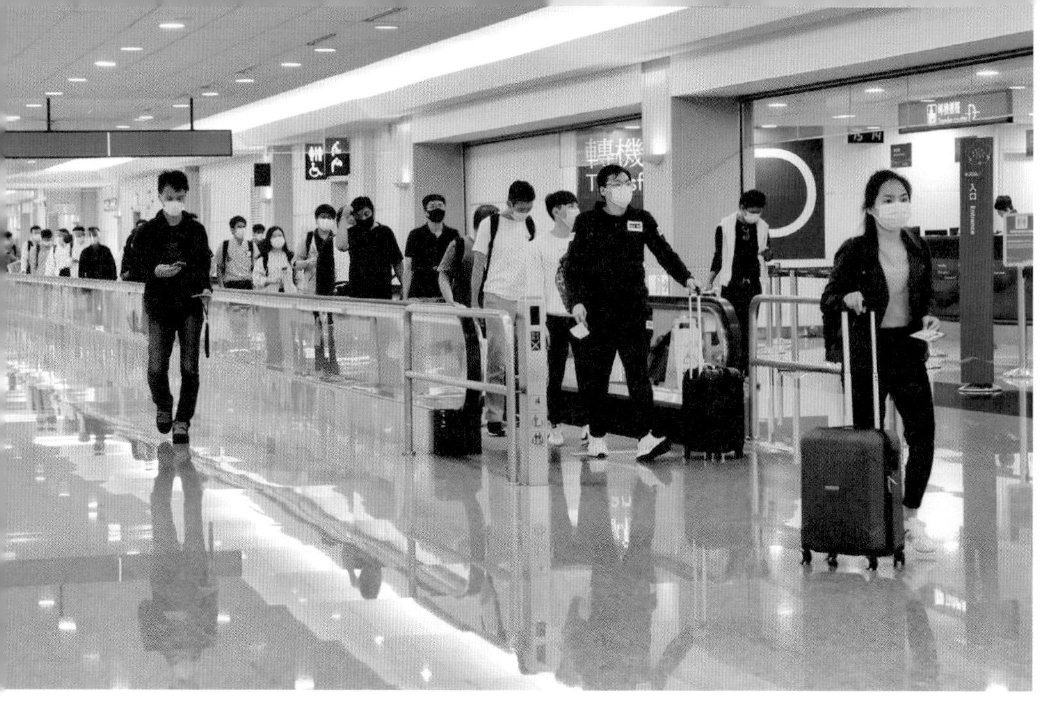

台灣6月7日防疫鬆綁，展開防疫新生活，各界持續關注邊境解封時程，期待恢復經貿商務活動。（吳睿騏桃園機場攝）

疫標準。

據了解，邊境解封難度高，關鍵在於國際疫情仍相當嚴重，要談成「門當戶對」、雙邊互惠的國家並不容易，且旅客入境後如何透過不同強度的檢疫、確保病毒不會進入社區或釀成社區群聚，必須超前整備。

疫情指揮中心副指揮官陳宗彥接受中央社記者採訪時表示，邊境風險必須嚴管，約在一個半月前，指揮中心已因應未來旅客常態化入境整備，將透過三個做法，要讓邊境到社區的防線更完善。

目前旅客入境前都要透過入境檢疫系統填報健康聲明；陳宗彥說，未來解封後，將要求旅客搭機前就得上線填資料，完成申報程序才能搭機，如此才能確認旅客來自何方、是否符合入境規定以及該配合的檢疫規範。

陳宗彥說，第二是盤點機場動線，目前機場就有防武漢肺炎和防非洲豬瘟兩道防線，要避免人流混雜，應擬定專屬的動線。第三則是優化用來追蹤居家檢疫者動向及健康狀態的電子圍籬系統。

整備旅客入境　科技輔助邊境社區防線

陳宗彥表示，居家檢疫的天數可能很長，追蹤系統要更為自動化，以目前的使用經驗來看，不管是雙向簡訊、聊天機器人關懷，使用的效果都跟村里幹事「真人」關懷效果差不多，可透過科技取代大規模人力。

目前台灣每天約有千人旅客入境，有症狀就採檢，且送集中檢疫所等結果。採檢、檢疫所或防疫旅館量能都夠，應可負荷未來商務客解禁。

長庚兒童感染科教授級主治醫師黃玉成表示，台灣高規格的防疫整備能撐多久，一旦邊境解封，旅客一進來，就怕疫情再起波瀾。他雖然也很想出國，但國外疫情嚴重，就算做好戴口罩等防護措施，也很難做到很好，民眾可能要再耐心等等。

抗 SARS 專家、前疾管局長蘇益仁表示，「有症狀者不可入境」這一點絕不可妥協，其餘無症狀旅客可考慮在入境前提出健康聲明或在機場接受快速採檢，盡量在一、二小時內得知結果，確認陰性就放行並每天追蹤健康狀況。

評估醫療檢疫量能　有症狀不入境

蘇益仁也說，既然開放勢在必行，代表台灣必須承受某些風險，不可能永遠維持零確診，政府應趁著疫情趨緩之際，思考台灣醫療體系能承受多少病例，並訂出配套措施，確保境外移入病例數量維持在一定範圍內。

台大兒童醫院小兒部主治醫師李秉穎則說，商務旅遊如何解禁令人頭痛，因病毒潛伏期可到 14 天，如果旅客檢疫、隔離期縮短至五、六天就出來，仍可能有漏網之魚；一旦有漏網之魚，國內旅遊就不再安全。

李秉穎建議，應由外交單位主動出擊倡議「安全旅遊聯盟」，攜手比較安全的國家制定一致的規則，確保出國入境的染疫風險都能降到最低。（文／陳偉婷、張茗喧，台北）

科學佐證八成民眾戴口罩可減少疫情衝擊醫療

台灣中央流行疫情指揮中心以數據模擬推算，有八成民眾戴口罩就能讓醫療體系安然度過武漢肺炎疫情，低於六成則病人會爆床，戴口罩或社交距離的防疫新生活，可減少疫情造成醫療崩壞。

台灣自 2020 年 1 月 23 日起停止醫療口罩出口，並由政府全數徵用，6 月 1 日解禁，開放口罩出口與國內銷售，改為定額徵用，同步維持實名制購買口罩。

疫情指揮中心與中央研究院合作「防疫新生活政策模擬」計畫，中央流行疫情指揮中心發言人莊人祥 6 月 7 日表示，在全球 COVID-19 大流行威脅下，這是以數據模擬做佐證，應時時落實戴口罩或維持社交距離，養成防疫新生活的習慣。

依照台灣隔離病床數現有約 3,000 床，模擬運算戴口罩服從度與醫療減災程度，結果只要全台民眾戴口罩服從度達八成，醫療體系可以安全度過疫情，病床足夠使用，如果七成戴口罩則醫療體系約可維持 200 天，六成以下就會病床不足。

同樣地，在社交距離服從度也是類似結論，如果沒戴口罩就要維持室內 1.5 公尺，戴口罩就不用維持社交距離，就能達到防疫效果。

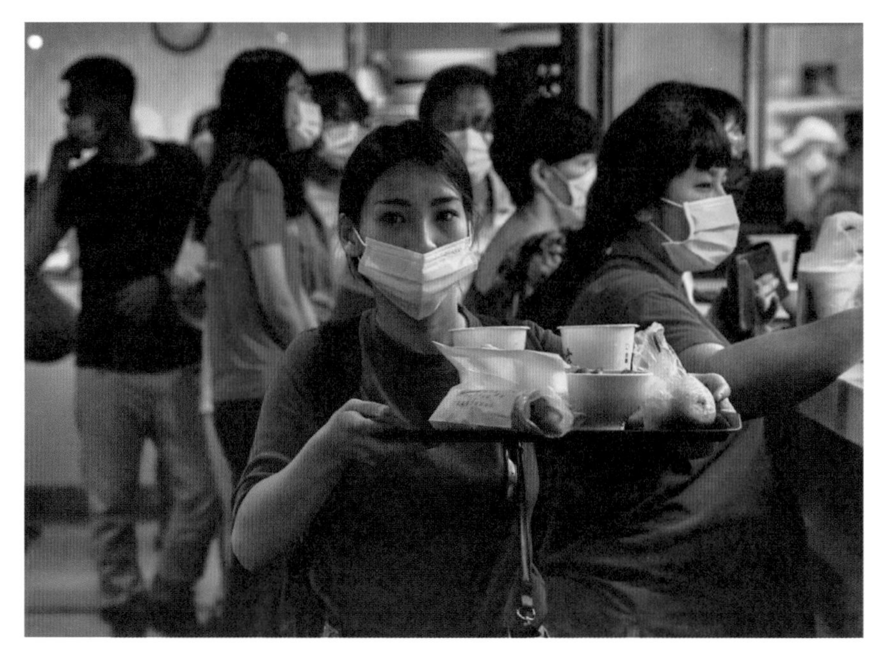

經數據模擬推算，若全台灣民眾戴口罩服從度達八成，醫療體系可安全度過疫情。（王飛華攝）

莊人祥解釋，計畫中分為五個年齡層，將每個年齡層的接觸頻率放入電腦，運用英國倫敦帝國學院 2020 年 3 月的研究設定參數，假想發生武漢肺炎疫情，每五天產生一個新境外移入個案，但未考慮機場防疫、邊境管制，也未考慮各國資訊透明度。

莊人祥說，如未來要開放邊境，這個計畫可以說明戴口罩、維持社交距離能夠做到什麼程度、是否能真的有效減少病毒傳播；模型不太可能做到完全正確，因為隨著疫情變化及民眾反應，參數會簡化或調整。

他舉例說明，只要一發現有病例入境，民眾就會就改變行為，戴口罩服從度就會提高。

這項政策模擬推算也顯示，彼此接觸的兩人都戴口罩時，可以減少 7 成感染，只一人戴可以減少四成五，社交距離 1.5 公尺減少六成九感染。值得一提的是，15 歲以下的小孩每天接觸的人最多，身體接觸的比例也比較高。

在所設定的參數方面，武漢肺炎潛伏期約 5.1 天，有症狀者，症狀前 12 小時有傳染力；無症狀者被感染後 4.6 天有傳染力；平均傳染下一人的世代時間是 6.5 天，基本再生數是 2.4；無症狀者傳染力僅有症狀者的 50%，個案隔離、疫調追蹤接觸者居家隔離 14 天。

模擬運算並依台灣人口普查結果，年齡、地理分布，隨機的方式分布到全台 7,000 多個里，每個里約 2,000 人左右；分五個年齡層，0 至 4 歲、5 至 18 歲、19 至 29 歲、30 至 64 歲及 65 歲以上。（文／陳偉婷、張雄風，台北）

台灣疫苗進動物實驗階段 快篩拚 2020 年底上架

台灣武漢肺炎疫情趨緩，但相關藥物、疫苗、快篩仍不可或缺，各單位積極研發，中央研究院與數家廠商完成抗原檢測的技轉簽約，財團法人國家衛生研究院投入的疫苗研發將進入動物實驗階段。

台灣疫情平穩，防疫措施2020年6月7日起大幅鬆綁，展開防疫新生活；不過，由於台灣多數民眾身上沒有抗體，各界期待藥物、疫苗及快篩試劑能早日問世，避免第二波疫情來襲。

面對這場防疫大戰，台灣各學研單位包含中央研究院、國家衛生研究院及各家生技廠商無不摩拳擦掌積極研發，盼儘早獲得研究果實。

在快篩試劑方面，中研院基因體研究中心研究員楊安綏研究團隊成功研發武漢肺炎快篩裝置，4月釋出優化的材料，在生技產業引起關注。

中研院智財處長葉雲卿表示，5月起已陸續與廠商完成抗原檢測的技轉簽約，兩家廠商完成簽約、五家正在處理合約事宜，另外有三家廠商估計會完成簽約，且也正與五至六家國外廠商洽談技轉事宜。

國衛院則與國防醫學院預防醫學研究所共同合作「新型冠狀病毒快篩試劑」，經嚴謹審核程序與機制，已與五家公司完成技轉授權簽約，此快篩最快10到15分鐘可知結果，可望2020年底上市，確保國內優先使用。

在生技業界，凌越生醫新開發的新型冠狀病毒抗體快篩試劑已通過台大醫院臨床試驗，只要10分鐘就能有結果，可立即量產，也已送衛生福利部食品藥物管理署申請核准。

泰博也公告已與中研院開發的新型冠狀病毒抗原快篩檢測試劑完成非專屬授權合約簽署事宜，後續將按既定規劃期程，依照各國相關規範進行後續檢測試劑認證程序及上市事宜等。

在藥物開發方面，長庚大學、長庚醫院、中研院研究員馬徹、國防醫學院預防醫學研究所、牛津大學組成的合作團隊，耗時數月從確診個案身上找出50多株人類單株抗體，如同「神奇子彈」。

長庚團隊更從中發現一株抗體具有阻斷新冠病毒進入人體的功能，抑制病毒能力達90%至98%，而且對武漢株、美國株、歐洲株、埃及株都具有相同中和效果，以各種不同的免疫方法進行抗體效能驗證都證實有效，是最具潛力的單株抗體藥物，將以此進行治療型藥物開發，最快2020年底可望上市。

長庚大學新興病毒感染研究中心主任施信如表示，有別於多數藥物開發曠日廢時，還要毒性檢驗，抗體藥物使用來自人類的抗體物質，不僅安全性高，專一性也高，可辨識特定病毒並抑制或消滅，較不會影響正常細胞，並降低副作用產生、大幅縮短藥物研發的時間。

在疫苗方面，根據WHO統計，目前全球共有10件武漢肺炎疫苗進入臨床試驗，包括三件核酸疫苗、兩件利用腺病毒作為載體的重組病毒疫苗、四件不活化病毒疫苗以及一件以遺傳工程技術生產出的次單位疫苗。

中央流行疫情指揮中心研發組長梁賡義表示，國內有五個單位正在進行武漢肺炎疫苗研發，包括國衛院、中研院以及三家生技公司，預計 2020 年底前進入人體臨床試驗。

國衛院 2 月初宣布投入四類疫苗研發，包括胜肽疫苗、重組病毒、DNA 以及次單位疫苗。國衛院感染症與疫苗研究所所長廖經倫表示，歷經 3 個多月研究，25 支候選疫苗中已有 11 支經細胞實驗確認能中和病毒、避免進一步感染，將進入最關鍵的動物試驗階段，最快 2020 年底、2021 年初展開臨床試驗。

至於國光生技自主研發的武漢肺炎疫苗，國光生技董事長詹啟賢表示，動物小鼠試驗疫苗抗體反應佳，目標下半年啟動人體試驗，希望 2021 年冬天讓有需要的台灣人都能施打。（文／吳欣紜、張茗喧，台北）

疫情反彈
北京新發地批發市場爆發群聚感染

中國北京市在 56 天無新增 2019 冠狀病毒疾病本土病例後，2020 年 6 月 11 日再度出現一起本土確診病例，疫情快速蔓延，至 6 月 15 日累計破百例確診，更擴及遼寧、河北、四川。這波疫情均與北京豐台區的新發地批發市場有關，7 月初疫情趨穩，至 7

月 5 日累計新增 334 例確診病例，其中 10 人治癒出院。

疫情爆發初期，新發地市場 6 月 13 日凌晨 3 時起緊急暫時關閉，所有出入口封閉，全面進行衛生整治和環境消毒，新發地長途客運站停運，附近道路封鎖。除了新發地，京深海鮮市場等多間批發市場也暫時關閉進行排查與全面消毒。

北京市委書記蔡奇 6 月 13 日主持疫情防控會議時指出，「北京已進入非常時期」。會議強調，對新發地批發市場封場休市，對周邊居民社區等場所實施封閉式管理，勿出不進；5 月 30 日以來與新發地批發市場有密切接觸的人員要主動向單位和社區報告，並到醫療衛生或檢測機構進行核酸檢測。

豐台區 6 月 13 日啟動戰時機制，成立現場指揮部。11 個小區全面封管，學校全部停課；新發地等六家批發市場也暫時關閉。此外，北京全市的跨省旅遊團、體育賽事相繼喊停，尚未復課的小學一至三年級暫緩復課，市內多個旅遊景點也宣布暫停開放。

新發地是北京最大的農產批發市場，蔬果供應量就占全市九成，交易規模號稱亞洲最大。新發地傳出疫情，輿論紛紛聯想到武漢市首度爆發疫情的華南海鮮市場。

北京市官方 6 月 15 日宣布全市進入「一級工作狀態」，豐台、門頭溝、大興三區更進入「戰時狀態」；全市有 23 個街道及鄉鎮被列為疫情中高風險區。北京市中共官員表示，經清查，5 月 30 日以來曾前往疫情起源的新發地批發市場者，約有近 20 萬人，全北京安排以社區為單位的檢測，以找出可能的感染者。

全市小區、村出入口6月15日起進入24小時值守狀態。而新發地批發市場周邊，以及受波及的玉泉東市場周邊共21個小區，即日起進行封閉管理。

世界衛生組織（WHO）6月15日表示，中國北京新增逾100個病例，是重大事件，世衛正在調查爆發的源頭和程度；盼北京分享基因序列資訊。中國疾病預防控制中心6月18日則發布北京市本土疫情及病毒基因組序列資料，提供國際社會公用。官方專家稱，初步研究結果顯示，病毒來自歐洲，而且比歐洲現在流行的病毒還要老，但如何傳入還待確認。

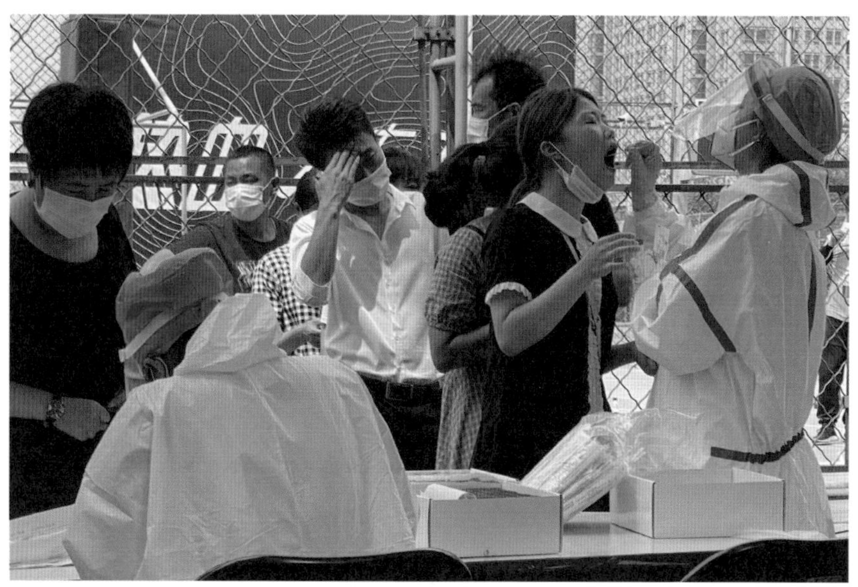

北京新發地批發市場爆發群聚感染後，對周邊居民或曾與市場有密切接觸的人員進行檢測。（美聯社）

新發地批發市場的疫情，一度傳出感染源可能是鮭魚，官方曾在切割進口鮭魚的砧板上檢測到病毒，主要賣場超市與餐廳紛紛下架鮭魚。但中國疾病預防控制中心 6 月 16 日表示，目前沒有證據顯示鮭魚是新型冠狀病毒的帶原體或中間媒介，疫情源頭無關鮭魚。

疫情發生後，北京市嚴禁四類人員離京，對其他人員宣導非必要不出京，確需離京者，持七日內核酸檢測陰性證明。7月3日，北京市官方宣布，當地疫情形式總體穩中向好，4 日零時起，對北京全市低風險地區人員出京，不再要求持有核酸檢測陰性證明。（文／楊昇儒、張淑伶、周慧盈，台北）

台灣重症康復者「慶生」裝葉克膜 33 天創紀錄

台灣台大醫院 2020 年 6 月 18 日為 2019 冠狀病毒疾病的重症康復者舉行「慶生」記者會。一位 50 多歲的 A 先生染武漢肺炎且重症，插管 37 天、裝葉克膜長達 33 天，創全台確診者天數最長紀錄。他昏迷超過 30 天，死亡率高達 85%，一腳跨進鬼門關，但在醫護努力下重返人間。

台大內科加護病房主任古世基表示，A 先生有抽菸、癌症病史（已治癒），3 月底陸續出現腹瀉、全身無力等症狀，先到他院就醫而後確診。但肺炎快速惡化必須插管，4 月 5 日因狀況轉壞轉到台大醫院。

古世基表示，病患先後出現肺休克、低血氧，轉到台大醫院當天就裝上葉克膜，並使用抗細胞激素藥物治療病毒感染引發的細胞激素風暴，病患同時又出現腎衰竭、必須洗腎。

A 先生因多重器官衰竭徘徊在鬼門關前，古世基說，個案當下死亡率高達 85%，那時候團隊心情很沉重，很希望救他。醫院啟動多團隊的照顧，除了感染狀況、免疫、內科、營養、復健、護理團隊等介入幫助，也在暴露感染的高風險下，組成「拍痰團隊」協助病友拍痰、翻身等。終於在長達 75 天的住院後，順利脫離險境。

A 先生在記者會表示，他昏迷超過 30 天，現在回首，很懷疑「我自己在哪裡？」非常謝謝台大醫院，在這麼短的時間，讓他從心臟停止到可以出席記者會。

談到願意現身記者會，A 先生哽咽地說，第一線人員讓他太感動，當他離開負壓病房時，所有醫護人員在走道上喊著他的名字，一邊說「你可以的！你要加油」，讓他認為有必要出席記者會，表達對醫護的感謝。

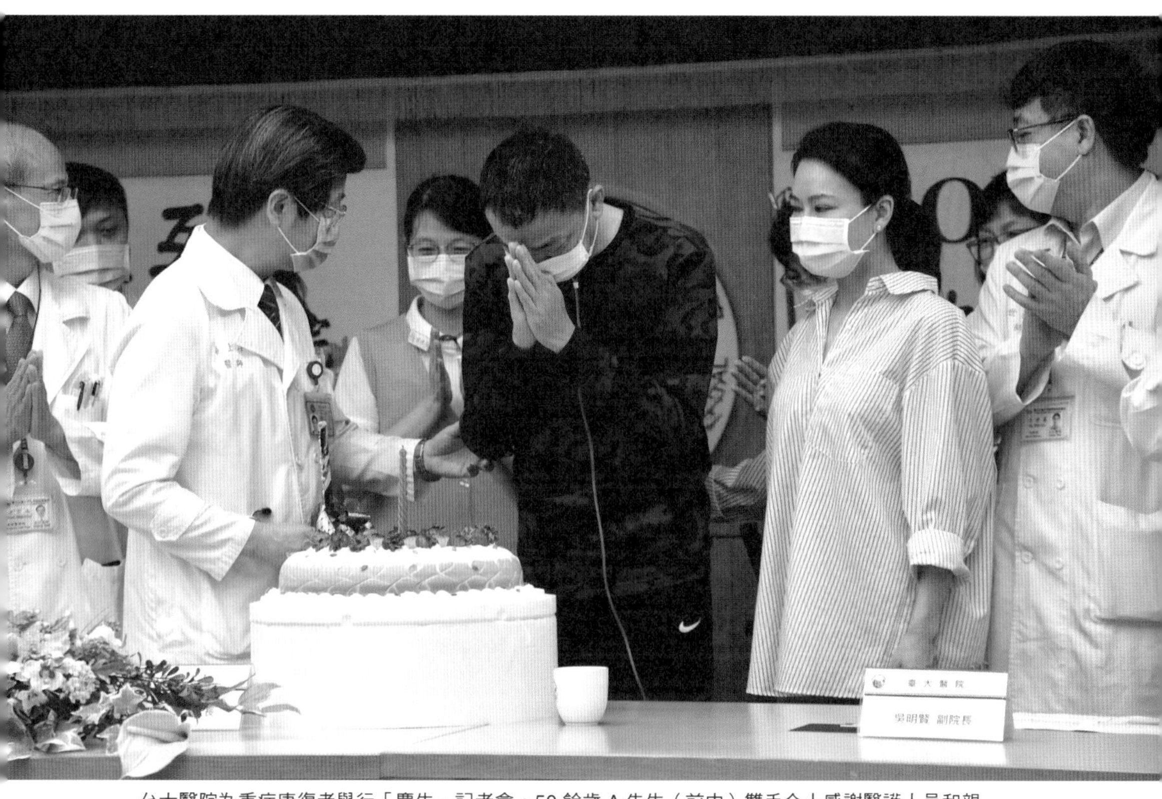

台大醫院為重症康復者舉行「慶生」記者會，50 餘歲 A 先生（前中）雙手合十感謝醫護人員和親友的支持。（王飛華攝）

守護重症患者　護理師：不擔心自己只擔心家人

護理師蔡瑩慧是拍痰團隊一員，也是 A 先生的主責護理師，她分享照護心情時說，因 A 先生病況嚴重，痰液病毒量也高，團隊進去照顧時都必須全副武裝，戴上外科和 N95 口罩及防護罩，又濕又悶又熱，且 A 先生身上有高達 11 條管路，如何細心動作、確實拍痰又不影響管線，成照護一大挑戰。

除了拍痰，蔡瑩慧表示，最辛苦的地方在於全責照護，病人從頭到腳所有事情都要包辦，給藥換藥、協助大小便、翻身、照顧管路，都要近距離靠近病人。拍痰時動作要確實，但全身裝備下，她總是邊拍邊喘，每拍幾分鐘就得休息。

「看到病人痊癒，對我們就是最大的肯定和成就感。」蔡瑩慧說，照顧病人不擔心自己染病，只擔心家人和影響職場同事，擔心爆發群聚事件。但大家都有做好防護，有同事回家就「自我隔離」，馬上洗澡換衣且不與家人同桌。

有過去 SARS 遭歧視經驗，台大醫院護理督導長莊寶玉說，這次遇到疫情，對職業「三緘其口」。有同事小孩的保母，因擔心其他收託的孩子被傳染而拒收護理師的孩子。這次醫院在物資籌措比較辛苦，但大家都盡力找防禦物資，做好防護。

台灣大學副校長張上淳表示，在全球案例中，台灣武漢肺炎死亡率非常低，因醫療照護品質非常好，醫護團隊和閻羅王拔河，終於把病人拉回來。除了醫護的協助，台大醫院檢驗醫學部協助政府驗了超過 1 萬個檢體，為政府幫助許多。（文／陳偉婷，台北）

球王喬科維奇確診 自辦網賽害多人染疫被罵翻

男網世界排名第一、生涯獲 17 座大滿貫冠軍的塞爾維亞名將喬科維奇（Novak Djokovic）2020 年 6 月 23 日表示，自己確診武漢肺炎，妻子伊蓮娜・李斯蒂奇（Jelena Ristic）也染疫。另有三名參與喬科維奇所主辦網球賽的選手、喬科維奇的教練等人也確診，引發批評聲浪。

亞得里亞巡迴賽是由喬科維奇主辦的慈善表演賽，在巴爾幹半島各城市舉行。在爆發疫情後，剩餘賽事停辦。

喬科維奇發表聲明說：「我們一抵達（塞爾維亞首都）貝爾格勒（Belgrade）就去接受檢測。」他還說，自己沒有出現任何症狀，「我的（檢測）結果是陽性，和（妻子）伊蓮娜一樣，但我們的孩子檢測結果為陰性」。

喬科維奇說：「我對每起感染病例感到非常抱歉。我希望它不會使任何人的健康狀況惡化，所有人都會好好的。未來 14 天我仍會進行自主隔離，五天內會再次接受檢測。」

喬科維奇表示，亞得里亞巡迴賽背後理念很崇高，他希望為有需要的球員籌措資金。這項賽事目的是在 2019 冠狀病毒疾病迫使各項賽事停辦之際，協助東南歐已有知名度及前程似錦的網球

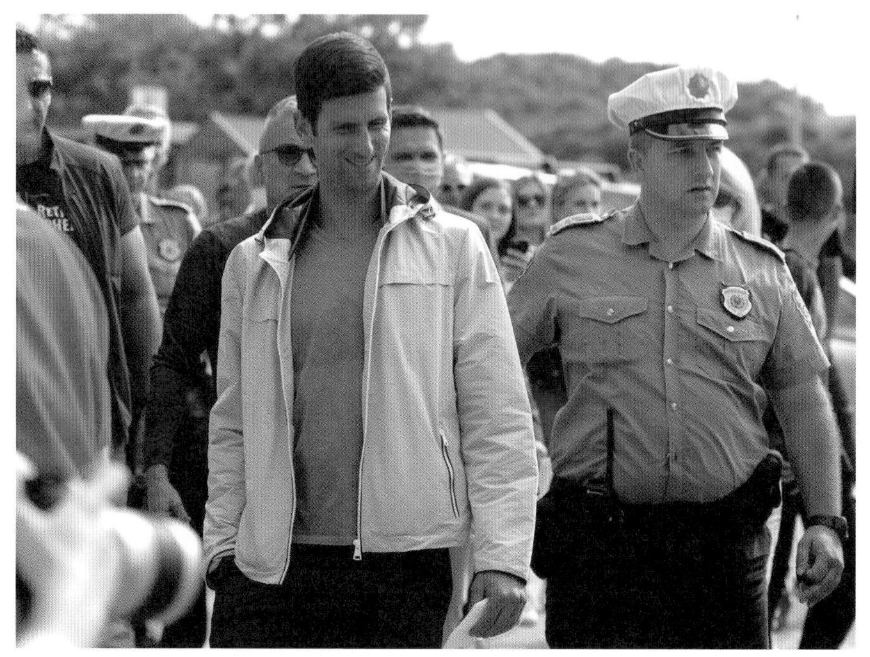

球王喬科維奇（中）舉辦網球賽使自己和多人染疫，圖為他 7 月 13 日到訪波士尼亞維索科（Visoko），這是他確診自主隔離後首次公開露面。（美聯社）

選手，取得參與一些網球競技的機會。

在貝爾格勒舉行的亞得里亞巡迴賽開幕賽，座位看台區滿席，球員在場上彼此擁抱，比賽之餘，也一起打籃球、拍照並參加記者會。喬科維奇並為球員籌辦晚會，他與其他選手在沒有保持社交距離的情況下共舞，相關照片和影片被放上社群媒體。

喬科維奇不顧疫情危險舉辦網球表演賽，招致許多批評。在亞得里亞巡迴賽中，球迷擠滿球場，大家都沒戴口罩，工作人員的部署是依照疫情爆發前的慣例安排，這讓衛生問題拉起了警報。選手們相互擁抱、擊掌，比賽之餘還一起打籃球、踢足球。

對許多人來說，最忍無可忍的是球員打完第一輪比賽後，在擁擠夜店大肆慶祝、跳舞的影片。（文／李宛諭、李晉緯、張正芊，台北）

6月28日全球確診病例破千萬 近50萬人死亡

根據世界衛生組織統計，全球2019冠狀病毒疾病確診病例於2020年6月28日突破千萬大關，相當於每年記錄到嚴重流感病例的兩倍；七個月來造成近50萬人死亡。

許多疫情嚴峻的國家正在放寬封鎖措施，在疫苗問世前，各國紛紛大幅改變工作和生活模式，時間可能持續一年以上。

若干國家感染人數近來再度激增，使得當局不得不恢復部分封鎖措施；專家表示，未來幾個月，這般情況恐怕還會反覆上演，一路持續到2021年。

路透社根據政府報告統計，全球逾千萬病例中，北美洲、拉丁美洲和歐洲各占約25%，亞洲和中東地區則分別占約11%和9%。

至6月28日有超過49萬7,000人染疫病故，相當於每年通報流感病故人數。

疫情進入新篇章，正苦於對付疫情的印度和巴西單日新增逾萬病例，使得國內各項資源嚴重短缺。

全球過去一週的新增病例中，印度和巴西就占了超過三分之一。巴西6月19日通報新增5萬4,700起病例，創下單日最高紀錄。若干研究人員表示，到10月前，拉丁美洲病故總人數恐從本週約10萬人攀升至逾38萬人。

過去一週，染疫總人口持續以每天1%到2%速率增加，低於3月疫情顛峰期的逾10%。

中國、紐西蘭和澳洲雖大幅抑制住社區感染的情況，但過去一個月仍分別爆出新疫情。美國迄今通報250多萬確診病例，染疫人數居全球之冠，5月雖勉強減緩病毒擴散，但近幾週來疫情再度升溫，先前未受感染的農村地區和其他地方也紛紛淪陷。

美國的死亡病例也高居世界第一，達12萬5,747人，位居第2名的巴西有5萬7,622人病故，英國為第3名，有4萬3,550人死亡。（文／李佩珊、陳彥鈞，台北）

疫情重創經濟
全球極貧人口恐暴增 5 億

2019 冠狀病毒疾病大流行。慈善機構樂施會（Oxfam）2020 年 4 月趕在國際貨幣基金（IMF）和世界銀行（World Bank）舉行年度會議前公布報告指出，已在全球奪命無數的這場疫情，恐導致全球極度貧窮人口暴增 5 億。

樂施會直言，這場疫情導致的經濟危機，更甚 2008 年全球金融危機，「無論情況如何，全球貧窮現象將加劇，為 1990 年以來首見」。報告還說，部分國家恐將倒退回 30 年前所見的貧窮程度。

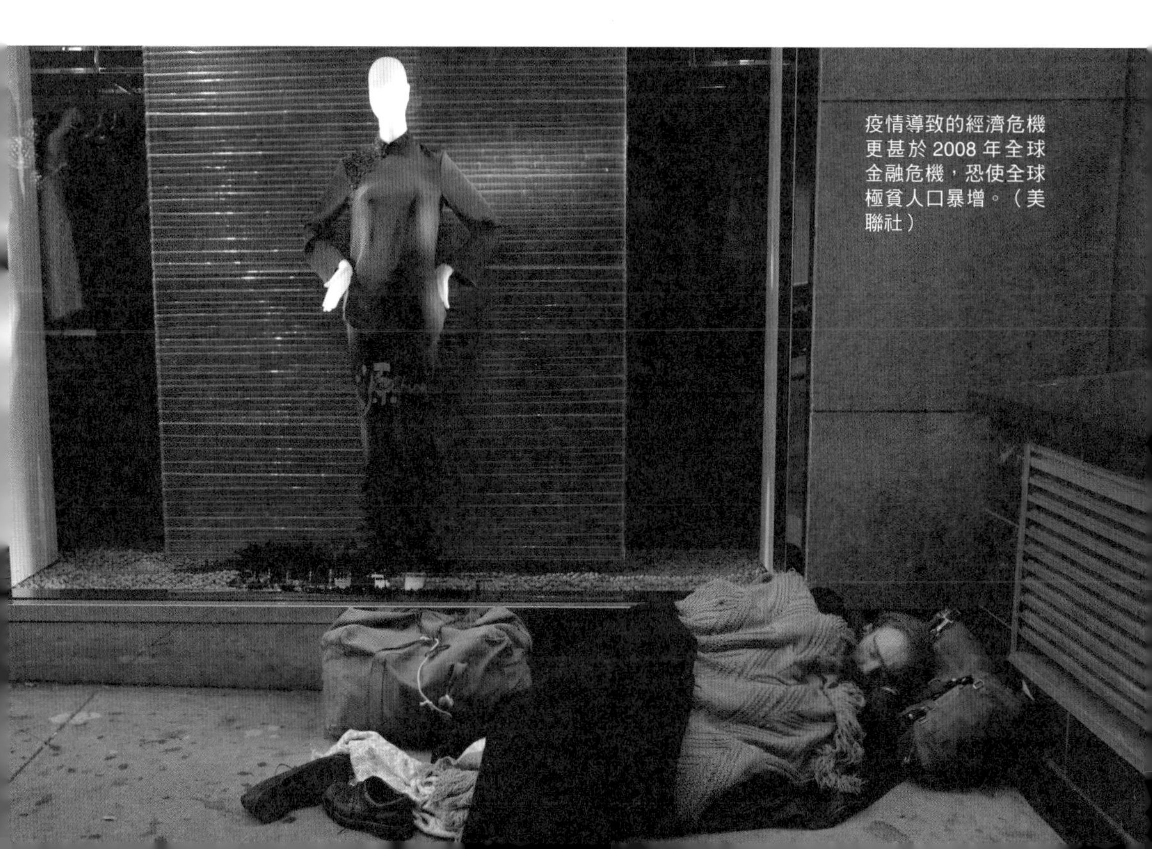

疫情導致的經濟危機更甚於 2008 年全球金融危機，恐使全球極貧人口暴增。（美聯社）

樂施會引述倫敦國王學院和澳洲國立大學所做研究預估，全球高達 5 億人口將被迫淪為極度貧窮。

研究考量世界銀行設定的多種貧窮線，從每日最低生活費 1.9 美元（約新台幣 57.69 元）以下的極度貧窮，到稍好的每日最低生活費 5.5 美元（約新台幣 167 元）以下，推演出各種情況。

全球逾半人口歸入貧困　女性受衝擊更甚男性

在最糟的收入減少 20% 的情況下，全球極度貧窮人口會增加 4 億 3,400 萬人到 9 億 2,200 萬人，而每日最低生活費低於 5.5 美元門檻的人口將增加 5 億 4,800 萬人，來到近 40 億人，意即全球 78 億人口裡有超過一半要生活在貧窮中。女性承受風險高於男性，這是因女性較有可能在非正規經濟結構中工作，所獲保障少，甚至毫無保障可言。

樂施會指出，應該採取的措施包括立即取消開發中國家 2020 年應清償的總值 1 兆美元債務，並創造至少 1 兆美元的國際儲備。

為消除嚴重的貧富失衡，樂施會報告建議，各國政府首先應加大投資國內照護體系的力道，解決婦女與少女承擔大多數家庭工作的失衡現象。其次，各國政府必須採取措施，從根本上縮小富人與社會其他階層的差距，採取大膽而果斷步驟，對高收入者課稅，杜絕漏洞和全球稅收法規不足，避免富人和企業鑽法規漏洞逃稅。（文／陳亦偉，台北）

美國：貧富差距加劇 下一站難道是煉獄

2020 年 3 月底，一段車陣綿延數公里的空拍畫面在推特吸引上百萬人觀看。不知所以的人可能以為是塞車，看了內文才知道，這是美國賓州數百輛車排隊等待食物銀行中午發放糧食的景象。承平時期，民眾飢餓問題不受矚目，直到新型冠狀病毒肆虐美國，各界才知問題嚴重性。

疫情掀失業海嘯　抵銷 10 年來就業增長

2019 冠狀病毒疾病 3 月在全美迅速升溫，眼見疫情一發不可收拾，多數州政府都要求民眾盡量待在家，學校關閉，大量商家被迫停業，無法在家遠距辦公的民眾不是失去飯碗，就是放無薪假，其中又以藍領階級受創最深。

美國勞工部數據顯示，截至 4 月 18 日當週，全美五週內失業給付申請達 2,645 萬件，超越 2010 年 2 月至 2020 年 2 月新增的 2,480 萬就業人口。

這波失業海嘯令許多人措手不及，即使有政府失業補助，生計仍亮起紅燈，糧食援助需求因疫情與失業雙重因素迅速攀升。

冰凍三尺非一日之寒，飢餓早就是美國社會存在已久的問題。根據美國農業部數據，2018 年全美有超過 3,700 萬人受飢餓影響。全美規模最大食物銀行網路「賑濟美國」（Feeding America）指出，有孩童的家庭更可能面臨糧食短缺問題，各地食物銀行成為這類家庭重要支柱。

全美各地學校因疫情而關閉，使得問題更加棘手，因為許多低收入戶孩童的早餐與午餐都依賴學校供應，孩童無法到校上課，無形間加重食物銀行供應家庭糧食的負擔。

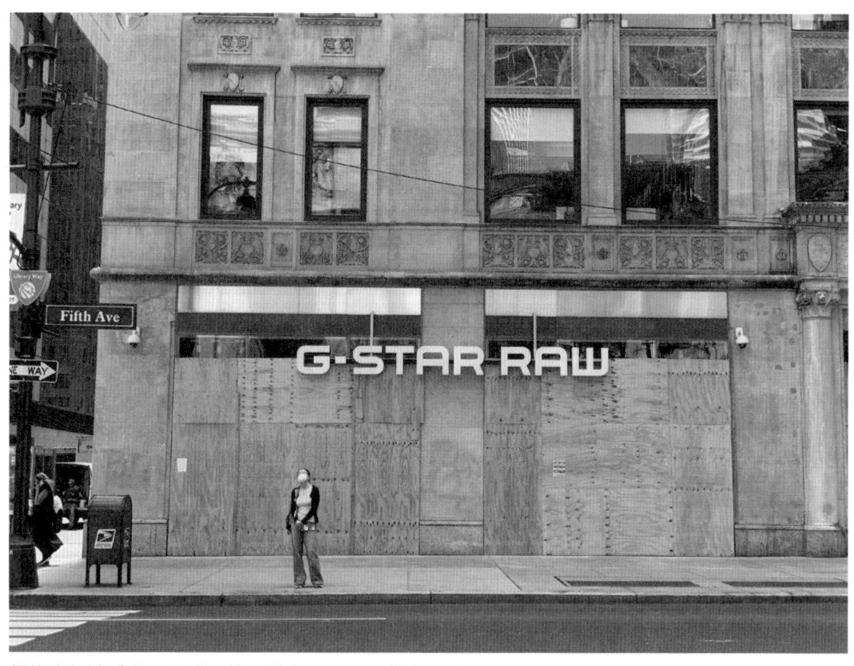

紐約市經濟重啟 7 月邁入第二階段，曼哈頓繁華的第五大道仍有商家釘上木板停業，凸顯景氣與就業復甦充滿挑戰。（尹俊傑紐約攝）

缺糧缺錢缺志工　全美食物銀行吃不消

200 多家食物銀行串連的「賑濟美國」估計，未來半年資金將短缺 14 億美元（約新台幣 418.7 億元）。電子商務巨擘亞馬遜創辦人貝佐斯（Jeff Bezos）4 月初慷慨解囊，宣布捐款 1 億美元，這是「賑濟美國」1979 年成立以來最大的單筆捐贈，但與填補資金缺口仍有一大段距離。

全美數千萬人申請失業給付，只暴露就業市場部分危機。不少民間企業員工受疫情影響工時縮短，打零工的就業者工作機會銳減，收入短少，但房貸仍要還，房租仍要繳，在經濟不知何時才能恢復正常的情況下，生活壓力不斷加重。

美國民眾普遍不儲蓄的毛病此時暴露無遺。聯邦準備理事會（Fed）曾統計，美國每五名成人就有兩人因欠缺存款與其他財務資源，無力負擔突然出現的 400 美元（約新台幣 1 萬 1,956 元）開支。

越來越多美國民眾仰賴接濟之際，「賑濟美國」等糧食援助單位除了資金，也面臨人力短缺問題，因為它們高度依賴退休族等高齡志工，這類染疫高風險族群正好因疫情最需要待在家，降低外出受感染的風險。

此外，全美餐廳、飯店紛紛停業，常以倉儲或物流中心形式存在的食物銀行少了糧食捐助重要來源；一般超市或雜貨店又因民眾居家防疫大肆採購，可供捐助的庫存所剩無幾，部分食物銀行甚至要出錢買以往免費就可拿到的糧食。

疫情下挑戰不斷，全美小型食物銀行紛紛關閉儲藏空間，民眾尋求糧食的目標轉向每年供餐約 5,800 萬份的紐約市食物銀行（Food Bank for New York City）等大型組織，需求激增連同營運成本飆升，對食物銀行來說形成惡性循環。

紐約地鐵乘客銳減　遊民霸占車廂問題惡化

在全美疫情最嚴重的紐約都會區，病毒肆虐也暴露出平時較不被重視的遊民問題。

高收入族群可在病毒蔓延時出城「避難」，無家可歸的遊民仍得在城市中掙扎過活。疫情爆發前，紐約地鐵就常有遊民出沒，霸占車廂整排座位，乘客避之唯恐不及；疫情爆發後，部分遊民因擔心收容所不衛生，索性拎著家當，把地鐵乘客銳減後空蕩的車廂當作容身之處。

4 月 28 日，紐約《每日新聞》（*Daily News*）在頭版刊登遊民帶著大批家當棲身地鐵車廂的照片，斗大的標題寫著「下一站：煉獄」（Next Stop, Purgatory）。

紐約州長古莫（Andrew Cuomo）為之震怒，以「噁心」形容遊民霸占地鐵車廂的景象，要求紐約大都會運輸局（MTA）立即設法改善。

紐約市長白思豪（Billde Blasio）則宣布，紐約市政府將提供更多收容所床位安置棲身地鐵站的遊民。

無論飢餓或遊民，問題早就在美國社會存在，只是景氣好的時候常被忽視。這波疫情猶如一陣颶風，吹散平時掩蓋問題的遮蔽物，貧富懸殊展露無遺。當美國逐步解除防疫限制，邁向與新型冠狀病毒共存的「新常態」，替弱勢族群打造更穩固的社會安全網，勢必是減少未來疫情危害不可忽視的一環。（文／尹俊傑，紐約）

德國：經濟神話破滅
疫後多數人將變更窮

「疫情過後，多數德國人將變得更窮」，德國巴登符騰堡邦總理克瑞特許曼（Winfried Kretschmann）在 2020 年 4 月疫情高峰受訪時，對社會大眾發出警訊。

位於西南部的巴登符騰堡邦是德國相對富裕的地區，為戴姆勒、保時捷等車廠總部所在地，當地工廠受到疫情影響被迫停工至少一個月，直至 4 月底才逐漸恢復生產。德國政府很清楚，疫情遲早會過去，但生產停擺的損失和大手筆紓困最終還是有人要買單，疫情對經濟和社會的衝擊才是接下來幾年最棘手的難題。

防疫封鎖重創百業　10 年經濟榮景回不去了

德國是一個貧富差距相對較小的富裕國家。根據德國經濟研究所（DIW）4 月發布的報告，德國就業市場過去 10 年來表現強勁，各行各業民眾的實質收入顯著增加，而且用來衡量貧富差距的吉尼係數（Gini coefficient）15 年來維持在 0.29 上下，沒有太大變動，與各國相比名列前段班。

2020 年是總理梅克爾執政第 15 年，未來世人回憶她領導下的德國，應該會記得這個國家在 2009 年金融危機後歷經了多年的經濟榮景，重新躍居歐洲火車頭的地位。

不過，好景不常，就在她 2021 年交棒前，爆發前所未有的疫情。德國的學校、商店、電影院、博物館、餐廳全部關門，工廠的生產線停工，整個國家的公共生活幾乎停擺。原本繁忙的國際機場頓時門可羅雀，以柏林最重要的特格爾（Tegel）機場為例，旅客數僅剩平時的 1%，觀光、旅館、會展和餐飲業受到重擊。

窮人和無家可歸的流浪漢，所受衝擊尤其嚴重。專門分送過期和賣不出去食品的慈善機構「餐桌」（Tafel），在 4 月疫情最嚴重的幾天，遍布各地的 900 多處分支有半數無法營業。

慕尼黑「餐桌」的義工史維格（Axel Schweiger）說，病毒有致命危險的消息傳開後，九成的義工突然都不來了，因為他們年紀大，怕被感染，好在許多年輕學生主動來幫忙。平時每天有650位義工排班，現在平均都超過3,000人。

為何需要這麼多人來幫忙運送和分配食物？史維格說，受疫情影響，許多人收入大減甚至丟掉工作，窮到連超市的食品也買不起，只好來這裡排隊，尤其月底排隊的人特別多，有時得排四個小時才能拿到食物。

63歲、剛退休的史維格，每週有六天到餐桌當義工。他說，最近排隊的人當中，有許多人因到處求助無門而顯得絕望。不過，當他們發現這裡可以得到足夠的食物塞滿冰箱時，還是露出感激的表情。

經濟衰退更甚金融危機　32兆紓困規模史無前例

梅克爾在執政尾聲遇到「二戰以來最嚴重的危機」，打破歷年慣例首度在非新年的3月發表電視談話，要求全民共體時艱，遵守保持社交距離、不要握手、關閉戶外遊戲場等殘酷的規定。專家預測，德國2020年的經濟將衰退5%到10%，跌幅比金融危機還深。為了挽救經濟，政府只好使出紓困和短工等非常手段，總規模超過1兆歐元（約新台幣32.3兆元），不論金額或全面性都是史無前例。

在公司部分，為確保企業有足夠的資金可繼續經營，只要經常往來的銀行評估風險後認為可行，國有的復興信貸銀行（KfW）願意提供「總額度沒有上限」的融資保證，接受紓困的從計程車行、旅館到航空、製造業都有。

在個人部分，靠接案過活的自由工作者，可在4月起的三個月期間得到政府9,000歐元（約新台幣29萬元）補助，未來無需歸還。

短時工作（Kurzarbeit）是德國因應經濟風暴、避免出現大量失業民眾的另一種利器，因疫情無法營業的商店或訂單突然消失的工廠可提出申請，員工不上班也可獲得勞工局支付的六成工資。目前全國有三分之一的企業申請，高達1,000萬人暫時不用工作，人數約金融危機時的七倍，可見疫情衝擊的幅度有多大。

短工制可讓員工暫時免於被裁員的命運，企業還可保住員工和技術，等到景氣好轉即可快速恢復生產和接單，這正是德國經濟在金融風暴後出現V型反轉的關鍵因素，吸引各國仿效。不過，短工只是非常時期的非常手段，不可能一直實施下去。

疫情讓許多人荷包失血，德國約有一半的人口租房子住，不少人可能付不起房租。因此，德國國會還通過了史無前例的法案，2020年4月到6月房租、水電費、暖氣費、健保、房貸等日常支出暫時沒繳，也不用擔心被斷電或被解約。

德國經濟研究所所長伏拉茲謝（Marcel Fratzscher）表示，從上班族的角度來看，政府這些紓困和短工措施其實都還不夠，因為不少人已經因為疫情申請短工或丟掉工作，疫情結束後，消費行為勢必也會跟著改變。從過去幾次危機的經驗來看，確保就業、避免失業人口增加和強化社會福利就能降低貧窮的風險。（文／林育立，柏林）

阿根廷：休克式隔離抗疫 窮人陷餓死或病死絕境

阿根廷 2019 年 10 月總統大選，奉行貝隆主義（美洲本土化的社會主義）的左派候選人艾柏托（Alberto Fernández）擊敗尋求連任的馬克里（Mauricio Macri），當選新任總統。艾柏托上任才幾個月，還沒解決國家巨額債務、超過 50% 的高通膨和貧窮問題，又爆發全球武漢肺炎疫情，阿根廷陷入有史以來最嚴重危機。

貧窮高通膨壓垮阿根廷　疫情成最後一根稻草

阿根廷在 2020 年 3 月 3 日傳出首例確診病例後，因唯恐脆弱的公共醫療體系崩潰，相較其他拉美國家，顯得相當積極防疫，不但關閉海陸空邊境，3 月 20 日起實施且不斷延長全民居家隔離期限，除超市和藥局，九成以上的餐廳、商業公開活動都被迫停止。

但嚴格的隔離措施也造成經濟幾乎陷入停滯，就業、出口、債務問題一一浮現，甚至提早面臨破產倒閉危機。專家更警告，經濟衰退、高通貨膨脹加上武漢肺炎疫情，2020 年阿根廷的貧窮人數將急速增加。

前任總統馬克里因任內四年經濟嚴重衰退、通貨膨脹率猛增、貧窮率超過 35%，尋求連任失敗。根據阿根廷國家統計暨普查局（INDEC）2020 年 4 月發布數據，2019 年下半年阿根廷貧窮率高達 35.5%，2018 年同期則為 32%。總人口 4,540 萬的阿根廷，貧窮人口就有 1,610 萬。

先病死還是先餓死？　大隔離下的貧窮悲歌

INDEC 另一項報告則指出，2019 年阿根廷的貧富差距、人均收入差距持續惡化。10% 最富有人的收入是 10% 最貧窮人收入的 21 倍。經濟衰退、就業人口下降，造成社會收入分配惡化。在有南美巴黎之稱的首都布宜諾斯艾利斯，貧富差距更嚴重，20% 最富有人的收入就占總收入的一半。

布宜諾斯艾利斯市人口約 300 萬，2019 年第四季 22.3% 為貧困人口，68 萬人負擔不起每天基本食物費用，加上武漢肺炎疫情，更多中產階級正失去他們的工作，落入貧窮線以下。

面對這場瘟疫大流行，阿根廷超過三分之一的窮人除了對抗飢餓，根本沒有資源來對抗病毒攻擊。「餓死或病死是窮人所面對的殘酷事實」！

一名 80 歲的退休婦人凱瑟琳（Catalina）住在布宜諾斯艾利斯省外一處集合式高級別墅社區，活動空間大、綠蔭環繞環境優美，出入有嚴密警衛管制，3 月起她就足不出戶以避免感染。在她的豪華別墅外不遠處是一貧戶區，凱瑟琳殘酷地說出一個事實，「當瘟疫大流行來臨，貧民區會先死一大群窮人」。

布宜諾斯艾利斯每 10 人就有一人住在貧民區，還有許多人流落街頭。根據 INDEC 數據，全國近 600 萬人家中沒有廁所或水，32 萬家庭住處簡陋，須超過三人共擠一室。

這些貧窮家庭共擠小房間，住垃圾場附近、洪水氾濫區，衛生條件差，每天要外出尋找水或食物。布宜諾斯艾利斯近郊的貧民區 4 月下旬已出現多起武漢肺炎確診病例，政府最擔心貧民區可能成為感染大爆發區。

疫情惡化社會不平等　窮人更窮「新貧」湧現

另一方面，為了防疫實施全國隔離也幾乎癱瘓所有經濟活動，許多中小企業和龐大的非正式就業人口、中低收入戶失去唯一收入，生存更加艱難。

阿根廷全國約 500 萬人是自由職業工作者，如水管工、小販、

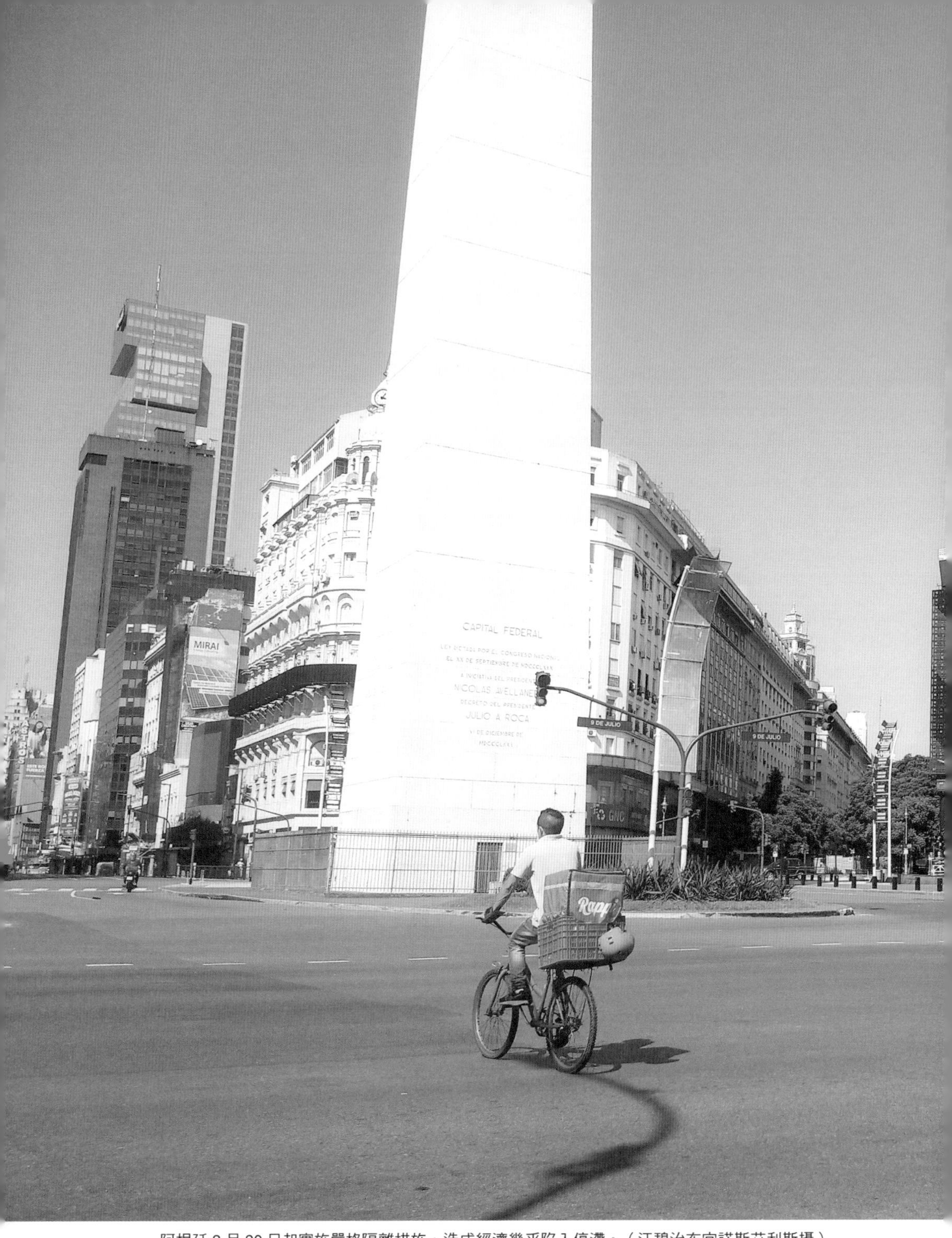

阿根廷 3 月 20 日起實施嚴格隔離措施，造成經濟幾乎陷入停滯。（汪碧治布宜諾斯艾利斯攝）

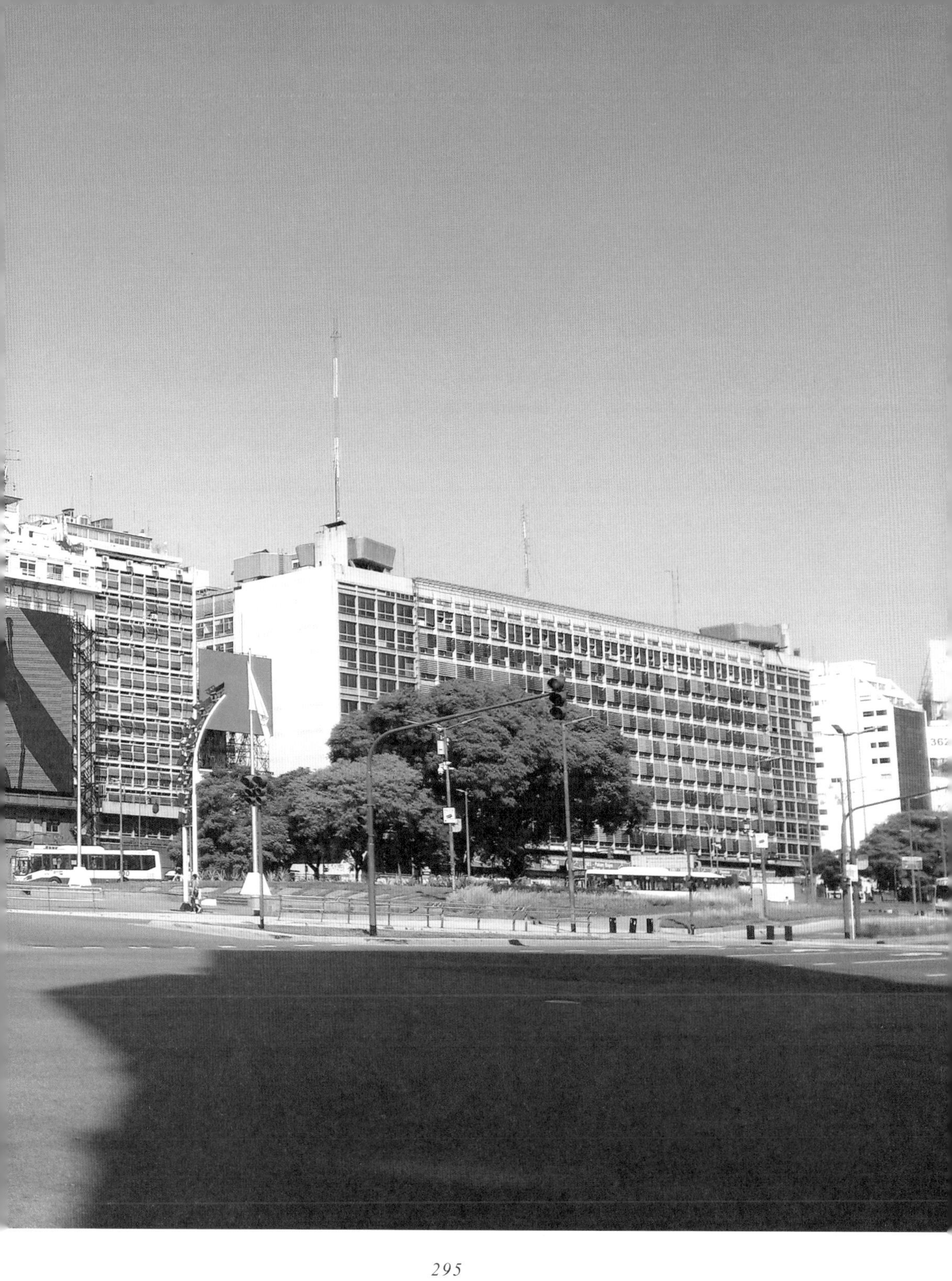

美髮師。也有人經營小餐館、售貨亭、雜貨店，收入原就不高，隔離措施使這些人收入中斷，陷入經濟危機。

另外，阿根廷還有超過 800 萬人為非正式就業人口，即受僱的「黑工」，建築工人、售貨員、園丁，他們不但沒有社會醫療保險，在防疫隔離期間更失去原就不穩定的收入來源。

實施隔離後，需要糧食援助的貧窮人口也爆增。根據統計，隔離後 15 天，到公共食堂吃免費飯的人從 800 萬人激增至 1,100 萬人。

阿根廷天主教大學（UCA）4 月提出警訊，武漢肺炎疫情將加深阿根廷經濟危機，惡化社會不平等，並「出現更多新的貧窮人口」，實施隔離期間貧困率已上升至 45%。

UCA 社會債務觀察站社會學家薩爾維亞（Agustín Salvia）預測，受影響最嚴重的仍是窮人。從事地下經濟活動、到街頭討生活的窮人，在疫情下承受更嚴重的飲食不良，簡陋空間、家庭暴力與惡劣的生活品質，在貧民區甚至有 40% 的居民沒錢買藥。

另外，將出現一批新的貧窮者，這些人原本有正當工作，如商人、餐飲業、旅遊業或工人，他們收入頓減，可能在這波疫情中倒下。

薩爾維亞說政府已開始提供援助，針對低收入家庭、非正式就業人口發放緊急補助金，並協助小企業支付薪水，但這些救助無法讓所有弱勢族群受惠，許多民眾在疫情期間只能靠積蓄維持生活。

艾柏托政府以不惜犧牲經濟，幾乎休克式的全民隔離手段來控制疫情。艾柏托表示，「經濟停滯可以恢復，但生命逝去無法重來」，他寧願增加 10% 貧困人口，也不能讓 10 萬人染病死亡。然而，政府除要求民眾待在家裡不要外出，更應該做些什麼來幫助中小企業、中產階級以及成千上萬的失業人口，不要讓這些人在這場危機中一無所有，在這場疫情中墮落消失！（文／汪碧治，布宜諾斯艾利斯）

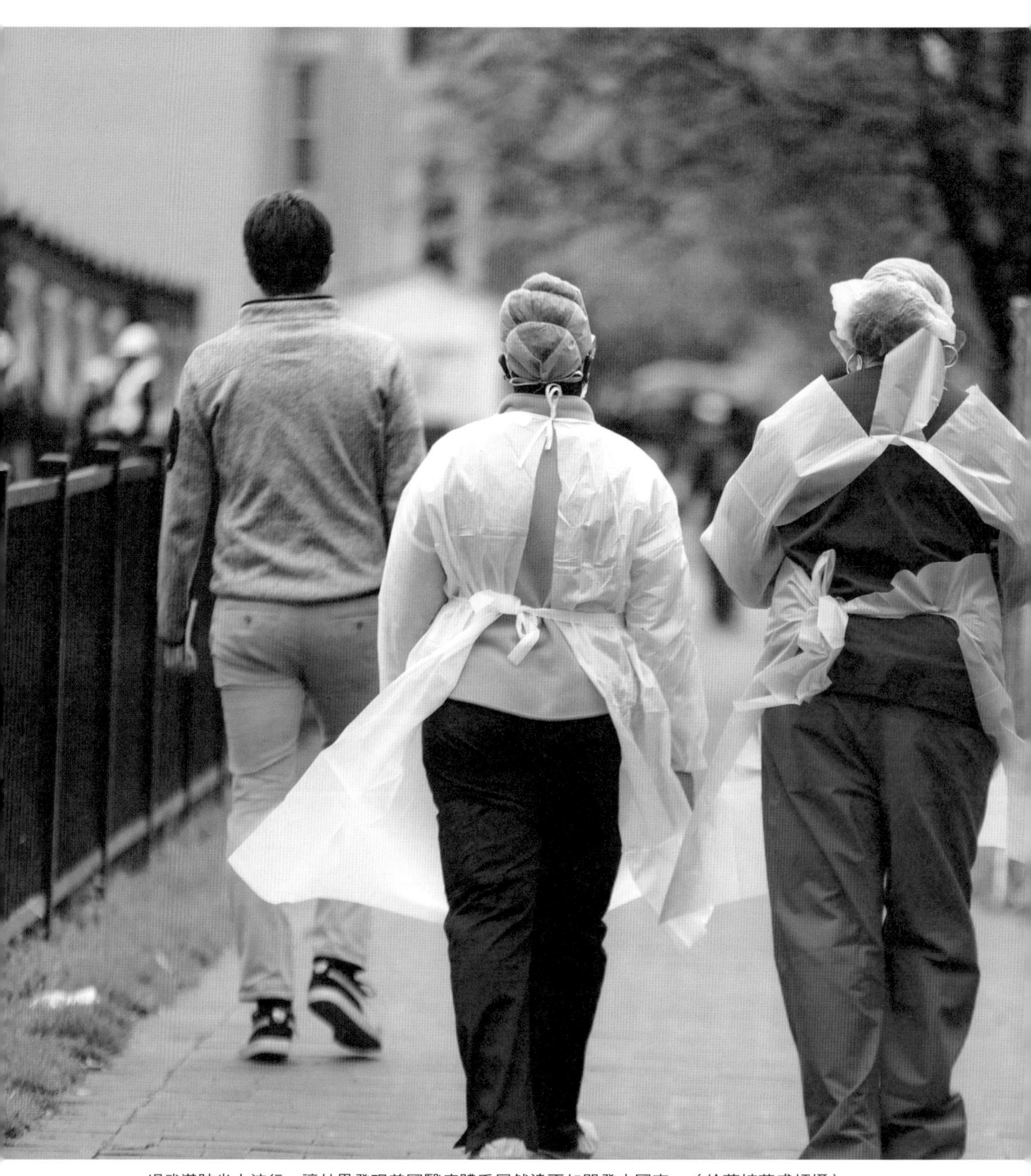

一場武漢肺炎大流行，讓外界發現美國醫療體系居然遠不如開發中國家。（徐薇婷華盛頓攝）

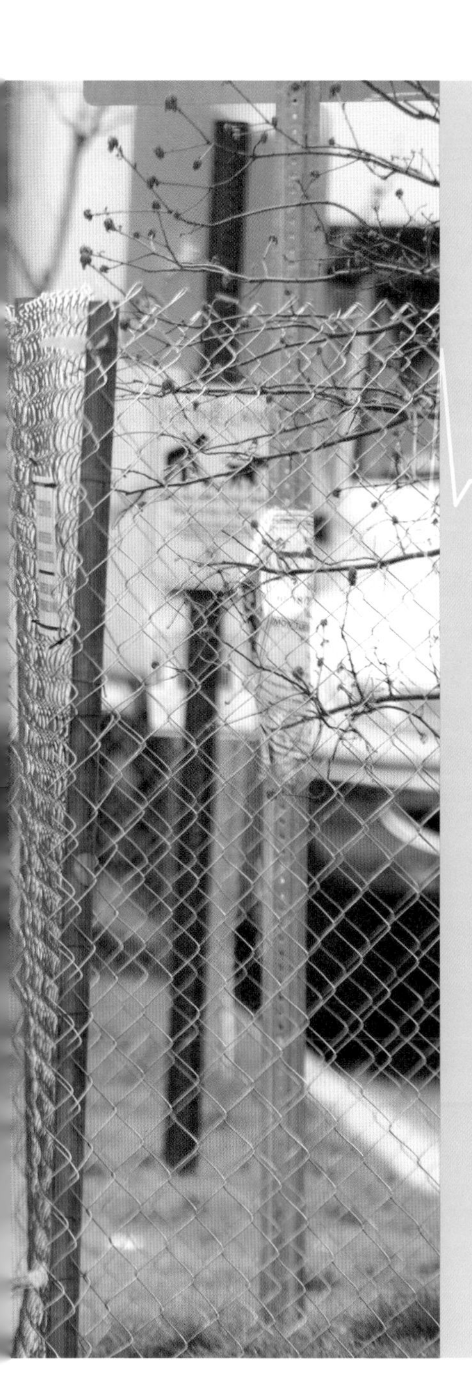

7月 戰疫，不停止

全球深陷疫情泥沼，不斷刷新單日確診病例，創下100小時內增加100萬人染疫紀錄，至8月10日突破2,000萬人大關，疫情宛如失速列車。疫苗與有效藥物問世前，全球與武漢肺炎戰疫仍未停歇。

7 月

3 日
英國政府公布，10 日起，包括台灣在內的 59 個國家地區、14 個英屬領土旅客入境英格蘭不必隔離，蘇格蘭 8 日決定跟進。

7 日
巴西總統波索納洛一直淡化武漢肺炎疫情影響，並批評各州政府封鎖措施，7 日確診感染武漢肺炎。

8 日
美國國務院發言人表示，美國已正式告知聯合國秘書長古特瑞斯，美國將退出世界衛生組織（WHO），2021 年 7 月 6 日生效。

19 日
全球至少 60 萬人死於武漢肺炎，確診病例逾 1,430 萬，其中以美國、巴西最為嚴重，美國總統川普 11 日首度戴口罩亮相，佛羅里達州連續 5 天單日新增超過 1 萬例。

8 月 10 日
全球確診人數突破 2,000 萬大關，逾 73 萬人病故。因台灣抗疫有成，美國衛生部長艾薩（Alex Azar）8 月 9 日率團來台訪問，是 1979 年台美斷交以來，美國訪台層級最高的內閣官員。

英國入境免隔離名單出爐 台灣入列

英國武漢肺炎病故人數居歐洲之冠，但感染率與病故人數呈下降趨勢，2020 年 3 月 23 日起實施的禁足令逐步解禁。英國政府也積極研商鬆綁旅遊限制，希望刺激英國經濟，經過研商，英國政府 7 月 3 日公布首批入境免隔離國家名單。

這批解禁名單共有 59 個國家及地區入列。包括希臘、德國、

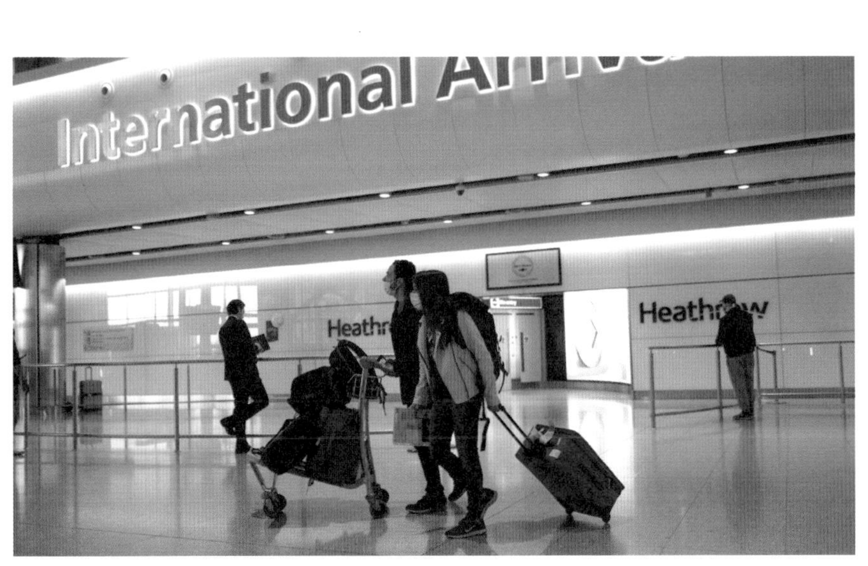

英國政府 7 月 3 日公布首批入境免隔離國家名單，英國旅客入境這些國家同樣不需自主隔離。圖為英國倫敦向來繁忙的希斯洛機場，因疫情不見人潮。（美聯社）

法國、西班牙和義大利、比利時等國入境的旅客都不必再接受 14 天自主隔離，英國旅客入境這些國家也同樣不需自主隔離；亞洲地區則有台灣、日本、香港、越南與韓國等。中國、美國、瑞典和葡萄牙等國現階段仍需要隔離。

英國是武漢肺炎導致各國關閉邊界之後，第一個讓台灣旅客可入境免隔離的重要國家。

蘇格蘭則在 8 日跟進英國，將台灣列入武漢肺炎低風險名單，10 日起，台灣旅客入境蘇格蘭也不需隔離 14 天。（文／戴雅真，倫敦）

巴西總統波索納洛確診武漢肺炎

武漢肺炎橫掃全球，一向鐵齒，並稱此疾病為「小感冒」的巴西總統波索納洛（Jair Bolsonaro），2020 年 7 月 7 日宣布確診感染，除了自我隔離，也服用瘧疾用藥羥氯奎寧作為治療手段，雖曾一度發高燒，但強調自己已「完全正常」。波索納洛因為「受不了」隔離，隔一週二次採檢，仍呈陽性反應。

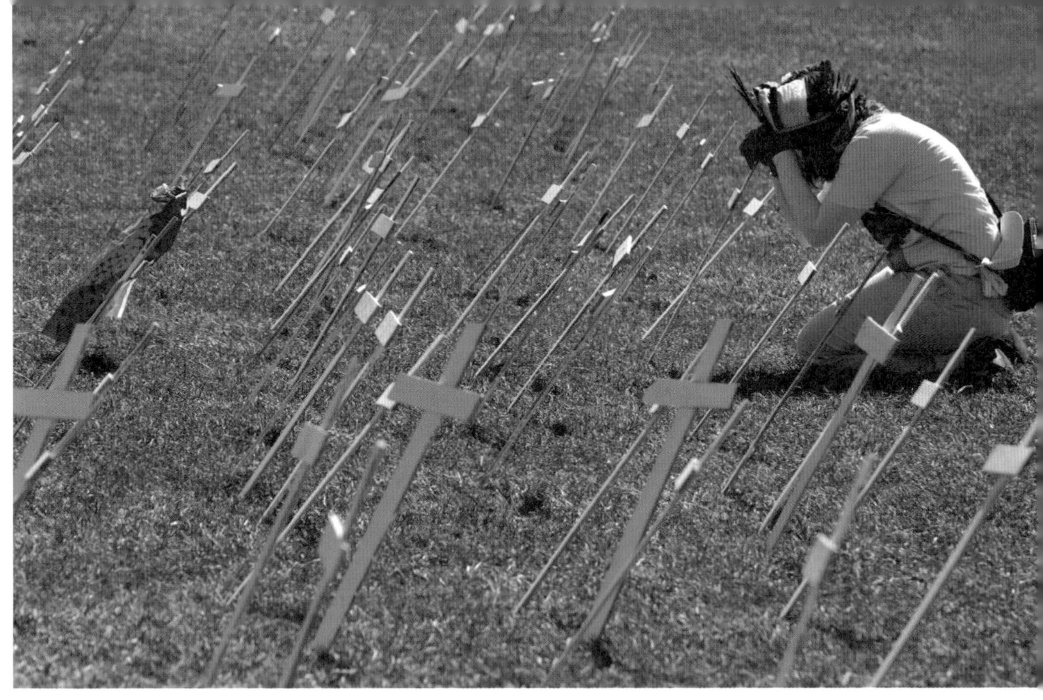

巴西疫情嚴重，為全球第二高，僅次於美國。不滿總統波索納洛作為的民眾 7 月 14 日至國會前要求彈劾波索納洛，有人難過得跪在象徵染疫逝世者的眾多十字架前。（美聯社）

如同美國總統川普，波索納洛一直主張使用瘧疾用藥氯奎寧（Chloroquine）和其衍生產品羥氯奎寧（Hydroxychloroquine）治療武漢肺炎，還因此開除兩位與他意見相左的衛生部長。

不過，美國食品暨藥物管理局（FDA）引述美國科學家發表的臨床試驗結果顯示，羥氯奎寧並未顯現出能減少病患死亡率的效力，且此藥可能對感染者造成嚴重的心律不整、血液和淋巴系統問題、肝衰竭和腎臟損傷後，美國當局已暫停羥氯奎寧的使用。

波索納洛 7 日在首都巴西利亞（Brasilia）記者會上宣布自己確診，在記者會結束時，波索納洛要求在場記者離他遠一點，因為他要摘下口罩。波索納洛此舉在社群媒體引起負面反應，不僅巴西記者協會（ABI）指控，里約州議員福雷修（Marcelo

Freixo）也因此向聯邦法務部檢舉，控告波索納洛將新聞專業人員置於危險之中，犯下公共衛生罪。

自 2 月底武漢肺炎疫情在巴西爆發以來，波索納洛一再違反國內外衛生高層對有關預防感染病毒的建議，他表示，將有 7 成巴西人不可避免地感染武漢肺炎，所以反對各州政府為降低感染速度採取的關閉商業和採取社交隔離措施。巴西國會 6 月 9 日通過相關法令，規定對在公共場所沒戴口罩者罰款，但在 7 月 3 日也遭波索納洛否決，形同削弱法律防疫的效力。

過去四個月，波索納洛多次訪視巴西利亞和周邊城市的街頭商業，引起群眾聚集，並且參加支持政府的示威活動。每一次，波索納洛都沒有戴口罩，與人們近距離接觸、拍照和握手寒暄。

截至 7 月 15 日，巴西各州衛生廳武漢肺炎疫情資料指出，過去 24 小時巴西新增 3 萬 9,705 例確診、1,261 例死亡，累計 197 萬 909 例確診、7 萬 5,523 例死亡。無論是確診病例還是病逝總數，都是全球第二高，僅次於美國。

WHO 在 7 日呼籲旅客搭乘飛機要戴口罩，並關注疫情狀況，包括澳洲及香港等曾成功控制首波疫情的國家或地區，恐會出現第二波疫情。（文／唐雅陵，聖保羅；李佩珊，台北）

不滿世衛搞砸抗疫
美國 2021 年 7 月退出 WHO

聯合國發言人杜雅里克（Stephane Dujarric）表示，美國已在 2020 年 7 月 7 日正式告知聯合國秘書長古特瑞斯（Antonio Guterres），美國將退出世界衛生組織（WHO），並於 2021 年 7 月 6 日生效。

杜雅里克指出，依據美國 1948 年加入 WHO 所設定的條件，美國要退出世衛必須提前一年通知，並履行剩下的財務義務。

美國總統川普先前曾嚴詞抨擊 WHO 對武漢肺炎疫情的因應方式不當，包括世衛偏袒中國和忽視 2019 冠狀病毒人際傳播的早期跡象，並揚言中止美國每年捐助世衛的 4 億美元鉅款和退出世衛組織。

美國參議院外交委員會民主黨籍首席議員梅南德茲（Robert Menendez）稍早在推特推文說：「國會收到通知，在疫情大流行之際，總統已正式讓美國退出世界衛生組織。」

WHO 冠狀病毒特使納巴羅（David Nabarro）7 月 8 日接受英國廣播公司（BBC）節目「今日」（Today）訪問表示，美國將於 2021 年 7 月退出 WHO，缺乏美國的支持，會使得全球打擊病毒的努力大受影響。

美國國務卿蓬佩奧7月9日指出，美國長期努力改革世衛，每年也花費近5億美元（約新台幣149億元）在全球傳染病上，美方需要的是一個有能力滿足全球衛生安全需求的組織，「但世衛並未展現出它有能力做到」。

蓬佩奧強調：「我們努力嘗試要讓台灣能以觀察員身分參與世界衛生大會（WHA），這麼簡單的事卻因為中國影響力無法達成，這就足以說明。」

蓬佩奧曾於6月19日哥本哈根的民主峰會上表示，11月有另一場WHA，美國認為讓台灣以觀察員參加不僅合適而且「非常有用」。（文／戴雅真，倫敦；徐薇婷，華盛頓；陳政一，台北）

疫情大流行
美國政經社會瘡疤全現形

2020年，是百年罕見的一年。美國民眾也沒想過，短短不到半年時間會有這麼大的變化。一場武漢肺炎大流行，掀開了美國醫療體系的弊病、行政部門的顢頇與反應落後、經濟的不堪一擊，與美國國際角色的殞落，過去不想被看見的瘡疤，一一現形。

疫情暴露醫療體系積弊　醫材命脈卻掐中國手裡

美國向來以科技進步自豪，美國藥廠與各大學研究室的生物科技發展傲視全球。但這場疫情讓外界發現美國醫療體系居然遠不如開發中國家，主責的衛生部、疾病管制暨預防中心（CDC）就像隻官僚大象難以轉身，美國醫療體系背後的貧富差距、城鄉差距問題也完全暴露。

美國在 1 月下旬傳出武漢肺炎確診病例後，疾管中心因為過於輕忽也過於自信，未做好完善準備。當疫情擴散之際，因為公衛通報系統不夠健全、疫情資訊未能充分掌握，研發的篩檢劑有缺陷，錯失第一時間對可能感染的病患全面篩檢，加上政治凌駕專業，不強制戴口罩，都讓疫情一發不可收拾，全美超過 200 萬人感染，死亡人數突破 10 萬例，成為全球確診與病故人數最多的國家。

另一個在疫情中爆發的公衛問題是美國自中國進口的醫療用品與藥品比例之高，讓美國在面臨大流行初期國內庫存醫療用口罩、呼吸器嚴重不足，也無法自行生產。為此，美國總統川普緊急動用《國防生產法》（*Defense Production Act*），強制要求相關企業架設生產線生產口罩、呼吸器等醫療用品，並誓言即使疫情結束，未來仍會致力於將這類對公衛有重大影響的產業帶回美國本土。

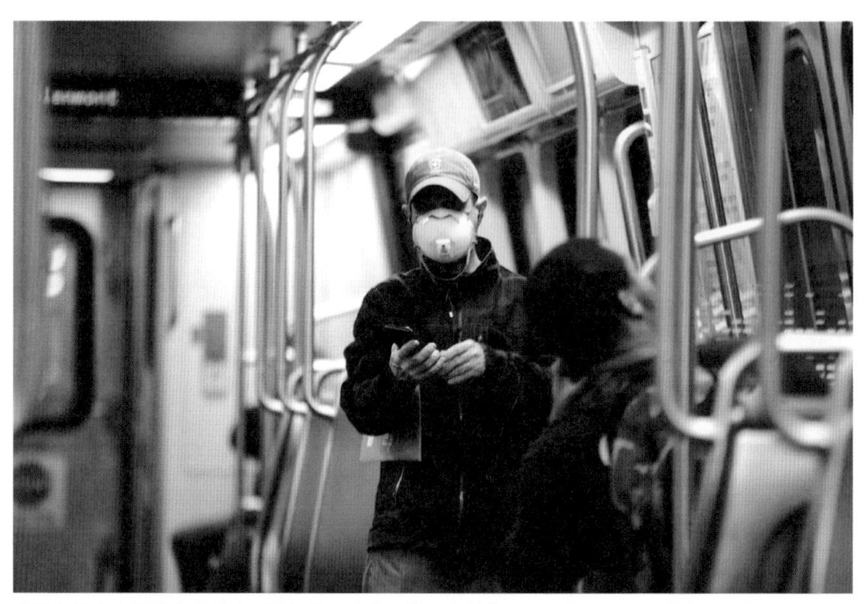

美國在傳出武漢肺炎確診病例的初期，防疫政策未強制戴口罩，圖為 4 月初華府民眾戴口罩自保。（徐薇婷華盛頓攝）

史上最長景氣擴張終結　美國經濟正式步入衰退

因為對疫情蔓延的擔憂，全美 50 個州與華盛頓哥倫比亞特區全部進入半封城狀態，除了供應民生必需的超市、藥妝店等特許店家外，其餘一律不得營業，超過七成美國民眾不是在家工作就是失業，全美經濟活動幾近停滯。

受到疫情影響，美國民間機構「國家經濟研究局」（National Bureau of EconomicResearch）旗下景氣循環認定委員會（Business Cycle DatingCommittee）指出，美國經濟 2020 年 2 月正式進入衰退，結束史上最長景氣擴張。

美國聯邦公開市場委員會（FOMC）6 月發出的決策聲明也預期，美國 2020 年國內生產毛額（GDP）將萎縮 6.5%。這與世界銀行（World Bank）6 月初發布《全球經濟展望》報告預估的萎縮 6.1%，差距不大。

經濟停滯的結果也讓全美失業率從 2 月歷史低點 3.5%，攀升至經濟大蕭條以來最慘的 14.7%，5 月失業率依然高達 13.3%。餐飲、零售、觀光等產業工作流失情況最為嚴重。西語裔與非裔的失業情況則較白人來得高，這讓原本收入中位數就遠低於白人的西語裔與非裔面臨更為嚴峻的生計問題。

為儘快恢復經濟活力，協助失業民眾度過疫情困頓期，美國祭出超過 3 兆美元財政紓困方案，提供中小企業貸款、擴大失業救濟。聯邦準備理事會（Fed）也以緊急貸款機制協助企業度過難關，鼓勵業者在疫情期間保留員工，以利日後經濟加速復甦。川普也積極推動重啟經濟措施，鼓勵疫情趨緩的州儘快開放，恢復經濟活動。

黑人之死示威變調失焦　加深美國社會對立撕裂

然而，疫情、居家禁令、社交距離、失業帶來的焦慮，讓原本就已經是美國社會重大議題的種族歧視與警察執法過當問題變得更加難以收拾，為美國長期存在不均的社會帶來新動盪，也為

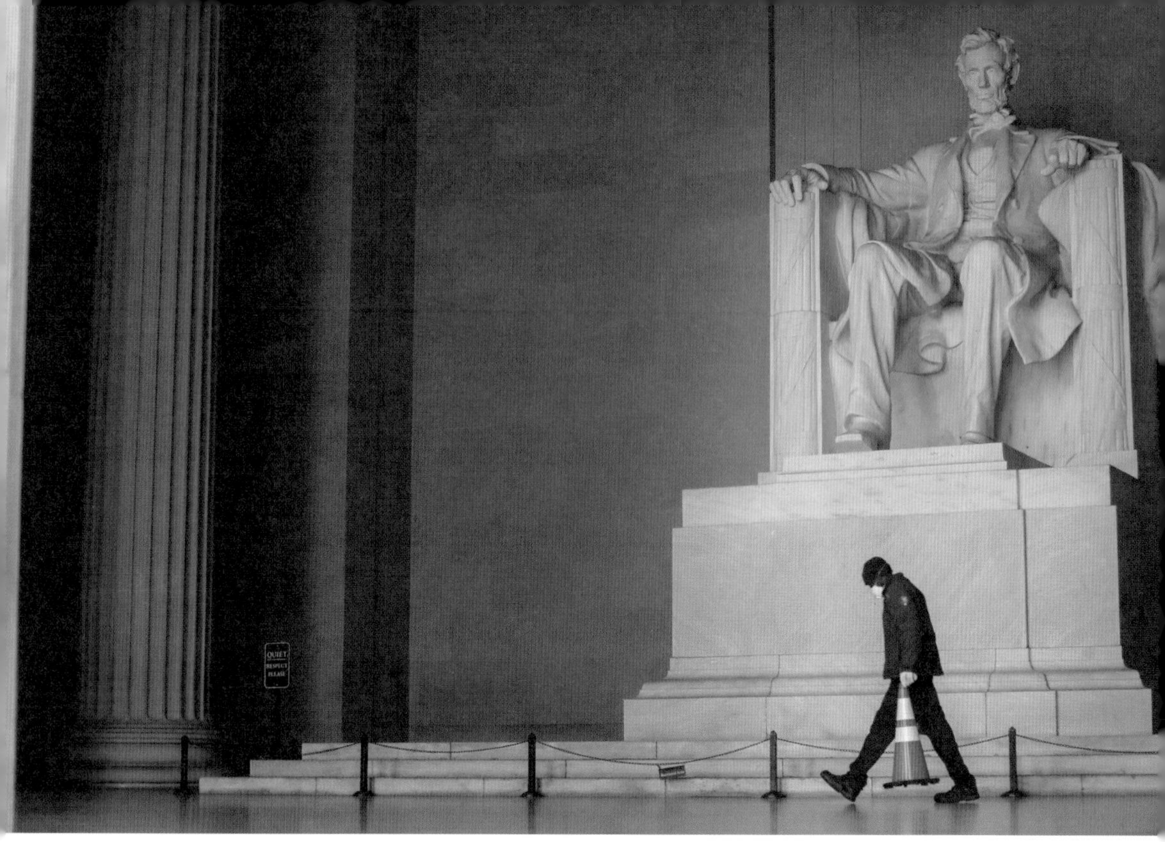

美國成為全球最大疫區。政府反應慢半拍、官員民眾態度輕忽等，都是美國疫情失控的關鍵因素。圖為美國首都華盛頓的林肯紀念堂。（徐薇婷華盛頓攝）

美國已經衰退的經濟帶來新挑戰。

5 月 25 日，46 歲非裔美國男子佛洛伊德（George Floyd）遭到白人警察壓頸致死，引爆全美大規模示威抗議，百萬民眾上街呼籲正視美國社會存在已久的種族歧視問題，強調「黑人的命也是命」（Black Lives Matter），並呼籲改革警政。

原本是和平示威的活動，因為幫派混混、不法分子趁亂打劫而失了焦。一向跟白人保守派站在一起的川普揚言動用《暴動法》（*Insurrection Act*）出動軍隊鎮壓，引來譁然，也讓美國社會對立更加撕裂。

疫情攪亂美中兩強角力　國際秩序迎來新變局

這場疫情大流行也燒出了美中關係緊張局勢。原本還沉浸在 1 月與北京簽下第一階段貿易協議的川普，因為這項「偉大成就」而不願對來自中國的武漢肺炎大流行有太多負面立場。但隨著疫情擴散，川普最終選擇甩開中國，「100 個貿易協議都無法彌補損失以及因此無辜失去的生命」。川普也指控領導全球公衛的世界衛生組織（WHO）立場是「中國傀儡」，與中國合謀隱匿疫情，宣布退出世衛。

在疫情肆虐時，北京散播陰謀論，指控美軍是病毒來源，加上北京強推香港版《國安法》，讓美中從年初的合作交流，迅速下降至全面對峙，美中陷入新冷戰局面，白宮於 5 月 20 日深夜對外公布的《美國對中華人民共和國戰略方針》（*United States Strategic Approach to The People's Republic of China*），更被外界視為是美國對中國發出的新冷戰宣言。

美中兩大強權陷入冷戰，也讓全球國際現勢出現新變局。

川普宣布退出世衛的理由不能說不正當，世衛的疫情因應確實錯誤百出，管理階層必須咎責也有必要改革。但全球疫情尚未停歇，正需要各國共同合作、研擬藥物與疫苗開發之際，川普的強硬做法引來國際隆隆砲聲。

對川普的不信賴也反映在華府即將主辦的七大工業國集團（G7）領袖高峰會上。川普希望透過 G7 召開展現美國重回常態，也尋求主要國家在世衛改革、中國議題上的支持。

但先是傳出德國總理梅克爾以疫情仍重為由婉拒出席，被迫延期到秋天的 G7，又因為川普想邀請俄羅斯等國與會，英國、加拿大先後反對。這讓川普想將「已經過時」的 G7 擴大為 G10 或 G11 的心願難以達成不說，也讓國際對川普作為國際領袖的立場與態度更為質疑，重傷美國國際霸權地位。（文／江今葉，華盛頓）

川普首度公共場合戴口罩 武漢肺炎確診破 1400 萬例

武漢肺炎疫情已蔓延到 196 個國家及地區，截至台灣時間 2020 年 7 月 19 日晚間 7 時，全球至少 60 萬 1,822 人死於武漢肺炎，確診病例逾 1430 萬 3,420 例。

美國過去一個月數度改寫單日新增確診新高，根據美國約翰霍普金斯大學 19 日即時統計通報，美國染疫人數達 376 萬 975 人，病故人數達 14 萬 471 人，是全球疫情最嚴重國家，之後的排名依序是巴西、印度和俄羅斯，這 3 個國家通報的確診病例數加總大約等於美國。

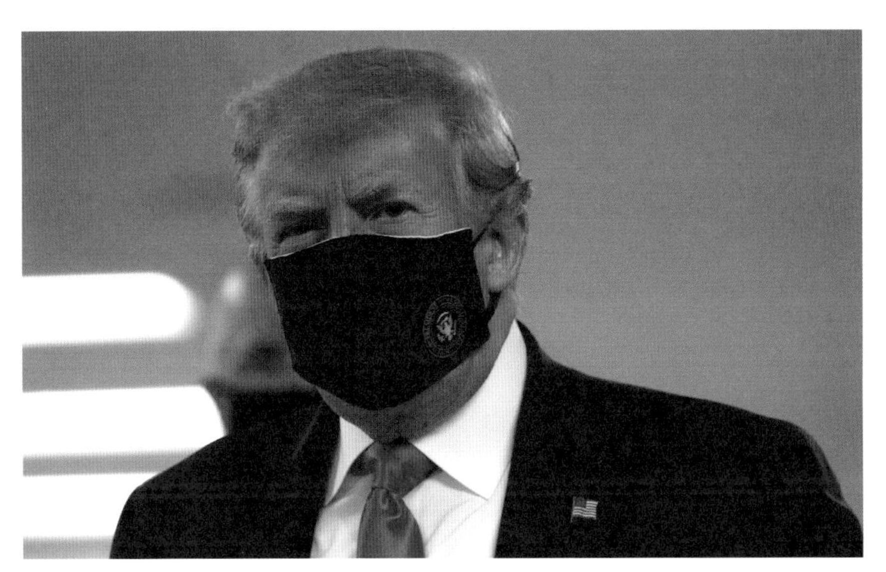

美國總統川普 7 月 11 日首度在公開場合戴口罩。（美聯社）

美國總統川普終於屈服於外界要求他樹立公衛典範的強烈壓力，7 月 11 日首度在公開場合配戴口罩。

川普參訪華特里德國家軍事醫學中心之前，在白宮預告他可能會戴口罩，尤其是在醫院：「我認為戴口罩是很棒的事。我從來不反對口罩，但我的確認為要看時間和場合。」

美國 11 月即將舉行總統大選，隨著疫情持續升溫，且篤定拿下民主黨總統候選資格的前副總統拜登（Joe Biden）民調領先情況下，新聞報導指出，白宮幕僚懇求川普身段放軟，在公共場合配戴口罩，並讓媒體拍到他戴口罩的模樣。（文／林治平、李佩珊，台北）

全球確診數破 2000 萬
台美簽署醫衛合作備忘錄寫歷史

法新社彙整官方數據顯示，截至格林威治時間 8 月 10 日 22 時 15 分（台灣 11 日上午 6 時 15 分），全球 2,000 萬 2,577 例確診感染武漢肺炎，73 萬 3,842 人病故。疫情爆發以來，全球先是在近六個月時間內突破 1,000 萬例大關，但之後僅過了 43 天就累計突破 2,000 萬例，其中美國、巴西和印度患者人數就超過一半。

相較全球疫情持續發燒，台灣情況相對穩定。截至 8 月 10 日，確診數 480 人，死亡七人。正因為台灣抗疫有成，8 月 9 日，美國衛生部長艾薩（Alex Azar）率團來台訪問，他是 1979 年台美斷交以來，美國訪台層級最高的內閣官員。10 日艾薩出席台美醫衛合作了解備忘錄簽署儀式，和衛生福利部長陳時中

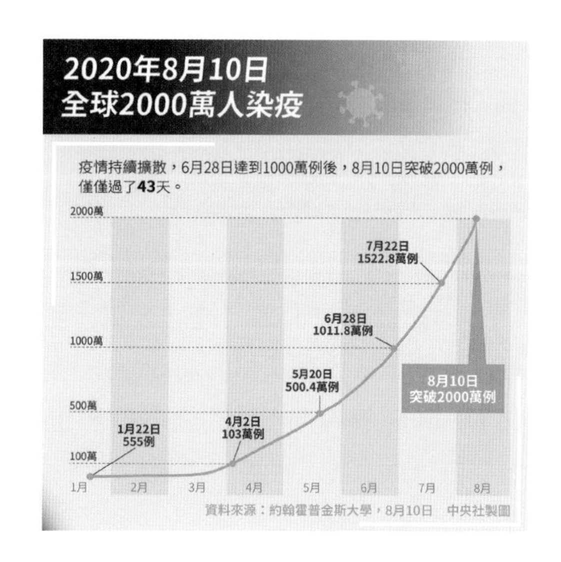

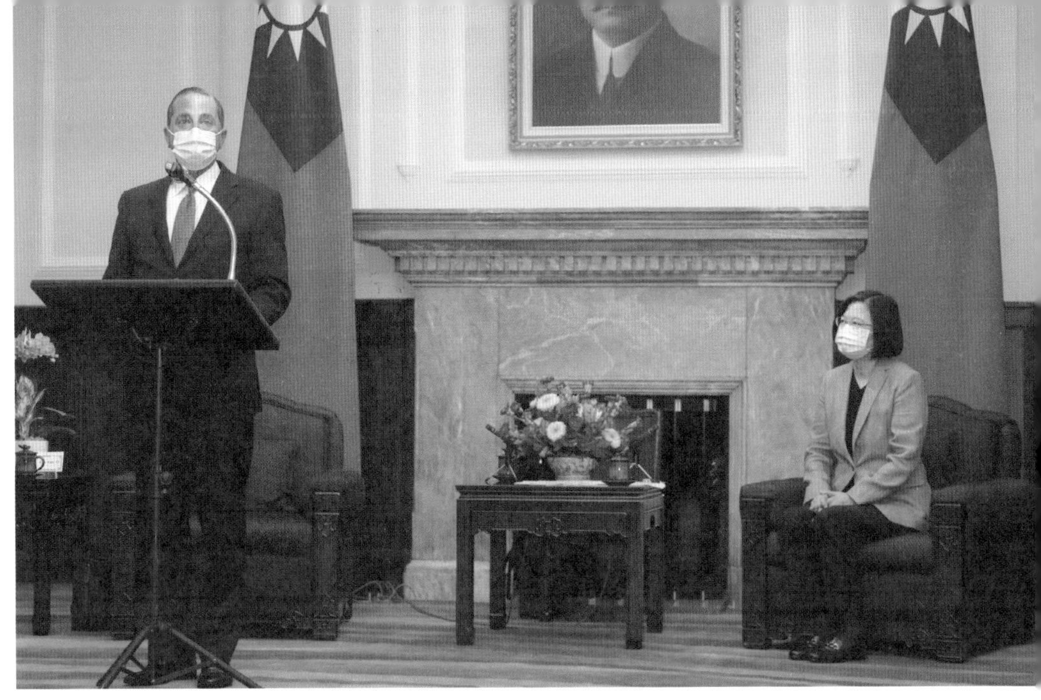

美國衛生部長艾薩（Alex Azar）（左）8 月 10 日上午至總統府會見總統蔡英文（右），並發表談話。（裴禛攝）

共同擔任見證人，這份備忘錄是雙方首次簽署醫衛合作正式文件。

全球武漢肺炎染疫人數突破 2,000 萬，鑒於新增確診人數不斷飆升，部分剛解除防疫措施的國家近期再度上緊發條。另一方面，相關疫苗、藥物研發有所斬獲，疫情有望撥雲見日。

2019 冠狀病毒疾病自 2019 年 12 月底在中國爆發以來，迄今 8 個多月時間全球已有超過 2,000 萬人確診。

外界原先預期，疫情進入夏季將獲得改善，然而全球統計數據卻未反映這項預測。南美洲國家雖然較晚出現確診病例，但當地醫療資源匱乏，再加上城市人口稠密，使得全球新增病例只能步步走高。

至於一些疫情看似已獲得控制的國家與地區，包括中國、越南、香港、日本以及歐洲多國等，自7月下旬又開始感受到病毒進逼的壓力。

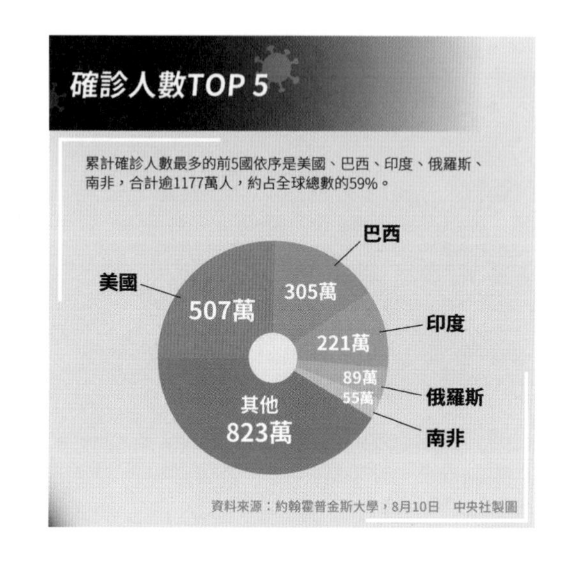

在相隔99天後，越南峴港7月25日再次出現本土病例，隨後也通報首起染疫死亡病例。至於香港的確診病例在6月30日前僅1,107例，但疫情在7月再度爆發，至8月6日確診人數已超過2,700人。

此外，人口大國印度的確診數也於近日再創紀錄，6日新增6萬2,088人染疫，累計染疫人數從100萬至破200萬大關僅21天，7日上午達到203萬例，累計死亡人數破4萬，達4萬1,673人。

面對更加嚴峻的局勢，為防止疫情再次「倒灌」與蔓延，一些原已鬆綁防疫措施的國家與地區紛紛再祭鐵拳。包括菲律賓、澳洲、日本、澳門及多個歐洲國家與地區，又開始端出防控疫情的禁令與作為。

例如日本沖繩縣8月1日決定自行發布為期兩週的「緊急事態宣言」，5日更擴大到縣內全域含離島；愛知縣在連續10天新增病例超過 100 例後，6 日也實施「緊急事態宣言」，期間到 24 日為止，呼籲民眾避免不必要與不緊急的外出、避免 5 人以上聚餐，以及提供接待服務的餐廳縮短營業時間等。

東京都新增病例維持高檔，知事小池百合子 8 月 6 日再度舉行臨時記者會，針對 8 月中旬的盂蘭盆節及暑假期間提出「三個不要」，呼籲民眾不要旅行或返鄉、不要參加晚間聚餐，以及外出不要跑太遠。

此外，菲律賓首都馬尼拉所在的主島呂宋島（Luzon）擁有超過 2,700 萬居民，8 月 4 日開始恢復部分封鎖限制措施，為期兩週。民眾除了採買必要物資、運動或工作外，其餘時候都必須待在家。

澳洲第二大城墨爾本（Melbourne）8 月 6 日展開最嚴格的封鎖措施，關閉非必要商家服務，並要求另外的數十萬民眾留在家中。

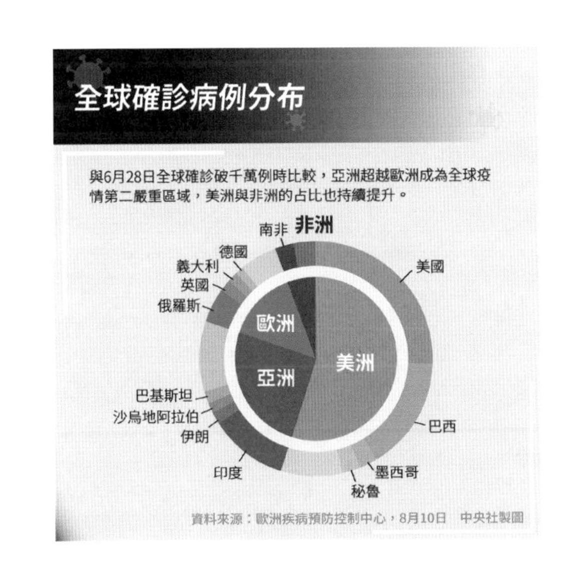

歐洲方面，西班牙疫情復熾，奧地利 8 月 6 日宣布將對西班牙本土發布旅行警告。

芬蘭也對比利時、荷蘭和安道爾等若干歐盟國家入境旅客實施新管制措施，禁止這 3 國觀光客入境，並對返國民眾實施 14 天隔離檢疫。英國也已對比利時、安道爾和巴哈馬入境旅客恢復實施隔離檢疫。

挪威 8 月 6 日宣布，由於法國病例再度攀升，將被視為紅色警示地區，所有自法國入境旅客都將強制接受 10 天隔離檢疫。挪威表示，瑞士、摩納哥、捷克，和 2 個瑞典地區也將受到類似限制影響。德國 8 日起針對從特定風險地區入境的旅客實施強制病毒篩檢。

疫苗、藥物研發則與疫情擴散速度賽跑，全球在 7 月中旬至

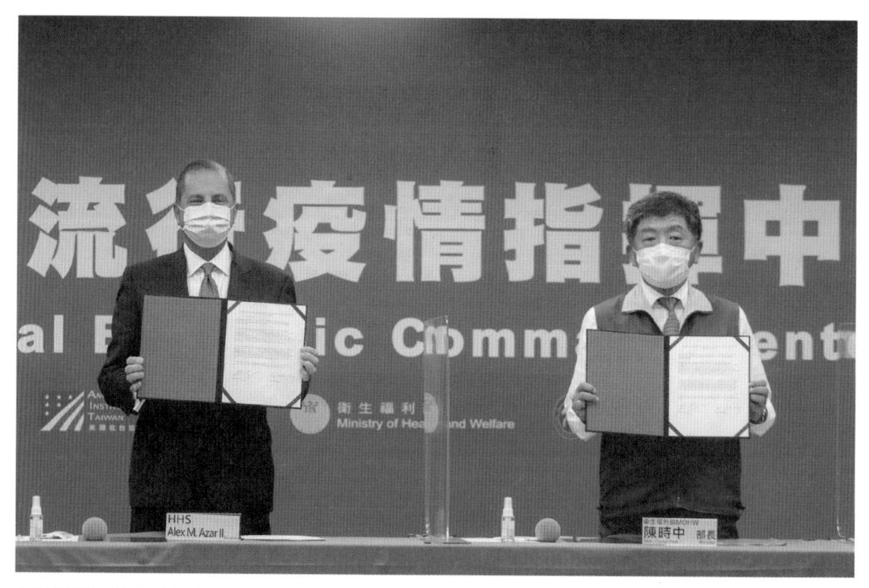

台灣與美國在醫療衛生領域合作超過 20 年，雙方 8 月 10 日首度簽署醫衛合作了解備忘錄，由美國衛生部長艾薩（Alex Azar）（左）與衛生福利部長陳時中（右）共同見證，未來將推動相關實質合作，增加台美人民健康福祉，共同促進全球衛生安全。（裴禛攝）

少有四項武漢肺炎疫苗研發計畫有斬獲，包括中國國營的國藥集團（Sinopharm）、美國生技公司莫德納（Moderna）、德國生技公司 BioNTech 與美國製藥巨頭輝瑞（Pfizer）合作的疫苗，以及牛津大學（Oxford University）和英國藥廠阿斯特捷利康（AstraZeneca）合作的疫苗。

莫德納 7 月下旬宣布，針對 3 萬人展開疫苗安全性和有效性試驗，這是疫苗獲各國主管機關核准的最後一道門檻。美國官員表示，莫德納所研發的疫苗，可能會在 2020 年底前推出。

藥物研發方面，設於美國的禮來研究實驗室（Lilly Research Laboratories）8 月 5 日宣布，與加拿大生技公司 AbCellera 合作研發的抗體藥物 LY-CoV555，已展開後期臨床試驗。

路透社報導，根據世界衛生組織（WHO）數據，全球已有 150 多支疫苗正在研發測試，其中 25 支候選疫苗進入人體臨床試驗。

疫苗研發看似傳出好消息，世衛組織突發衛生事件執行主任萊恩（Mike Ryan）仍說，預期要到 2021 年初人們才能開始接種疫苗。在那之前，2020 年秋冬恐將爆發第二波疫情，全球必須嚴加戒備。（文／陳家倫、楊昭彥、陳偉婷、張茗喧，台北）

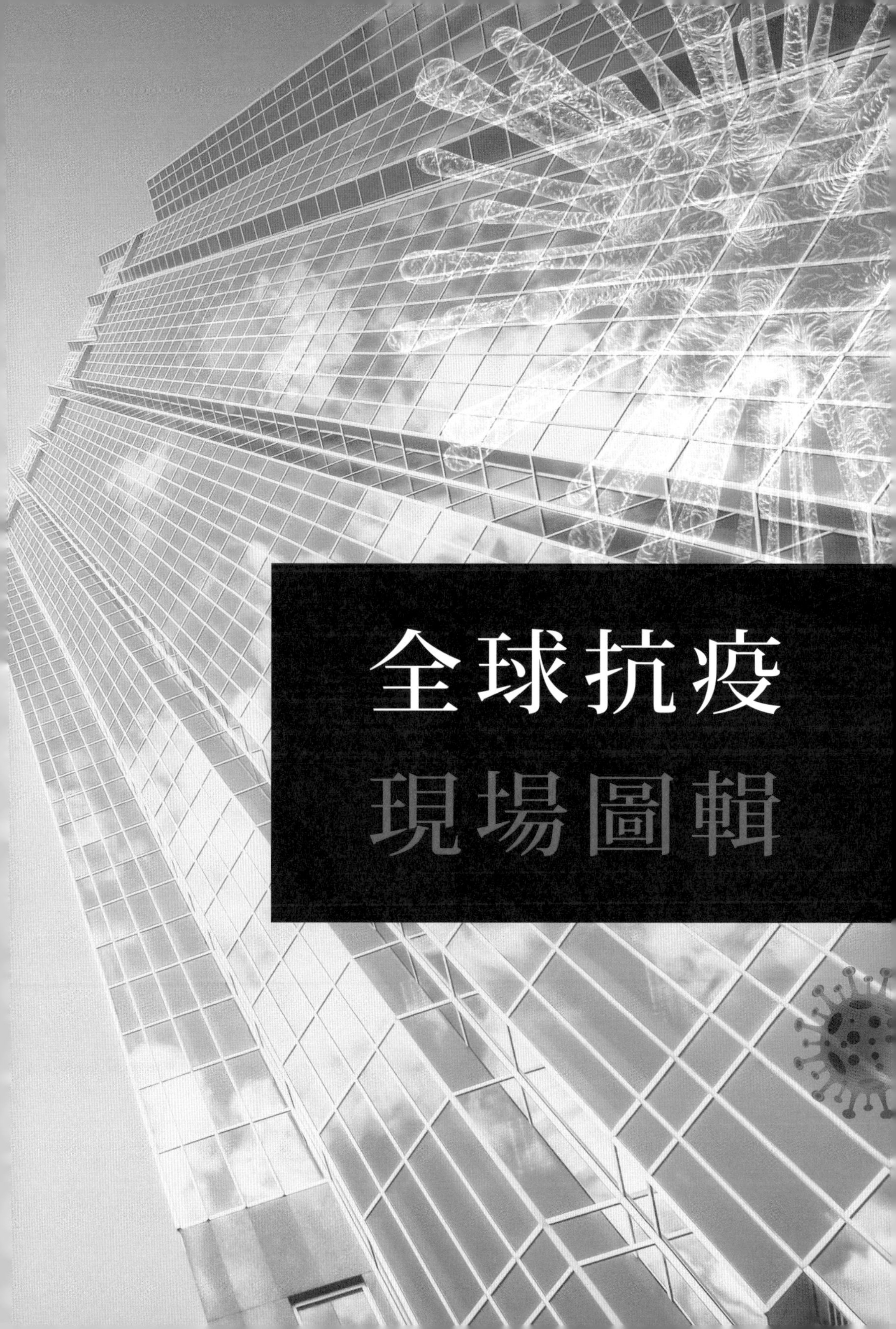
全球抗疫
現場圖輯

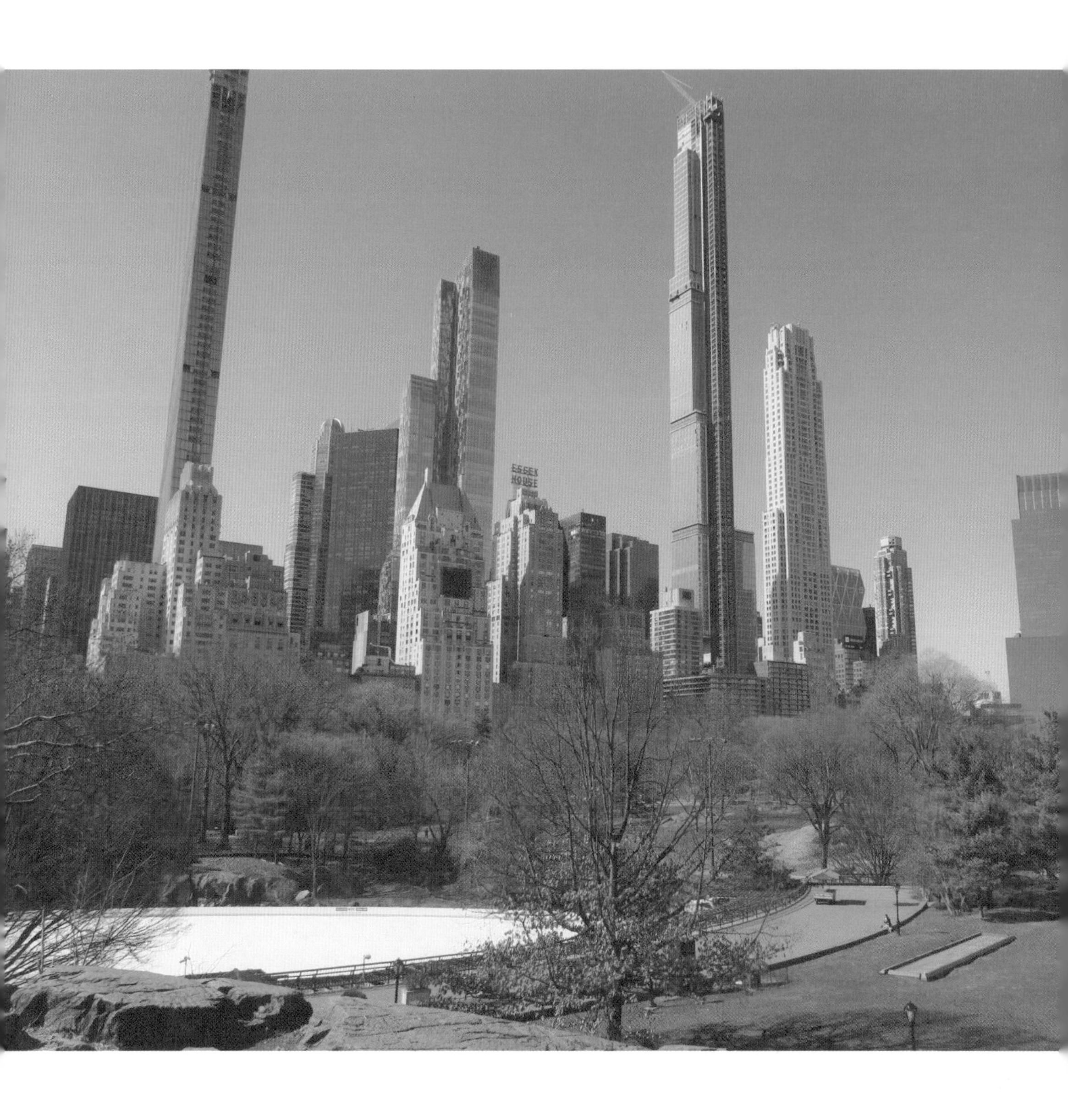
ESSEX
HOUSE

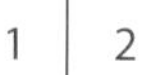

1　紐約觀光客銳減，在地人多待在家中。曼哈頓中城天際線如昔，中央公園卻較往常冷清許多。

2　名店雲集的紐約曼哈頓第五大道一片蕭條，車流量明顯減少，兩旁商家幾乎都暫時停業。

（尹俊傑紐約攝）

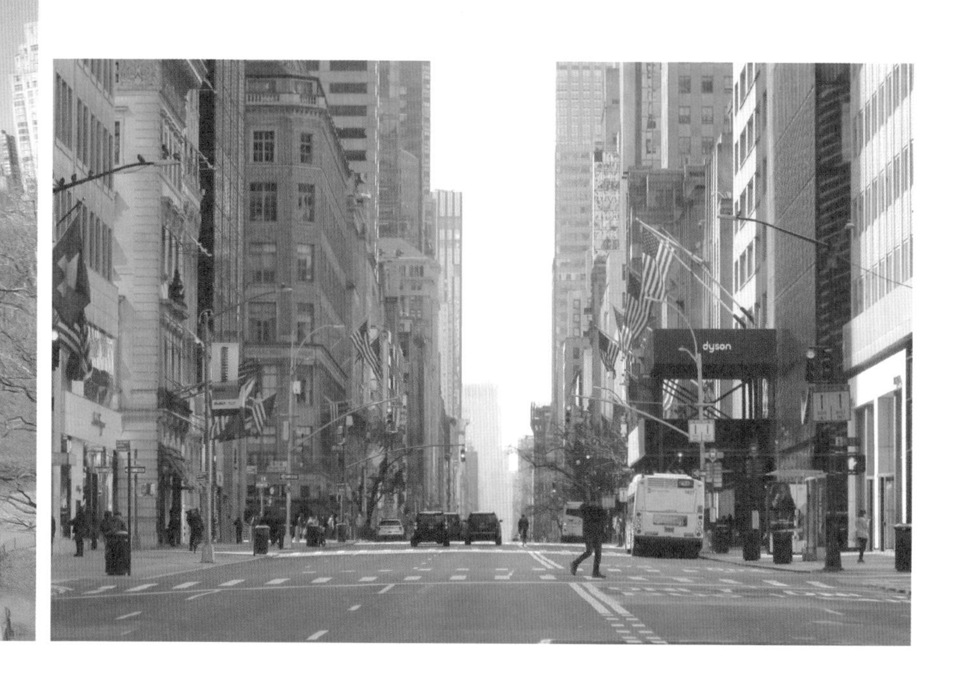

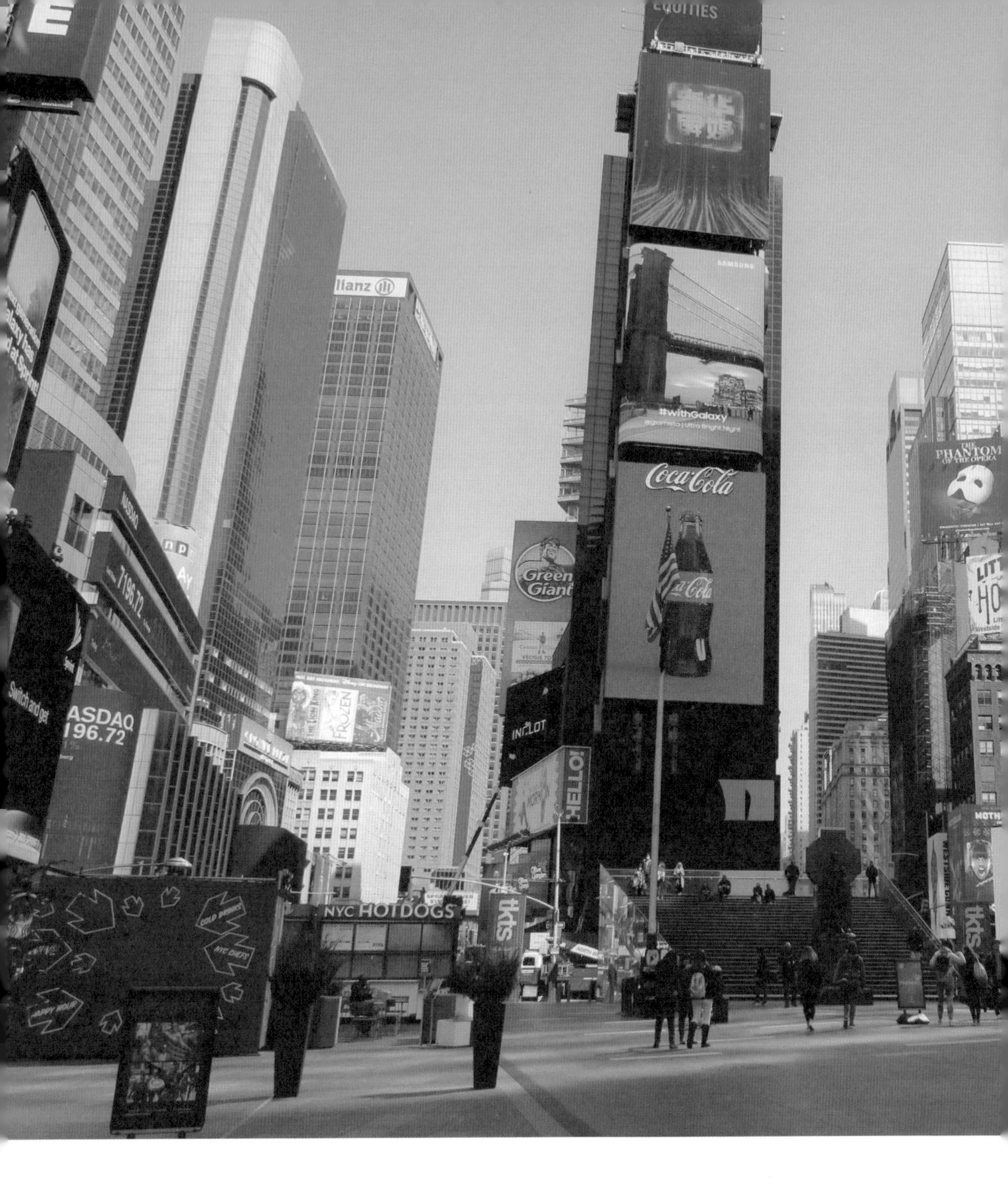

3 | 4

3 民眾居家防疫，以往人潮洶湧的紐約時報廣場 3 月 26 日顯得格外冷清。

4 紐約時報廣場四周廣告看板仍五彩繽紛，但見不到往日車水馬龍、熙來攘往的景象。（尹俊傑紐約攝）

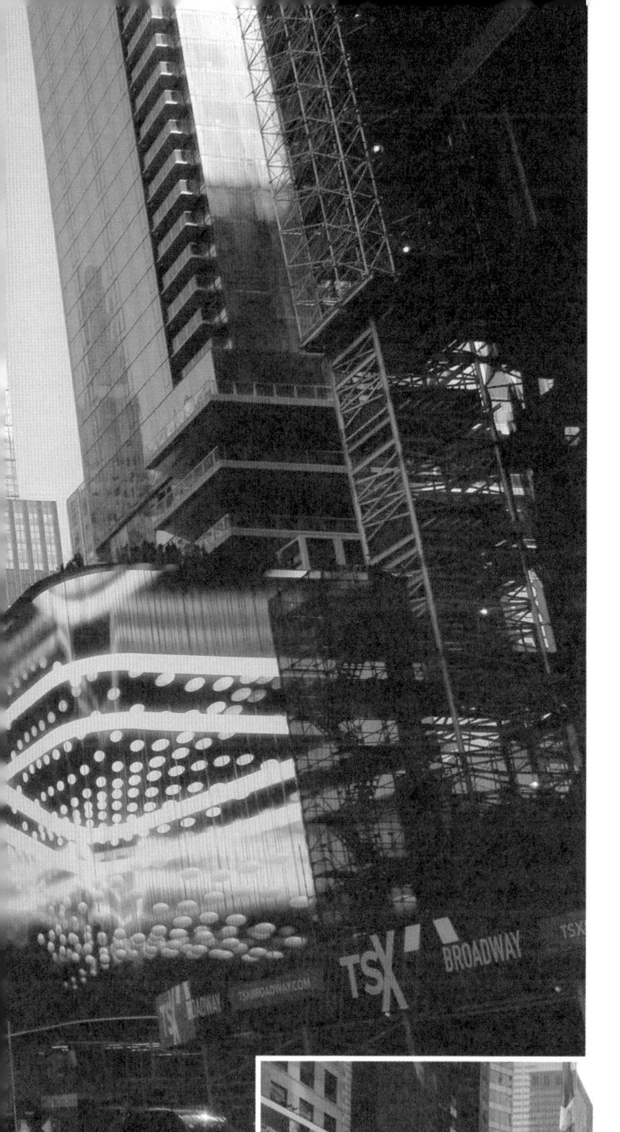
TSX
BROADWAY
TSXBROADWAY.COM

紐約

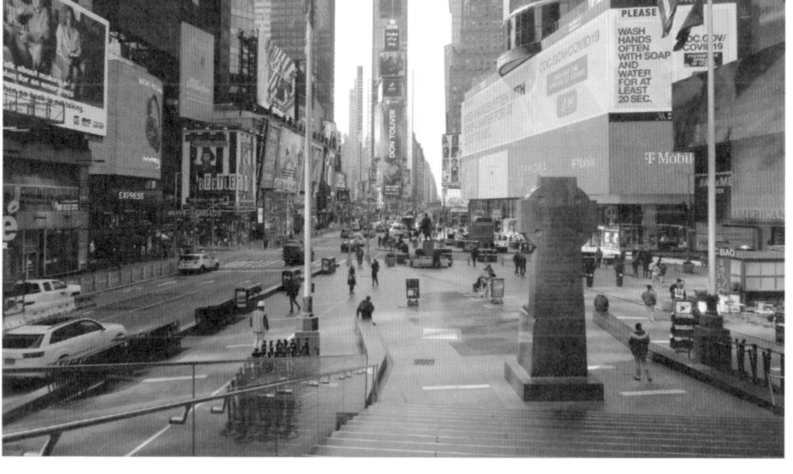
PLEASE
WASH
HANDS
OFTEN
WITH SOAP
AND
WATER
FOR AT
LEAST
20 SEC.
CDC.GOV/
COVID19
EXPRESS

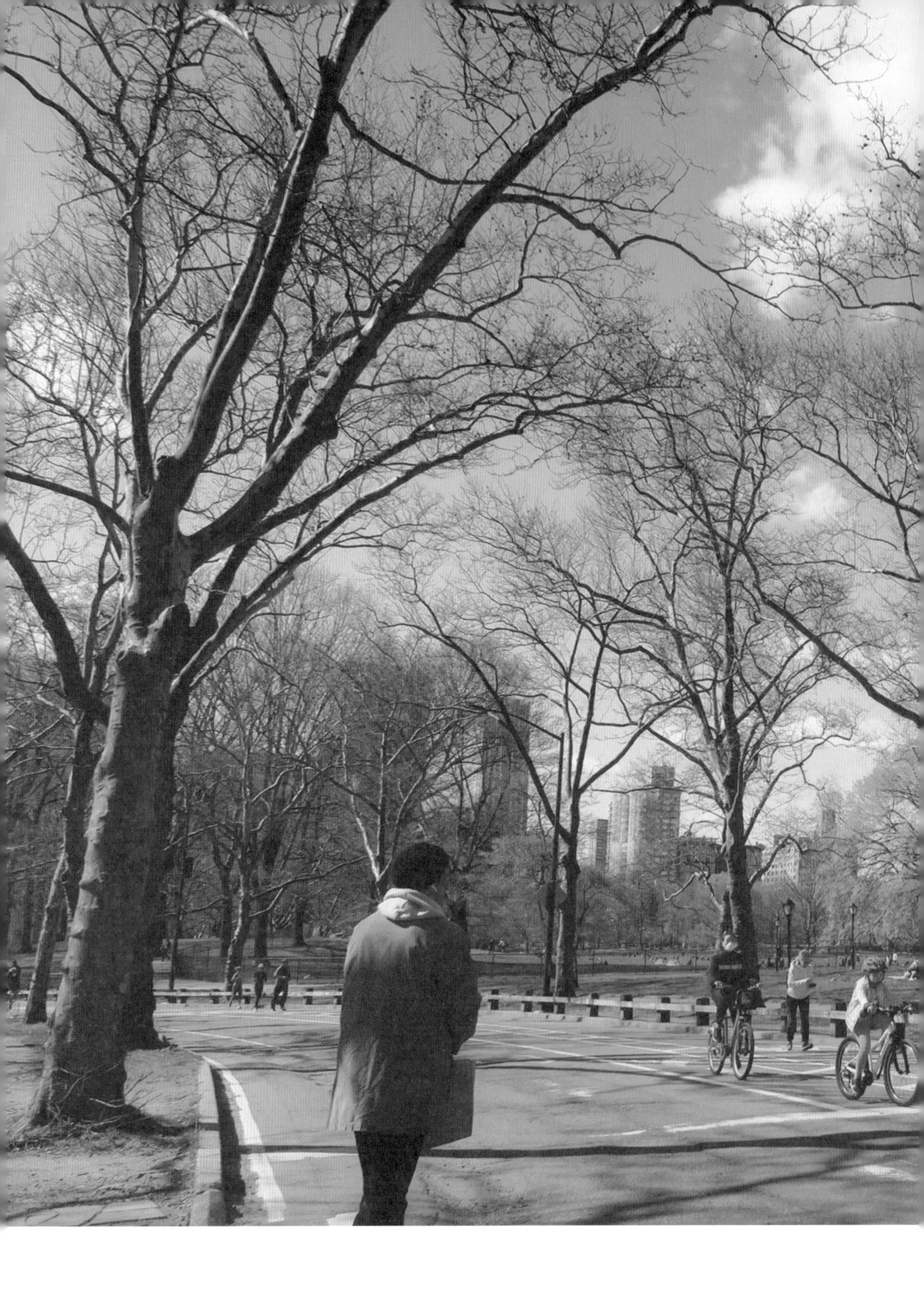

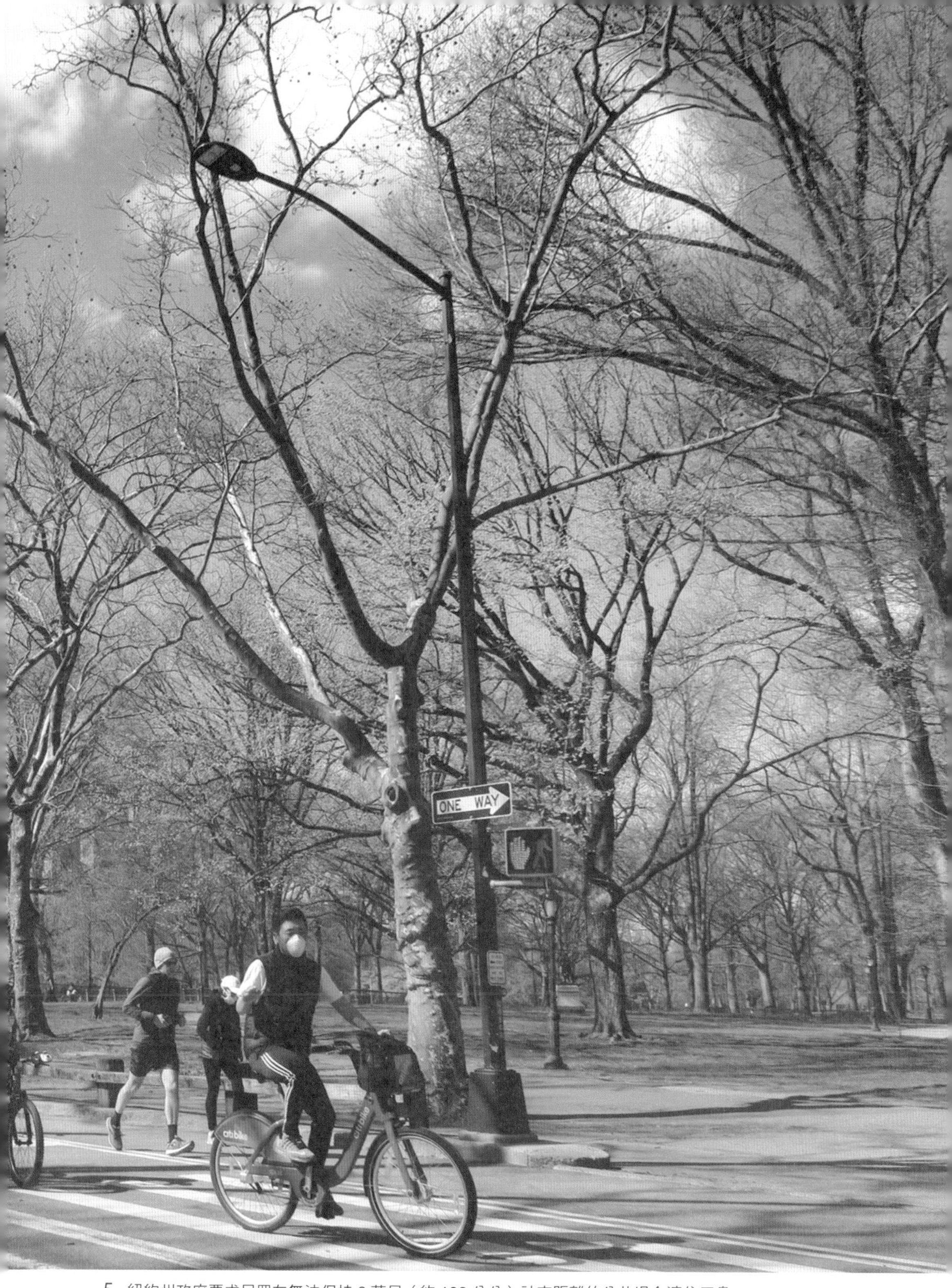

5　紐約州政府要求民眾在無法保持 6 英尺（約 183 公分）社交距離的公共場合遮住口鼻，
5 月 6 日的中央公園可見單車騎士戴起口罩。（尹俊傑紐約攝）

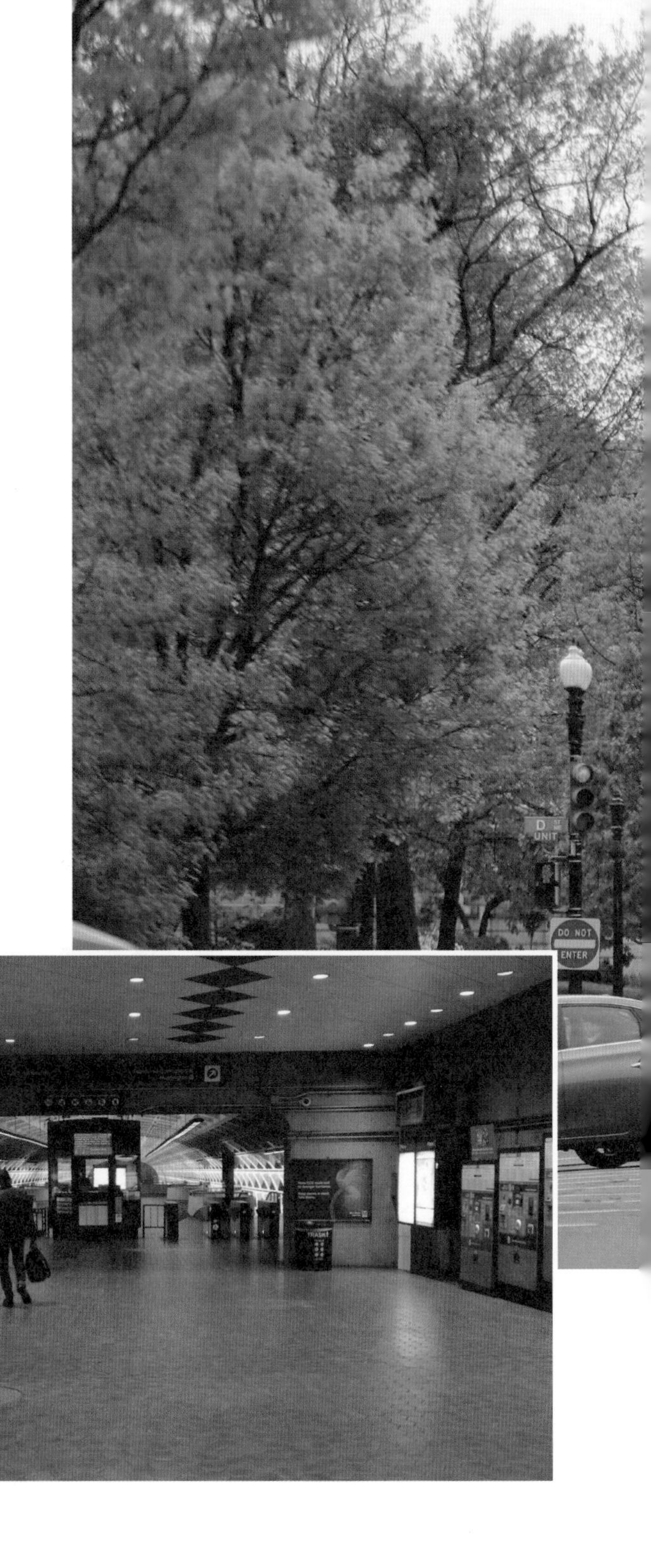
DO NOT
ENTER

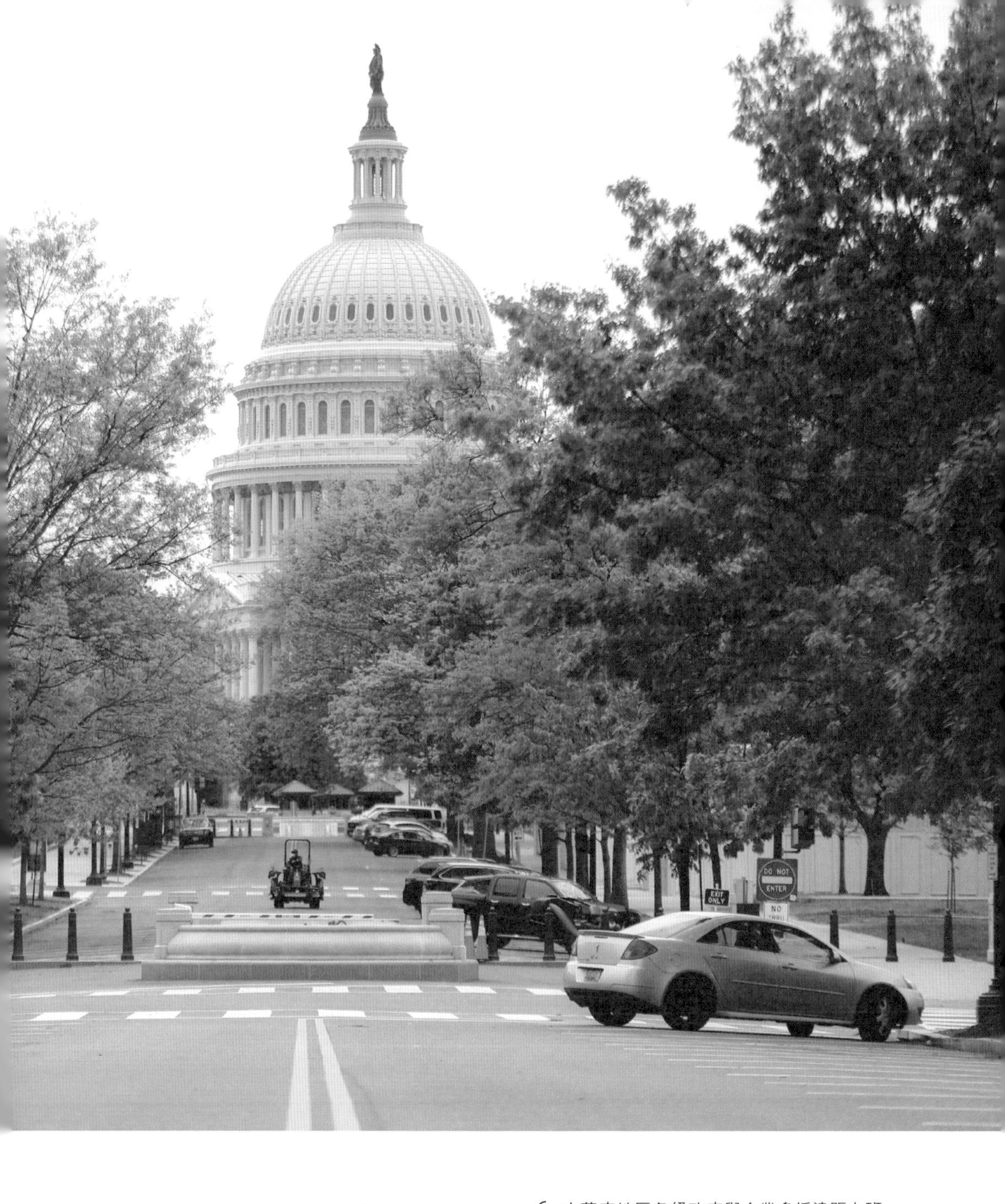

6 | 7

6 大華府地區各級政府與企業多採遠距上班，上班日尖峰時間地鐵站人潮稀落，華府捷運局也大幅減少班次。（江今葉華盛頓攝）

7 昔日車水馬龍、步調快速的美國政治重鎮華府5月6日仍是寂靜景象。（徐薇婷華盛頓攝）

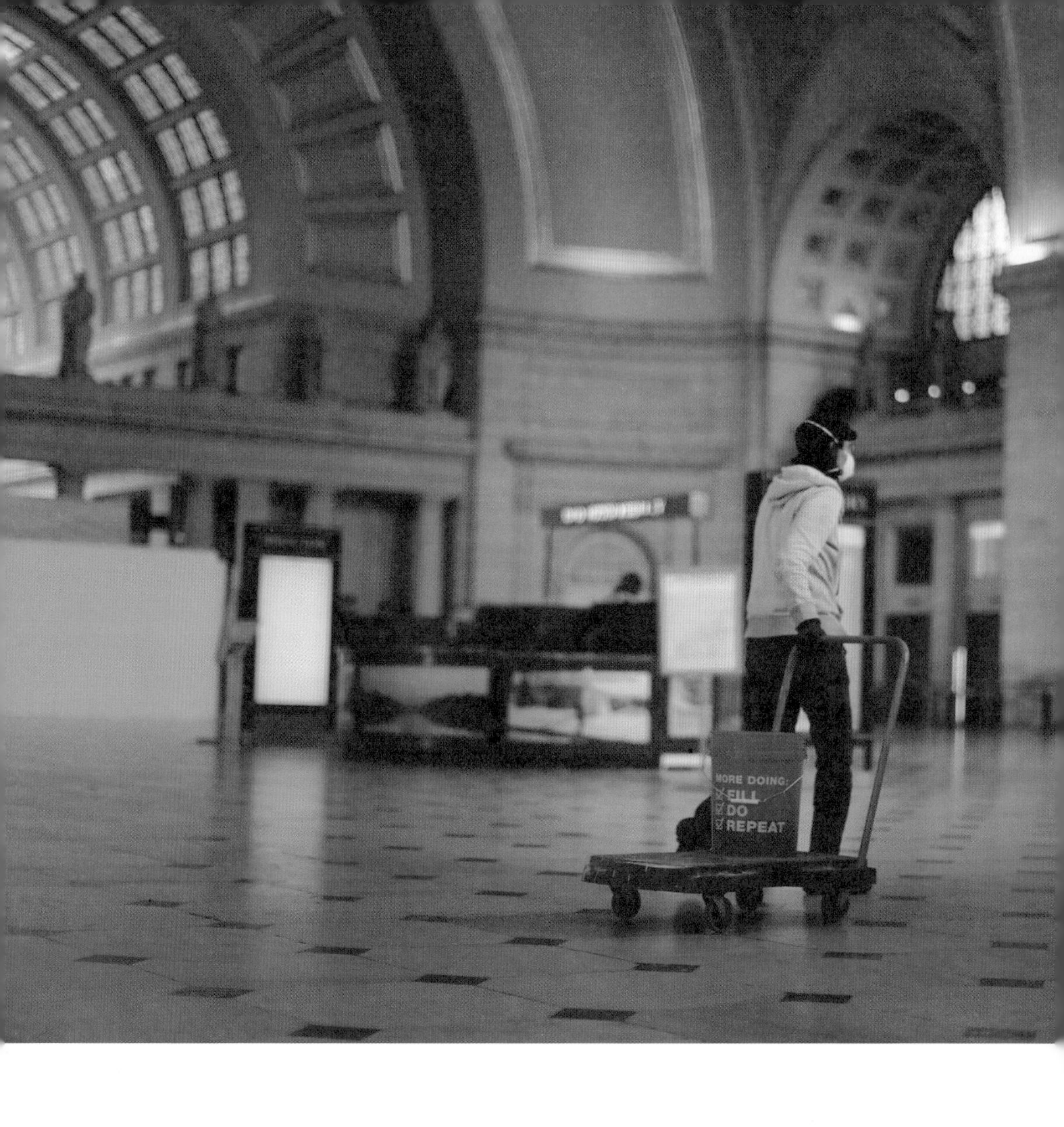

8 | 9 / 10

8 華府向來最繁忙的聯邦車站（Union Station）入口大廳變得空蕩蕩，4 月 5 日只見零星旅客出入。

9 美國確診數急遽增加，4 月 2 日可見民眾搭乘大眾交通工具紛紛戴上口罩、手套自保。

10 武漢肺炎蔓延全美，造成數百萬民眾失業，多數人被迫只能待在家。華府知名音樂表演場地「國歌」（Anthem）在場外打上「我們一定會度過難關」的標語，鼓勵民眾不要喪志。
（徐薇婷華盛頓攝）

華府

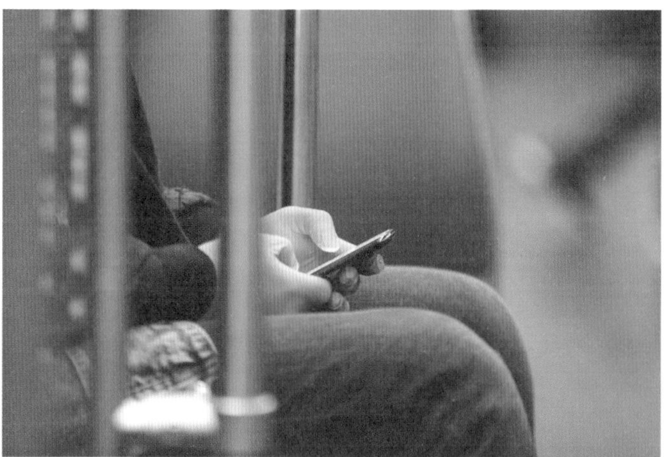

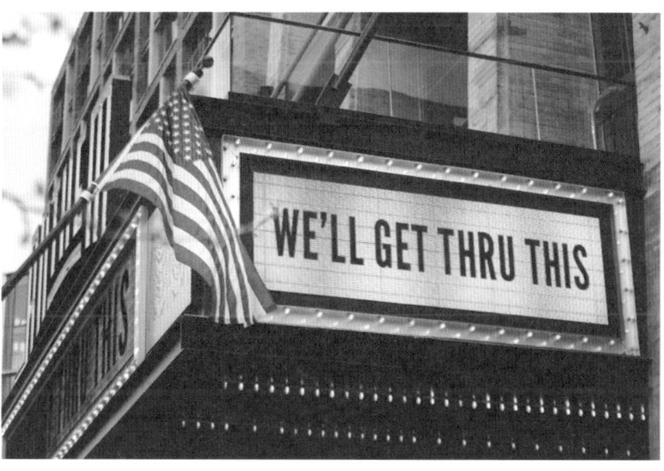

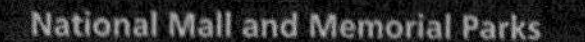

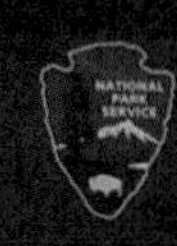

COVID-19 Safety

Although National Mall and Memorial Parks is not closed, we encourage all visitors, particularly the most vulnerable, including the elderly and people with underlying conditions, to make smart decisions and to follow CDC guidance to help reduce the spread of COVID-19. These measures include:

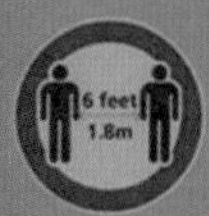

Practice social distancing;

Wash your hands often with soap and water for at least 20 seconds;

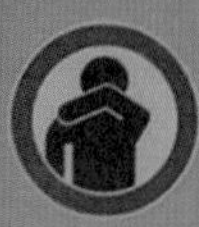

Cover your mouth and nose when you cough or sneeze;

Avoid touching your eyes, nose, and mouth;

Most importantly, please stay home if you feel sick.

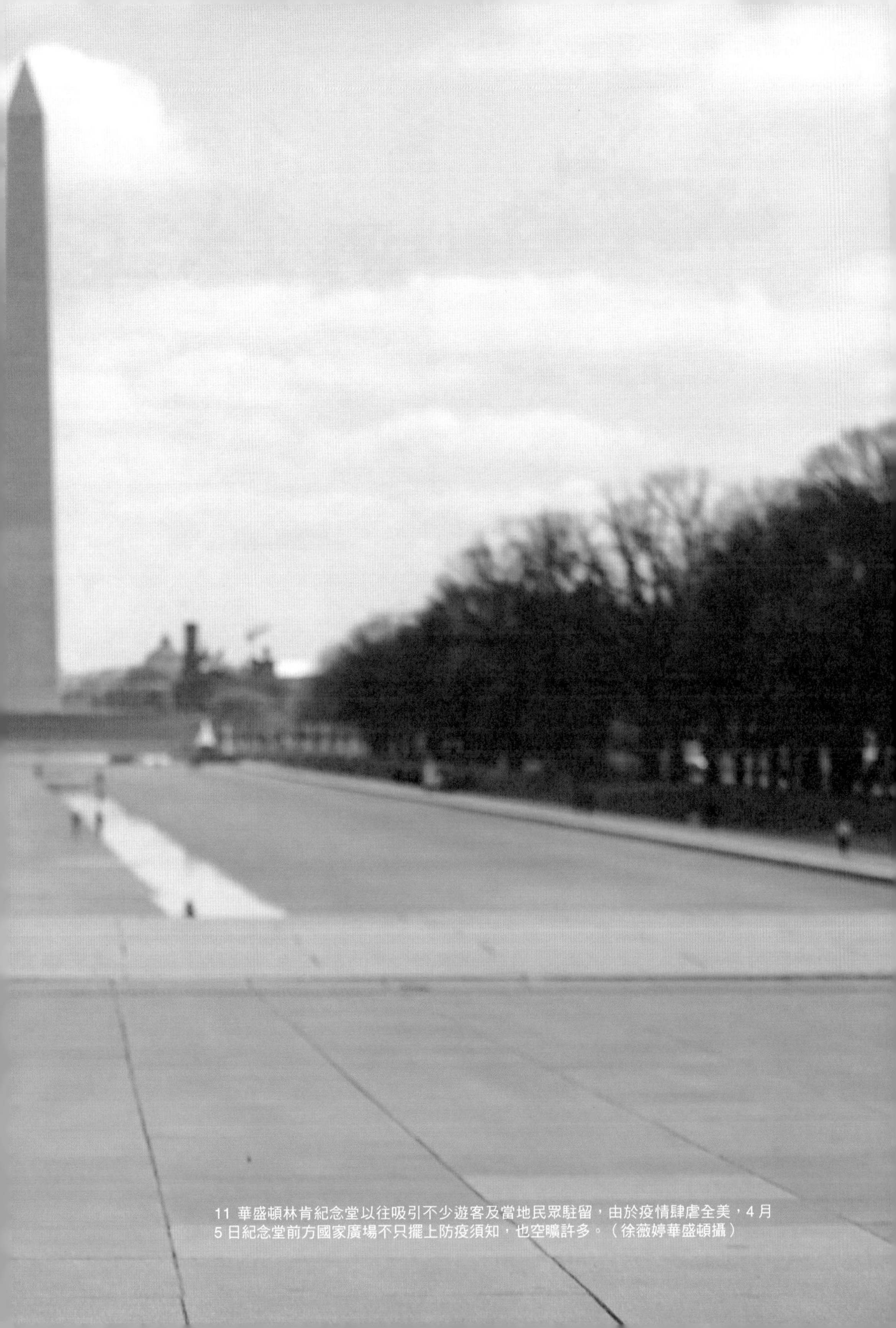

11 華盛頓林肯紀念堂以往吸引不少遊客及當地民眾駐留，由於疫情肆虐全美，4 月 5 日紀念堂前方國家廣場不只擺上防疫須知，也空曠許多。（徐薇婷華盛頓攝）

美國・洛杉磯

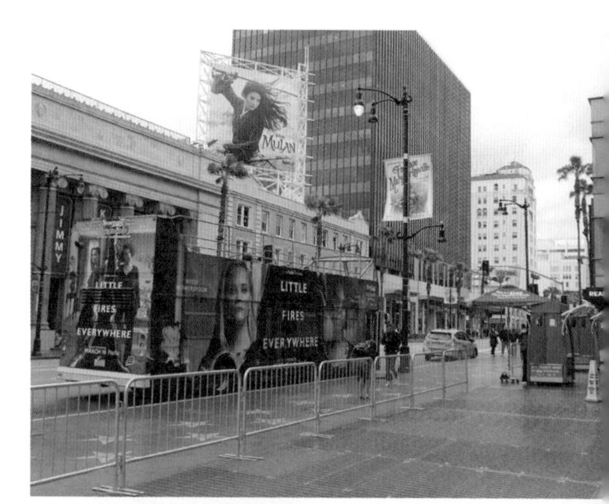
MULAN
JIMMY
LITTLE
FIRES
EVERYWHERE
LITTLE
FIRES
EVERYWHERE

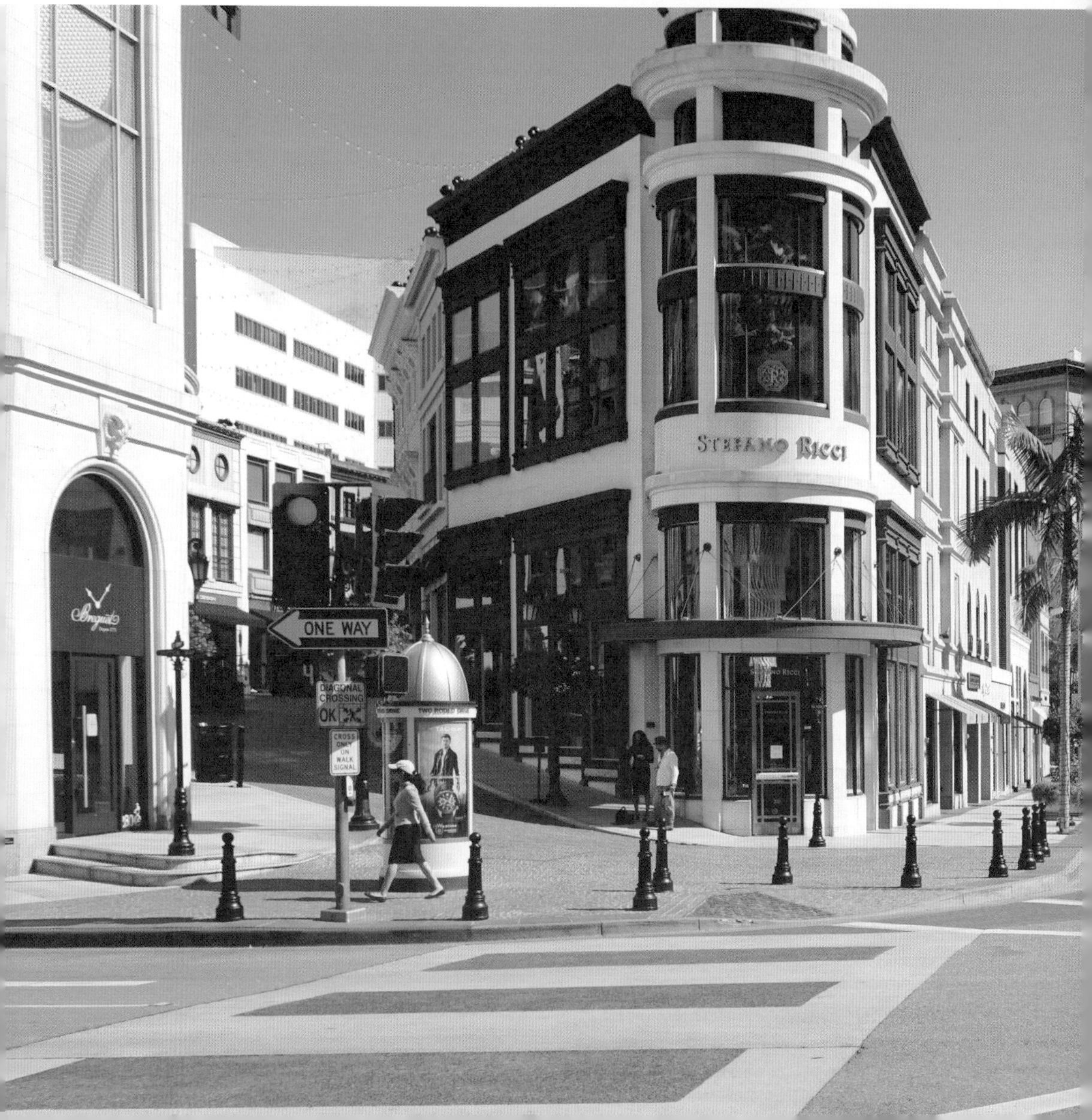
STEFANO RICCI
ONE WAY
DIAGONAL
CROSSING
OK
CROSS
ONLY
ON
WALK
SIGNAL
Breguet

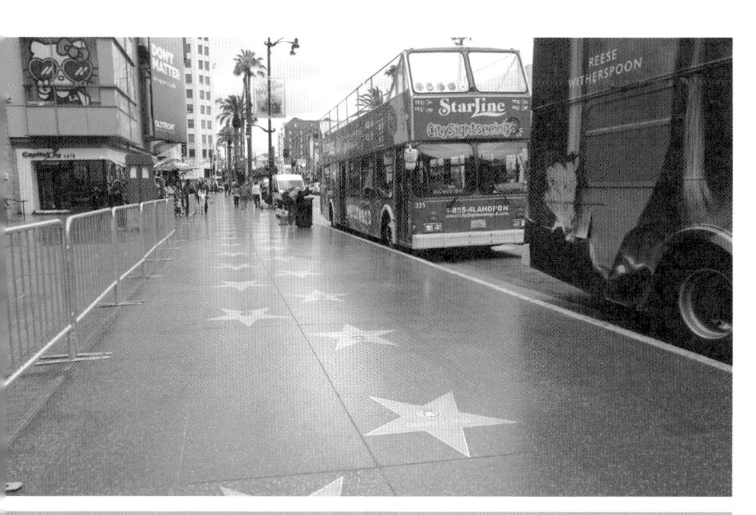

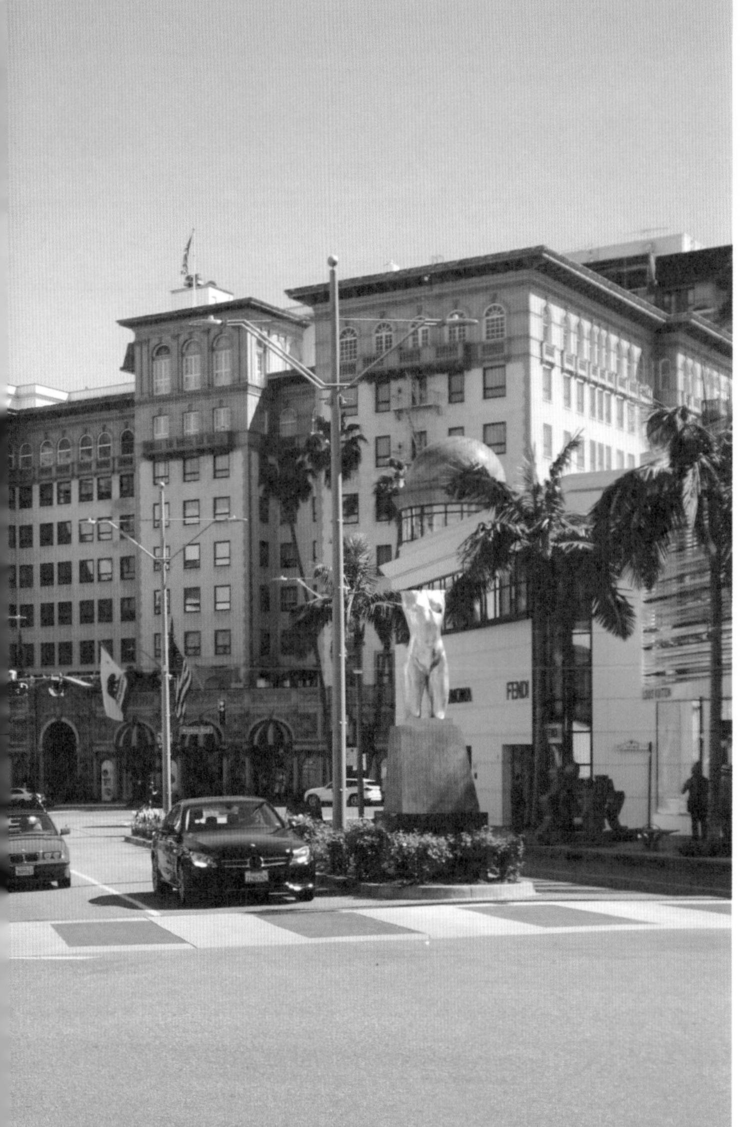

12 | 13
14

12 洛杉磯好萊塢星光大道 3 月 22 日顯得冷清，導覽巴士沒人坐，看板上的電影「花木蘭」延後上映。

13 洛杉磯好萊塢星光大道 3 月 17 日人潮稀落，停在路邊的導覽巴士上只見司機，不見旅客。

14 比佛利山（Beverly Hills）名店街羅迪歐大道（Rodeo Drive），5 月 6 日冷冷清清。
（林宏翰洛杉磯攝）

美國・舊金山

	16
15	17
	18

15 僅管加州施行在家防疫，民眾仍可保持社交距離外出散步。圖為舊金山地標、1915 年萬國博覽會建造的藝術宮（The Palace of Fine Arts）。

16 舊金山中國城 3 月 7 日的到訪人數大為減少。

17 舊金山灣區居家防疫前夕，3 月 17 日的車流明顯較平日冷清。

18 金門大橋串連舊金山南北交通，橋的兩側有人行步道，以往散步與觀光人潮熱絡，在全加州居家防疫的措施下，3 月 24 日車流與行人都減少。
（周世惠舊金山攝）

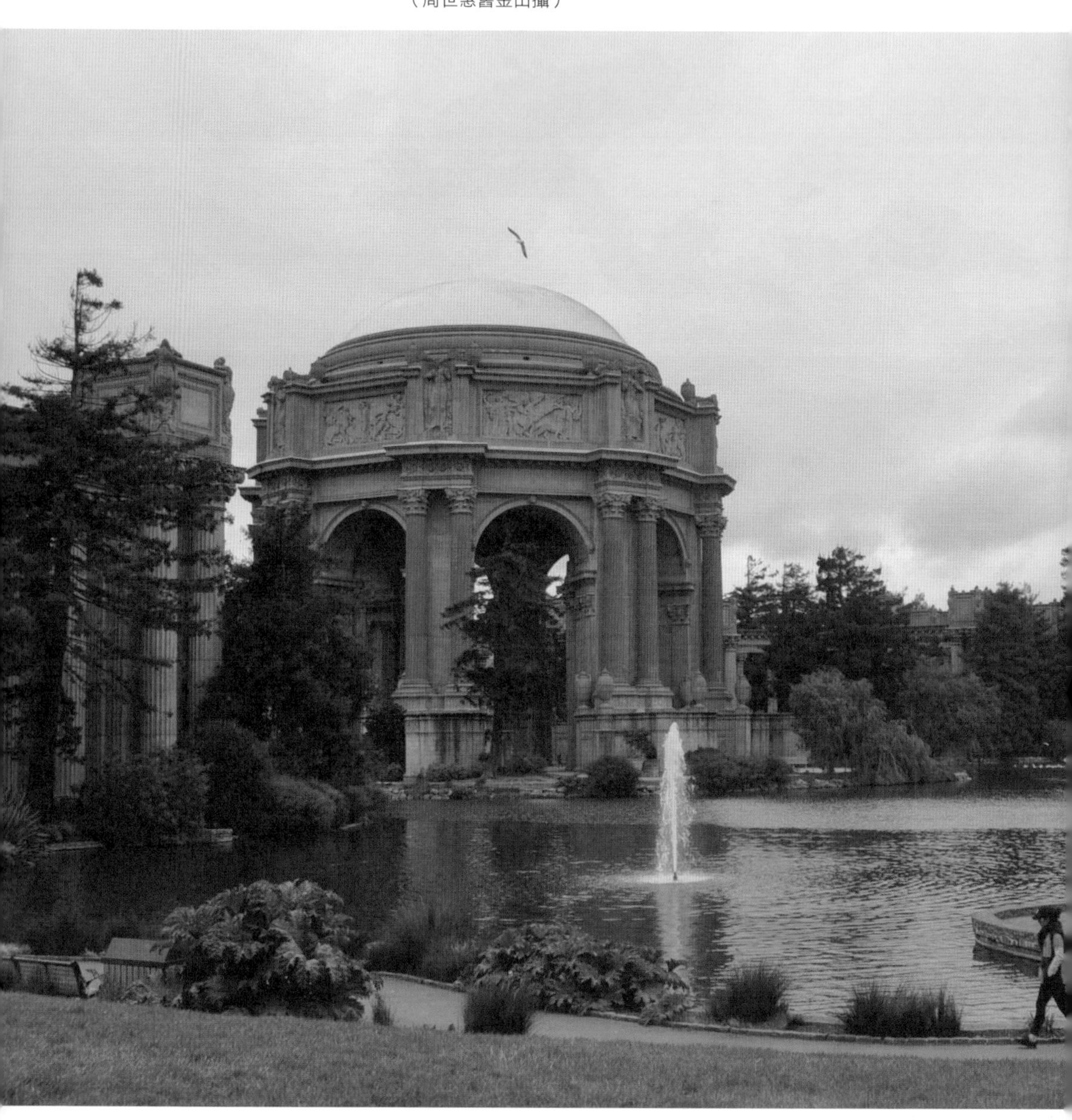

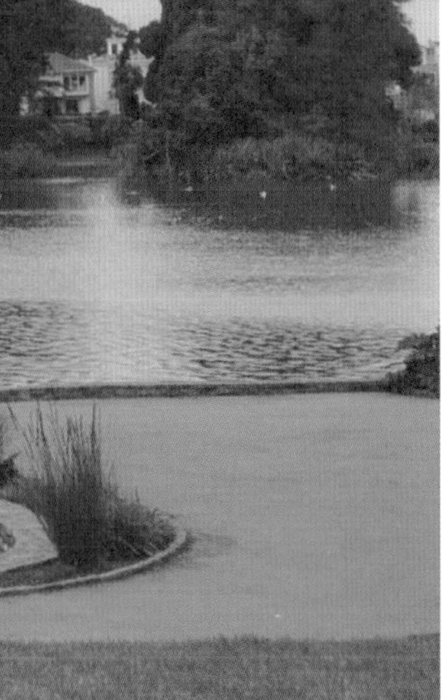

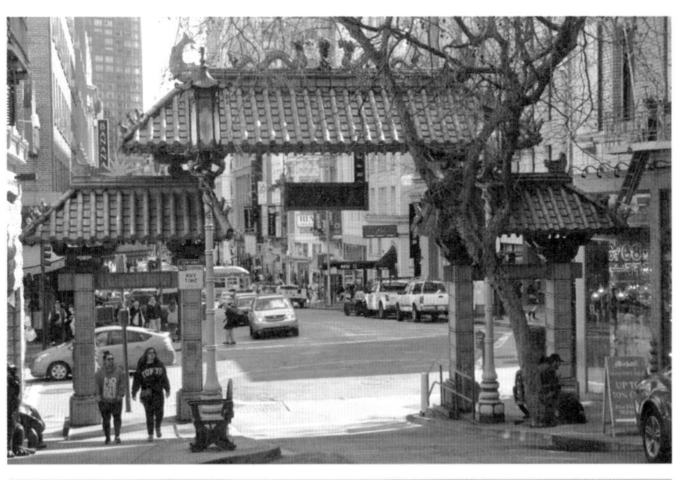

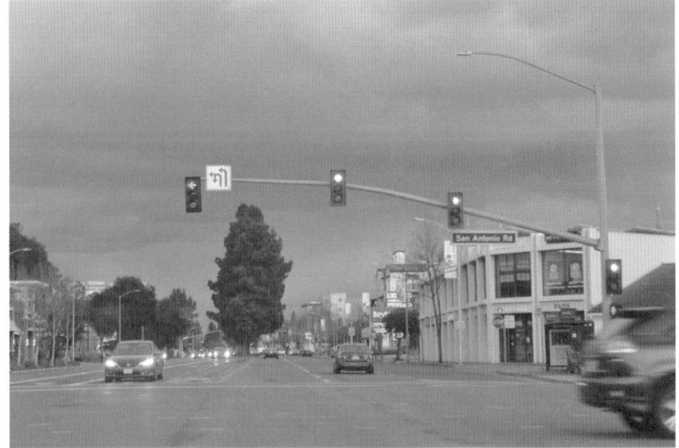

San Antonio Rd

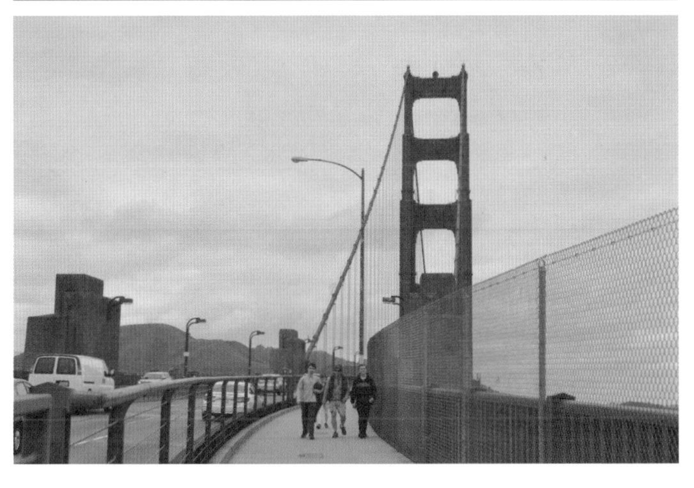

阿根廷・布宜諾斯艾利斯

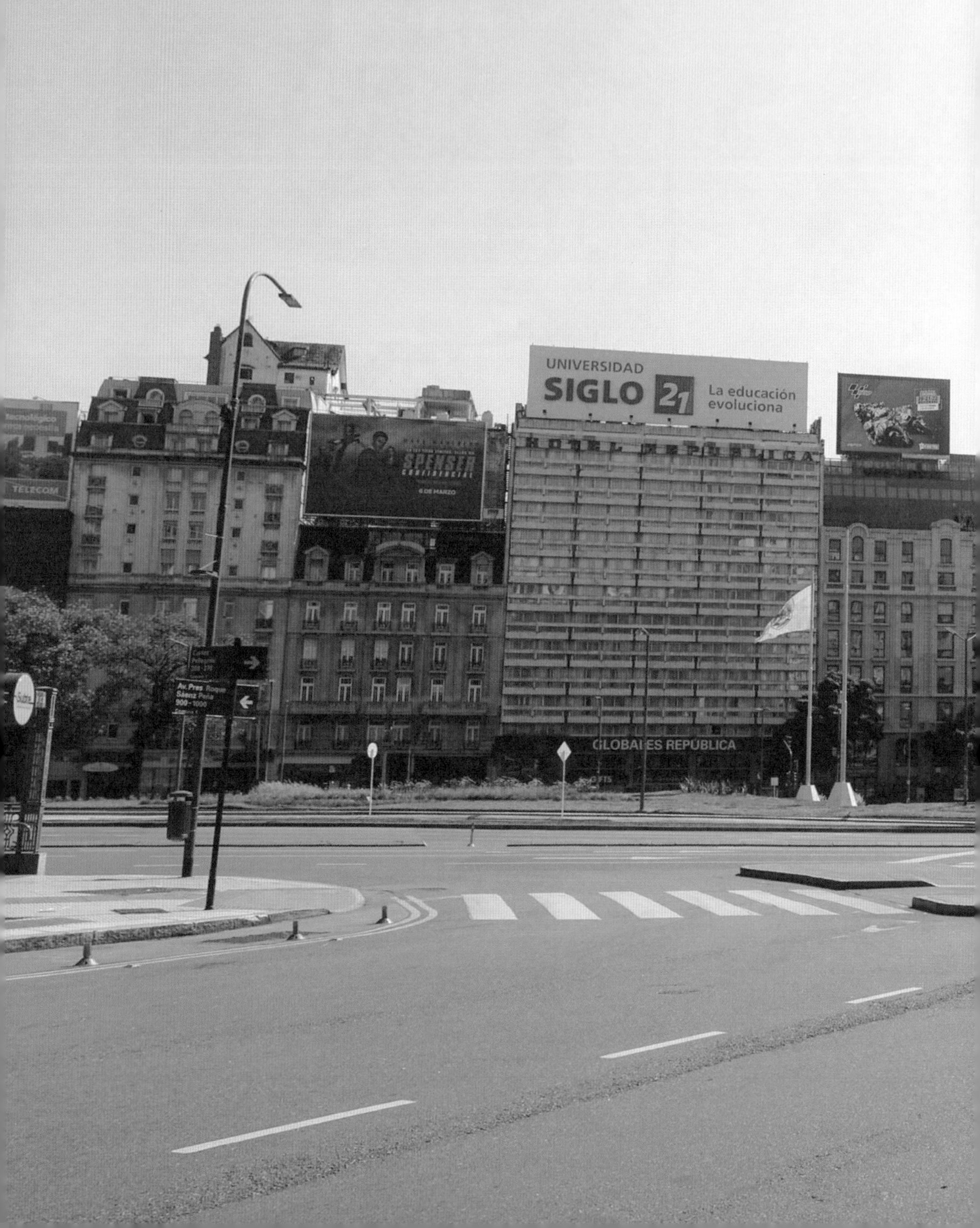
UNIVERSIDAD
SIGLO 21
La educación
evoluciona
SPENSER
6 DE MARZO
TELECOM

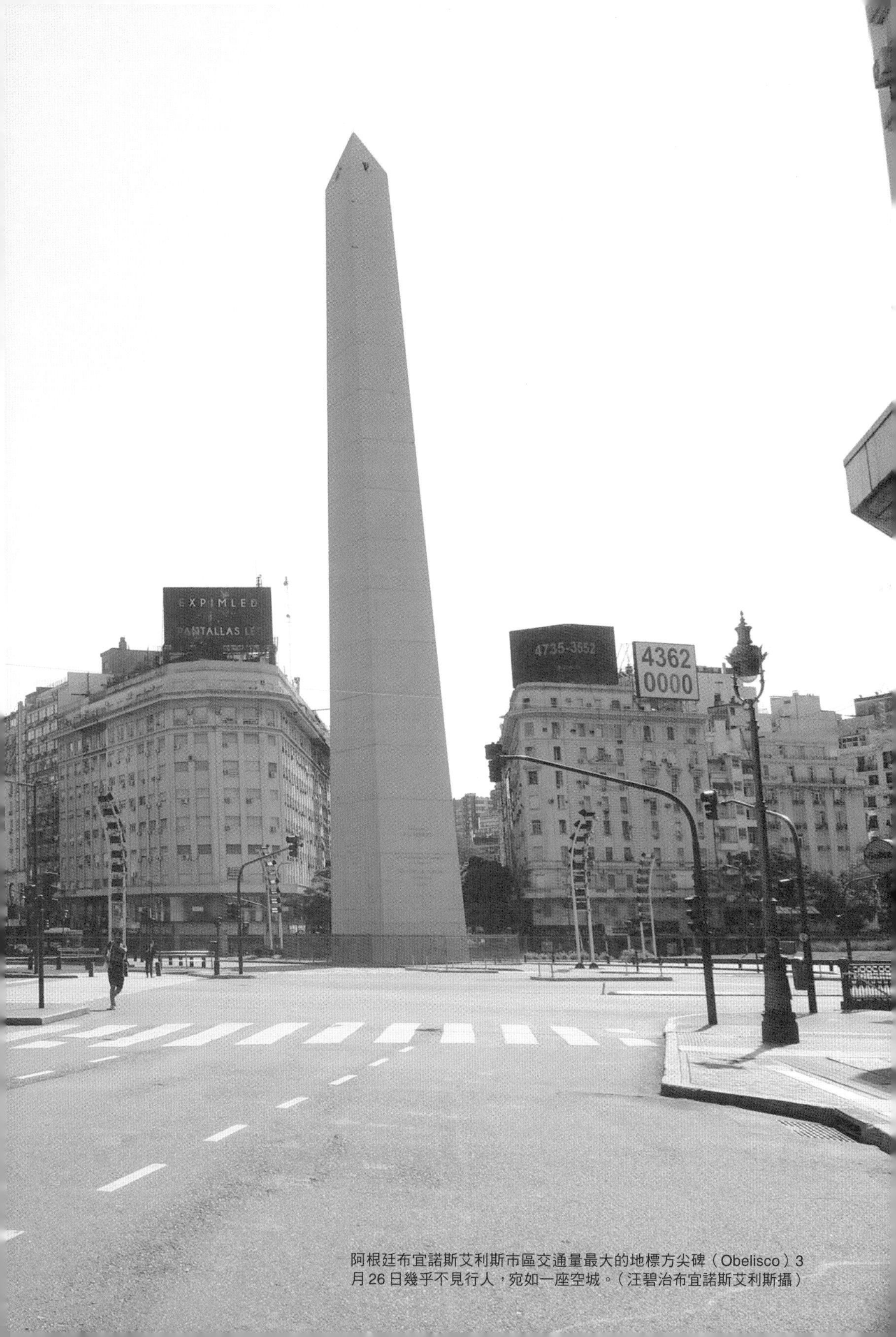

阿根廷布宜諾斯艾利斯市區交通量最大的地標方尖碑（Obelisco）3月26日幾乎不見行人，宛如一座空城。（汪碧治布宜諾斯艾利斯攝）

英國·倫敦

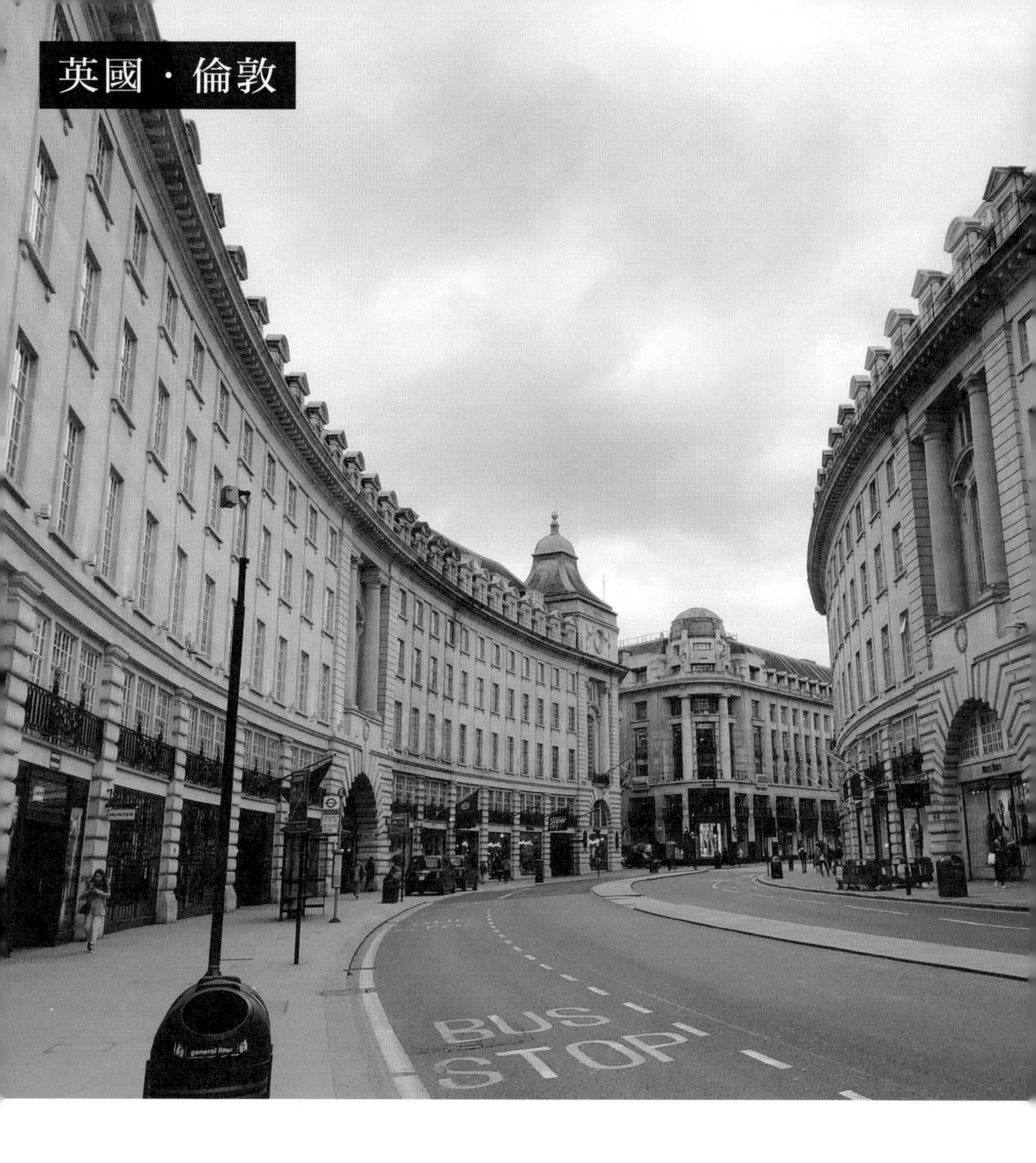

1 | 2 / 3

1　疫情延燒，英國政府建議民眾不要去人多場所，3月17日的倫敦牛津街冷清。

2　為保持社交距離，許多人在家上班，地鐵搭乘人數驟減。

3　向來人來人往的倫敦特拉法加廣場，3月17日人潮稀稀落落。
（戴雅真倫敦攝）

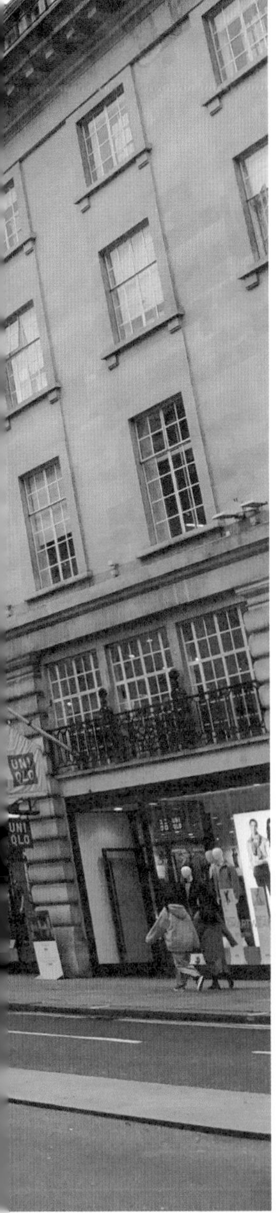
UNIQLO

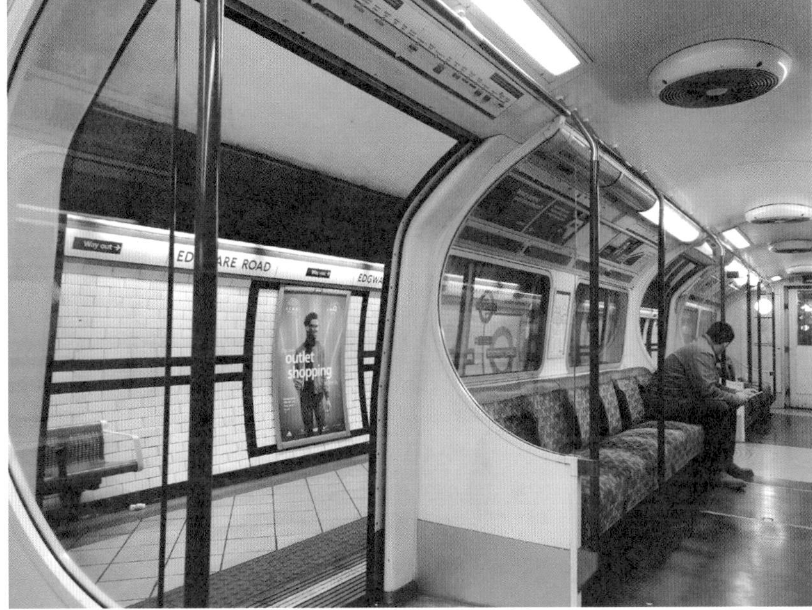
Way out
outlet shopping

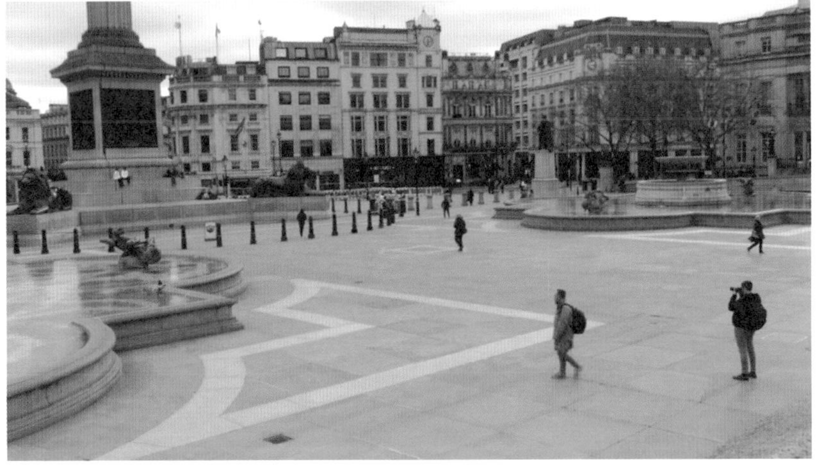

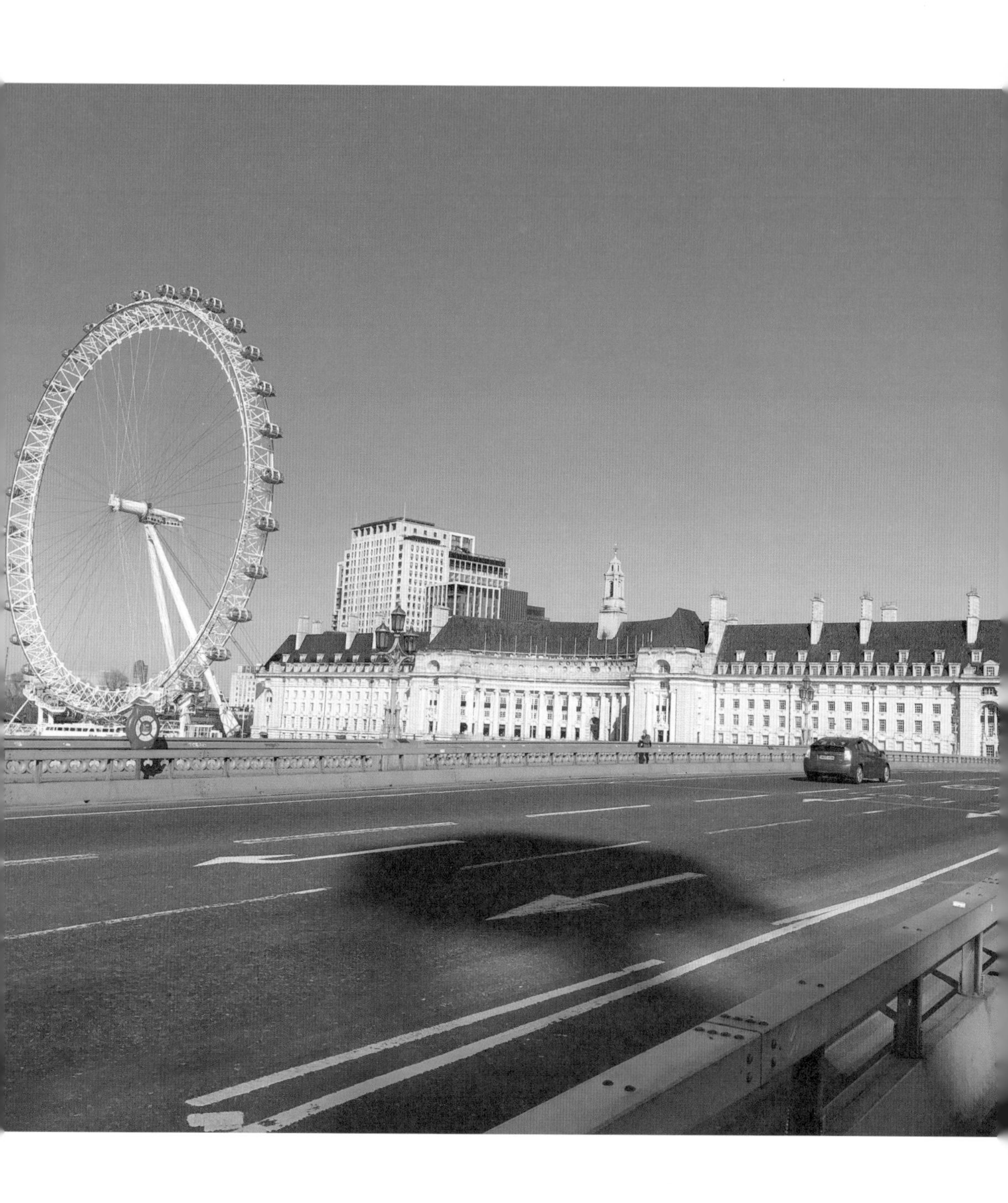

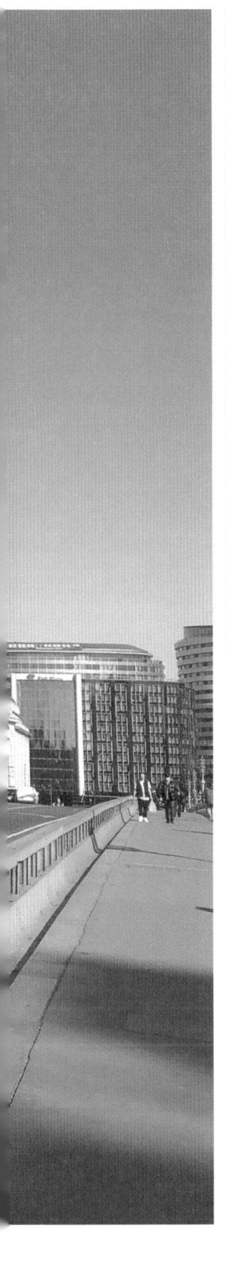

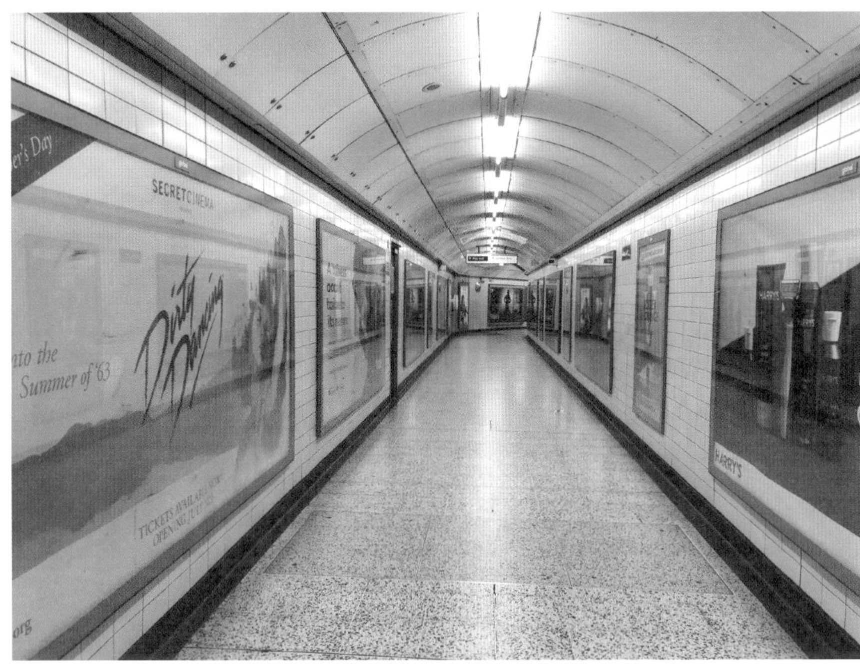

倫敦

4 | 5

4　英國國會旁的西敏橋3月27日人車稀少。

5　英國實施禁足令，平日人來人往的地下鐵車站3月27日空無一人。
（戴雅真倫敦攝）

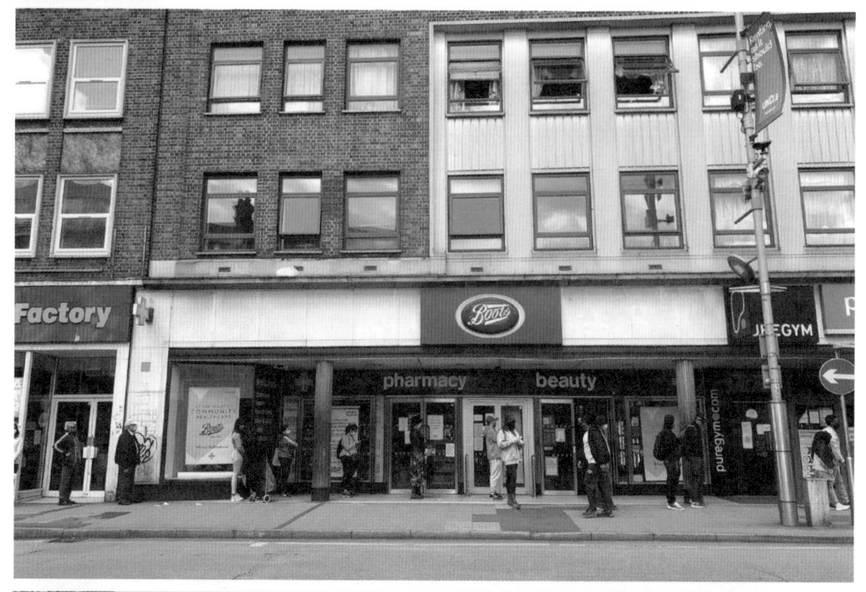

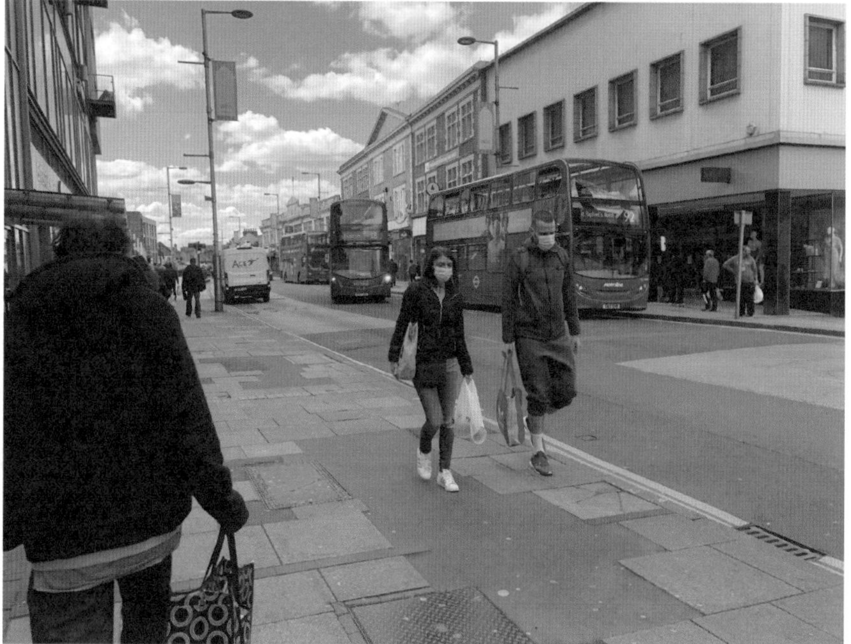

6　5月6日，倫敦一家藥局外，民眾保持社交距離，排隊等待。

7　英國疫情遲未緩和，久悶家中的倫敦民眾5月6日戴口罩上街。
（戴雅真倫敦攝）

6
7

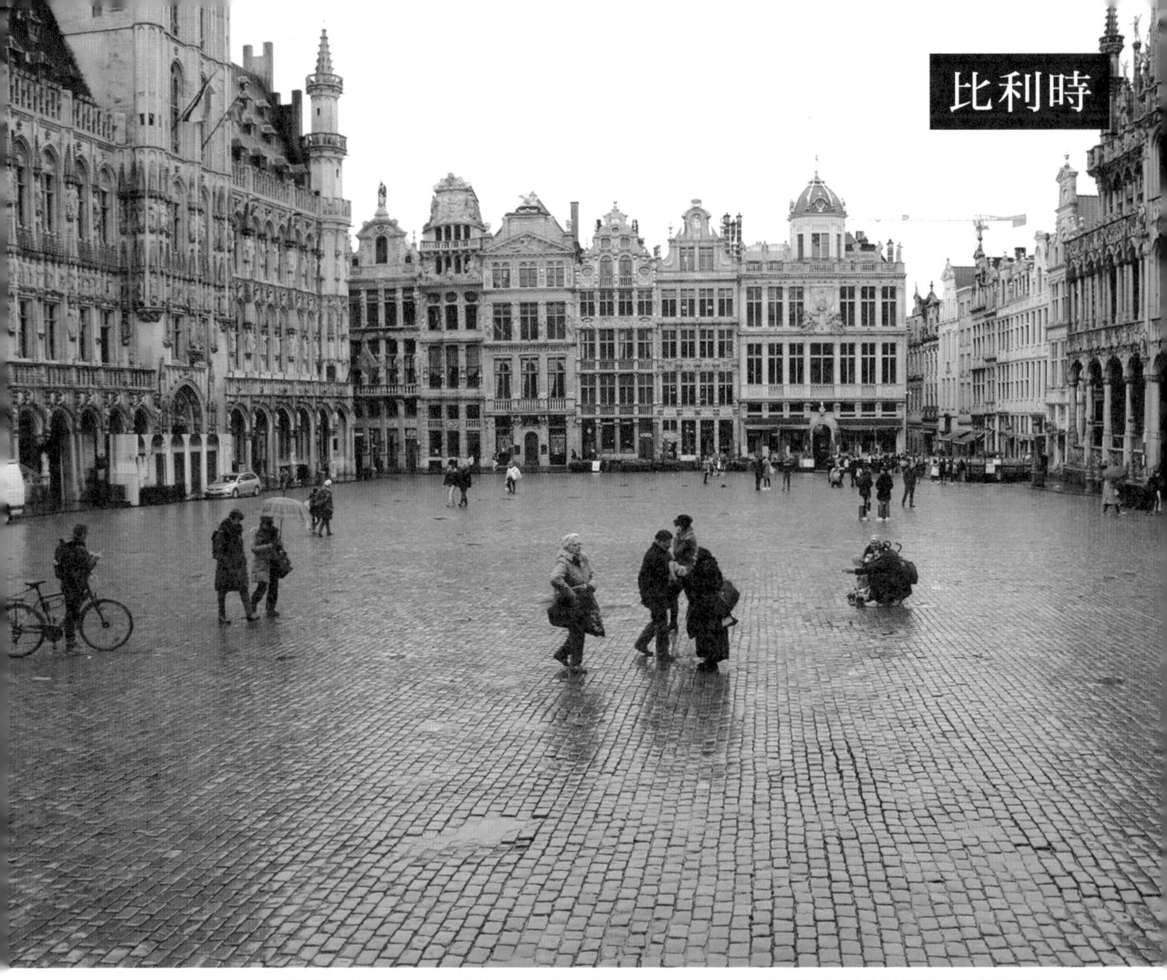

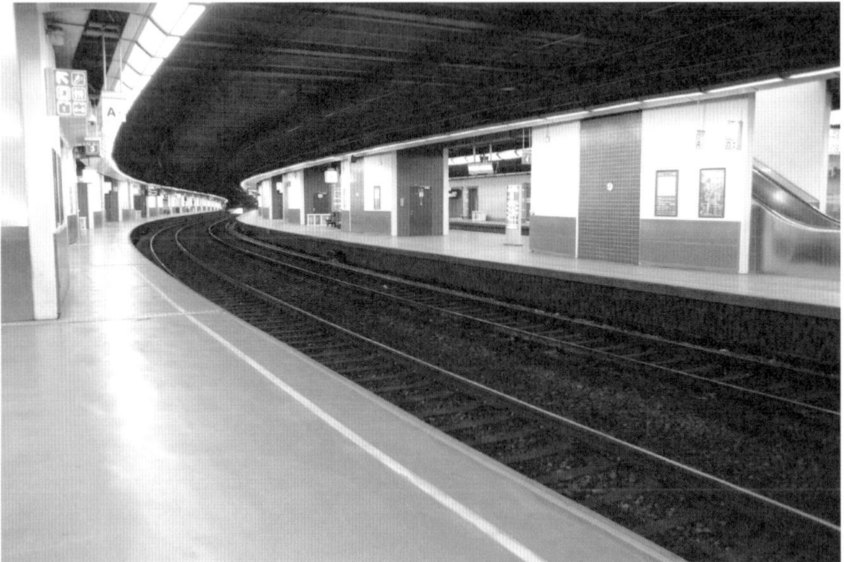

1
―
2

1　比利時布魯塞爾遊客大減，世界文化遺產景點大廣場3月11日相當冷清。

2　比利時3月18日起禁止集會並限制行動，歐洲議會旁的布魯塞爾－盧森堡火車站月台幾乎看不到乘客。
（唐佩君布魯塞爾攝）

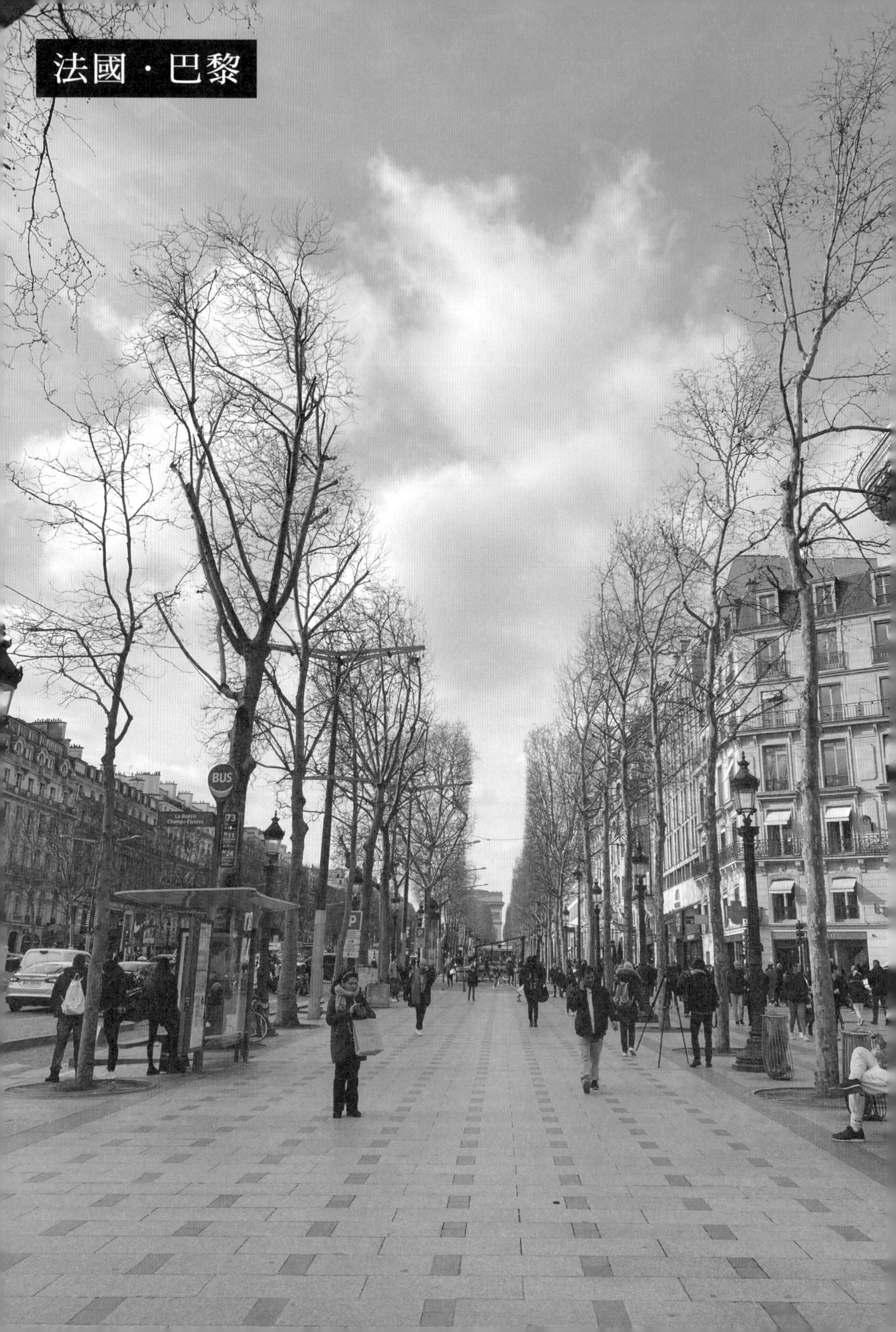

法國・巴黎

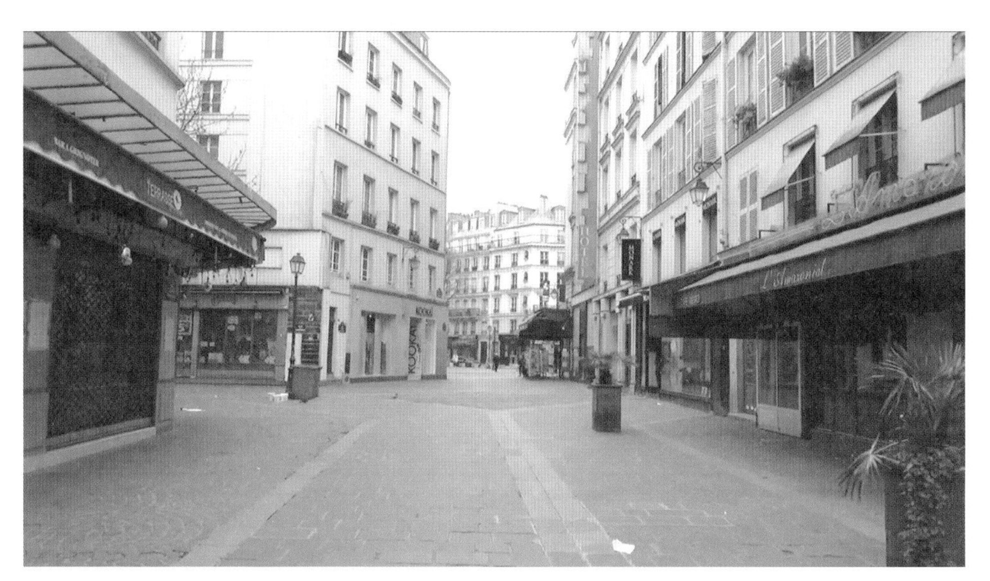

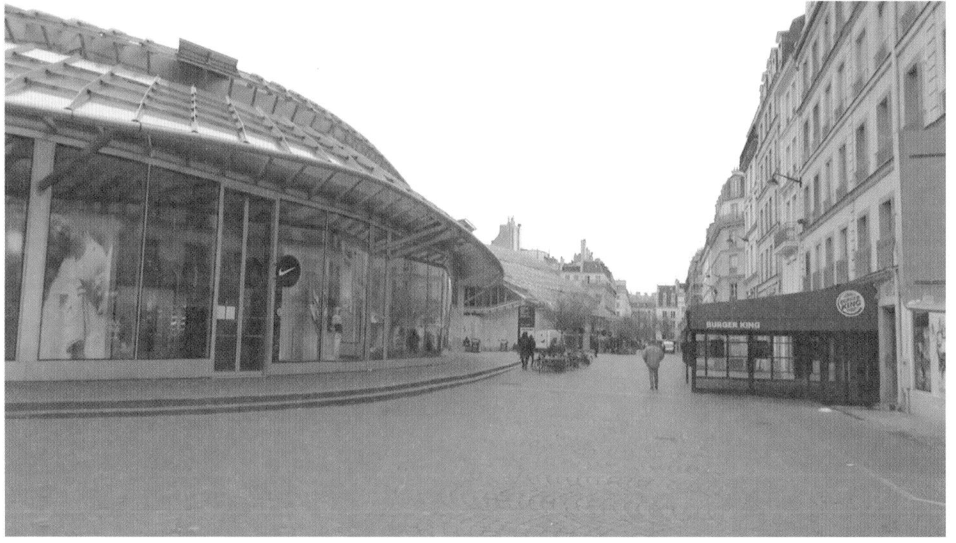

1 | 2 / 3

1　2 月 15 日的巴黎香榭大道和往日相比相對冷清。

2　法國行動限制令 3 月 18 日上路的第一天，巴黎市中心夏特雷（Châtelet）周邊街道人跡罕至。

3　巴黎知名購物中心巴黎大堂（Les Halles）3 月 18 日行人稀落。
（曾婷瑄巴黎攝）

4 | 5

4 巴黎里昂車站5月6日下午時分，仍可見通勤族及拖著行李的民眾出入，與過往熙來攘往相比冷清許多。

5 巴黎5月6日上班時間郵局前民眾排隊領錢，同時保持1.5公尺社交距離。

（曾婷瑄巴黎攝）

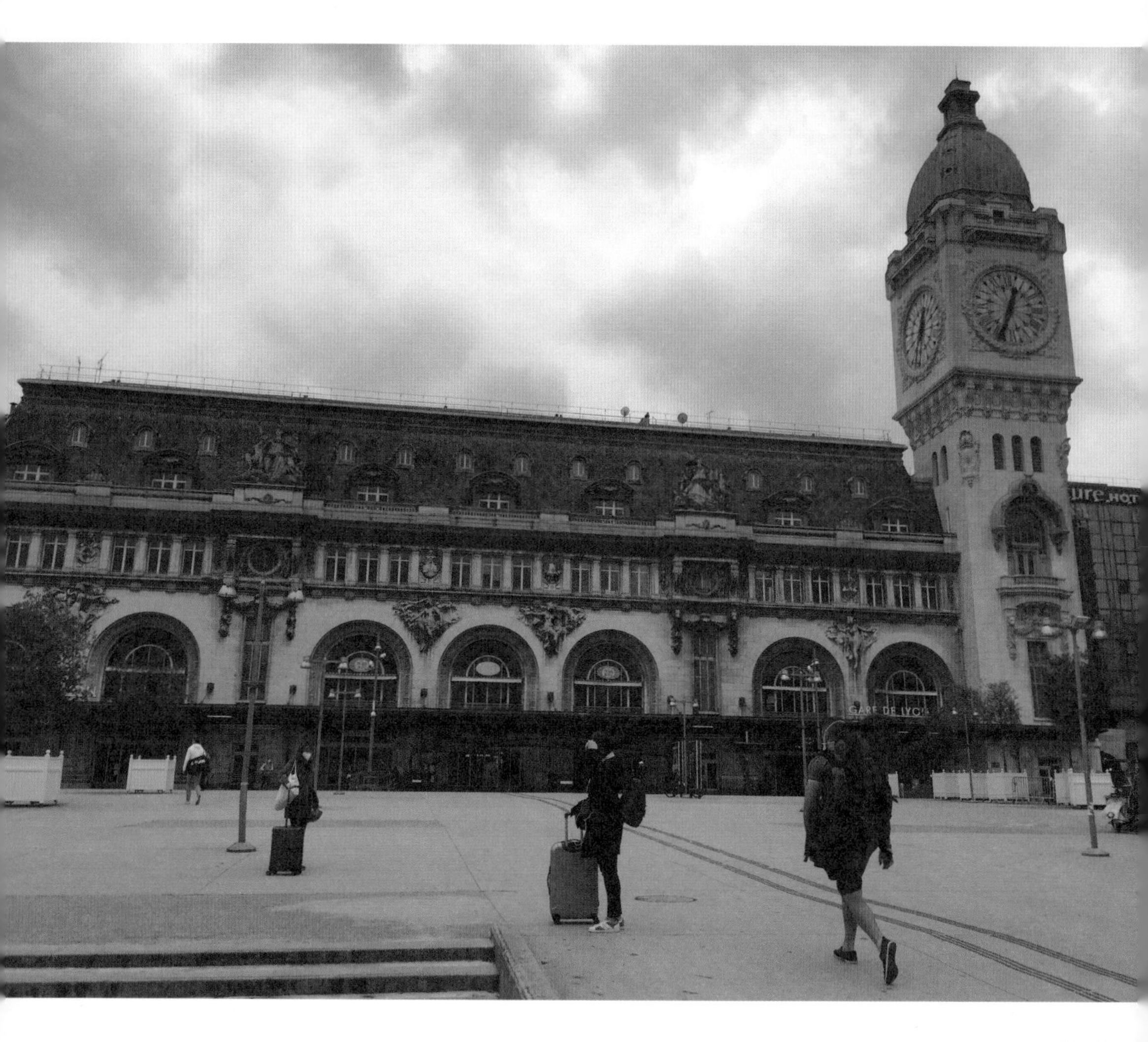

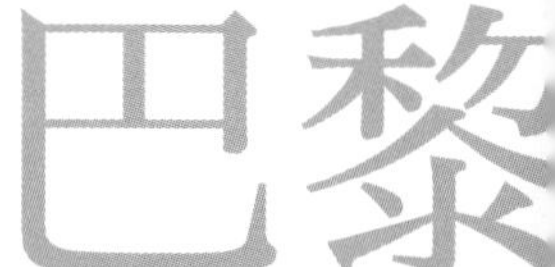

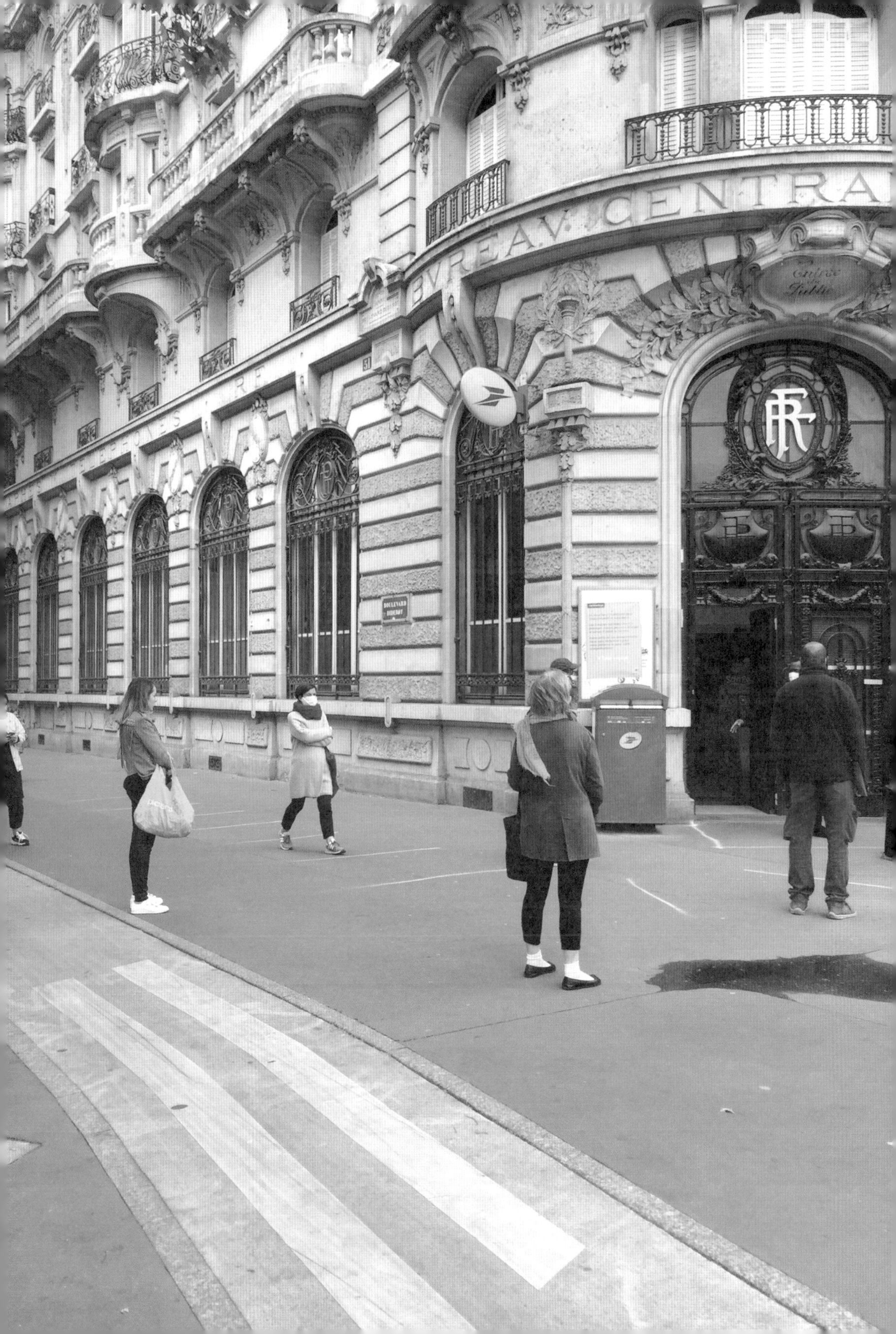
BVREAV CENTRA

土耳其・安卡拉

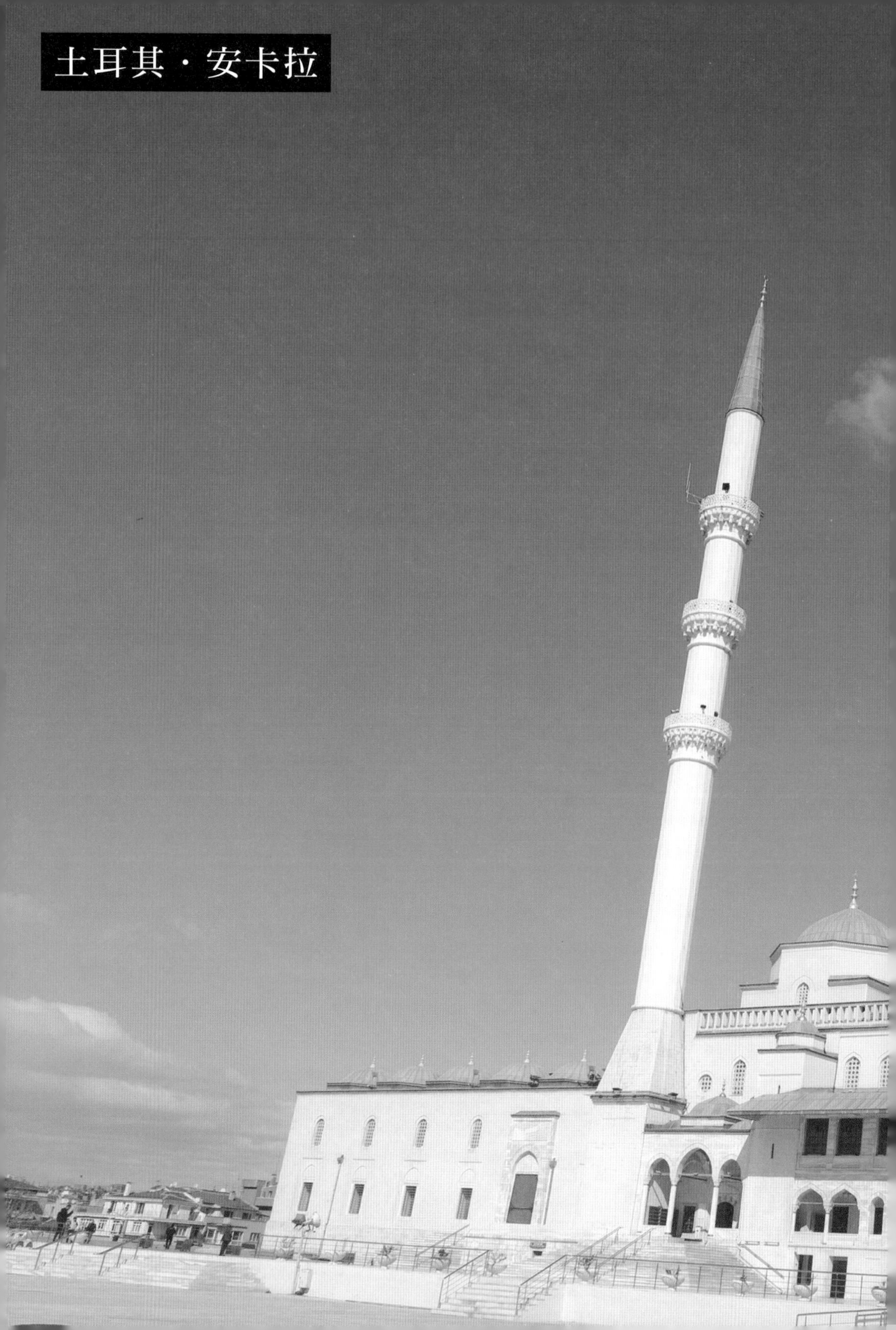

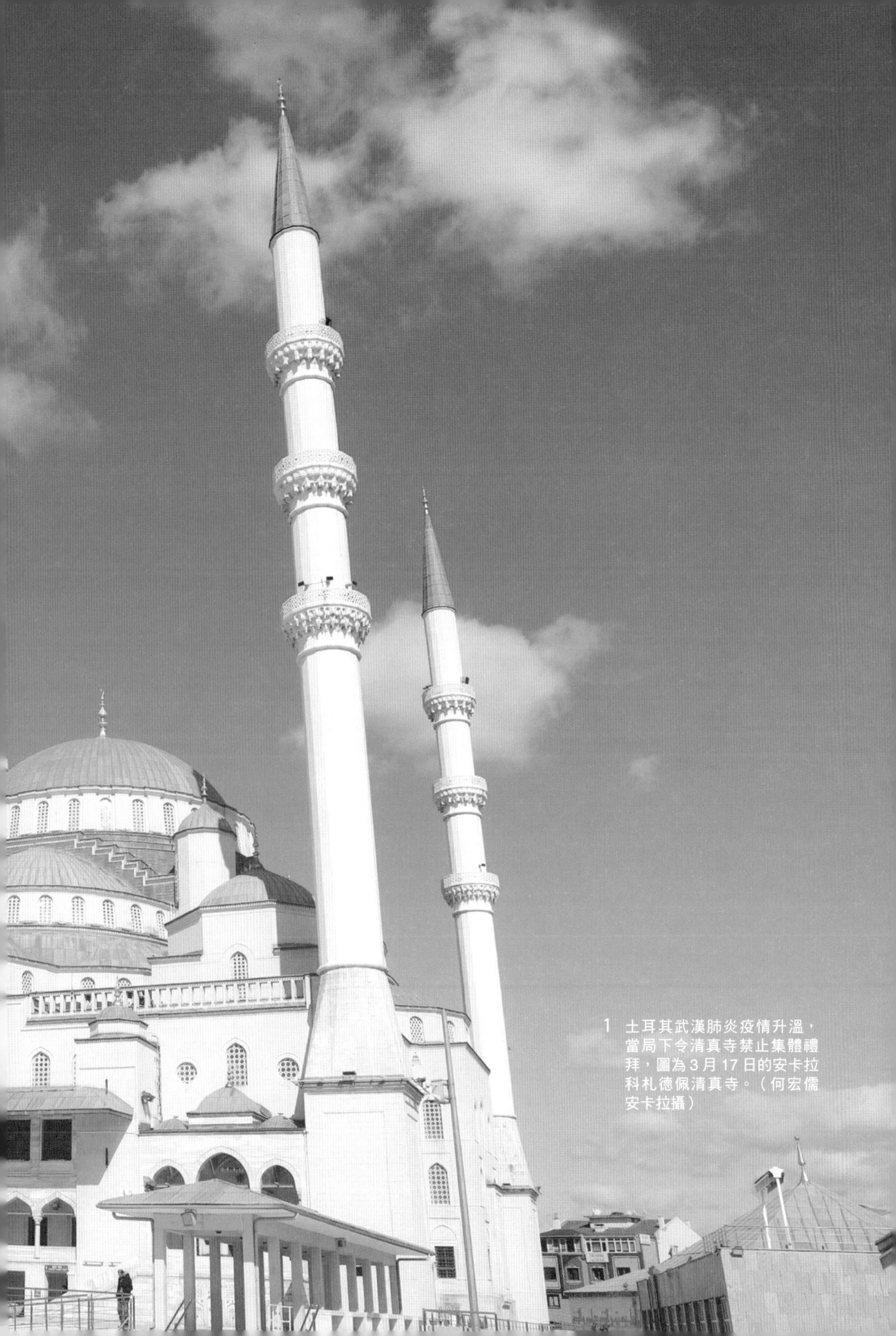

1 土耳其武漢肺炎疫情升溫，當局下令清真寺禁止集體禮拜，圖為3月17日的安卡拉科札德佩清真寺。（何宏儒安卡拉攝）

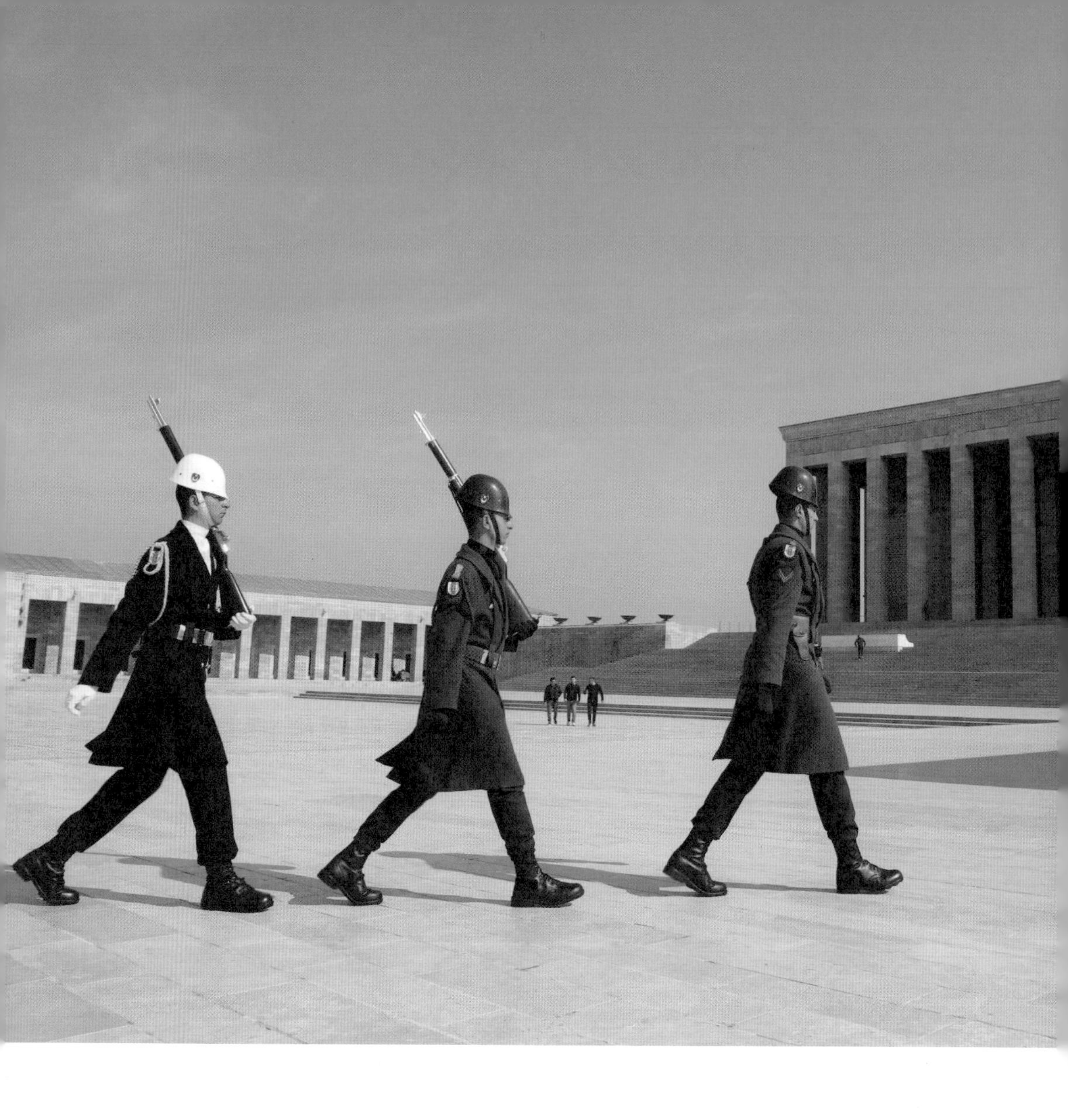

	3
2	4
	5

2　安卡拉國父陵廣場 3 月 25 日只見零星遊客，和準備交接的哨兵。

3　土耳其大國民議會於 4 月 23 日成立屆滿百週年，中樞在安卡拉舊城區烏魯斯的大國民議會博物館舉行紀念活動，電視台記者戴著口罩在館前現場連線報導。

4　土耳其自 4 月第 2 週起對 31 省實施週末宵禁措施，首都安卡拉坎卡雅區民眾 5 月 6 日戴口罩在跑道上運動。

5　安卡拉舊城區烏魯斯店員 5 月 6 日在廣場餵鴿子，當天雜貨店、商店營業至下午 2 時，民眾准以步行方式前往住家附近商店採買。
（何宏儒安卡拉攝）

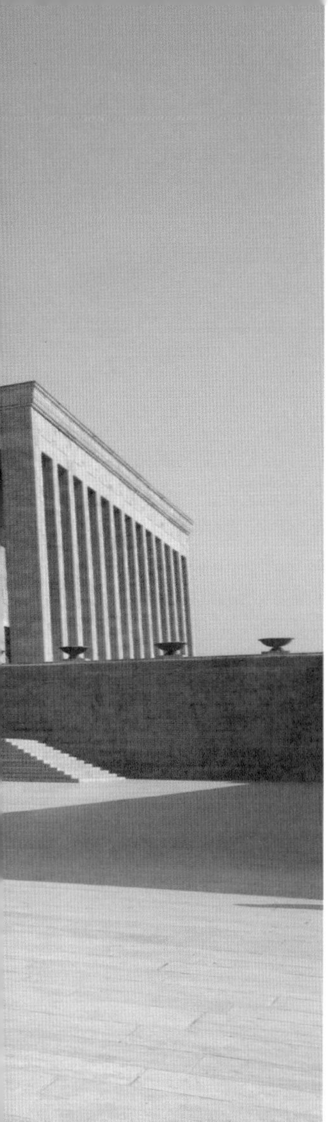

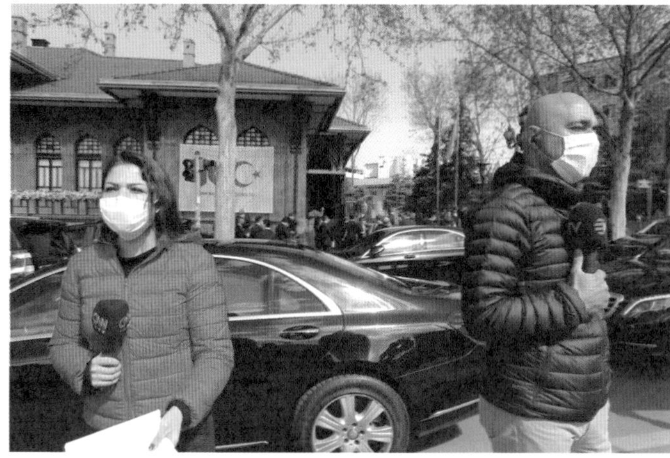

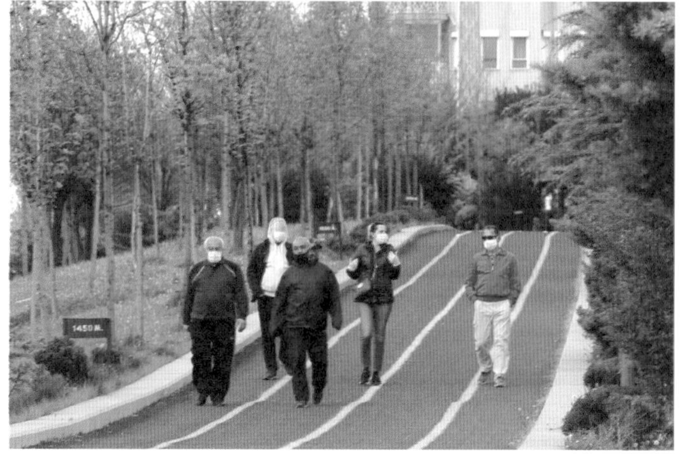

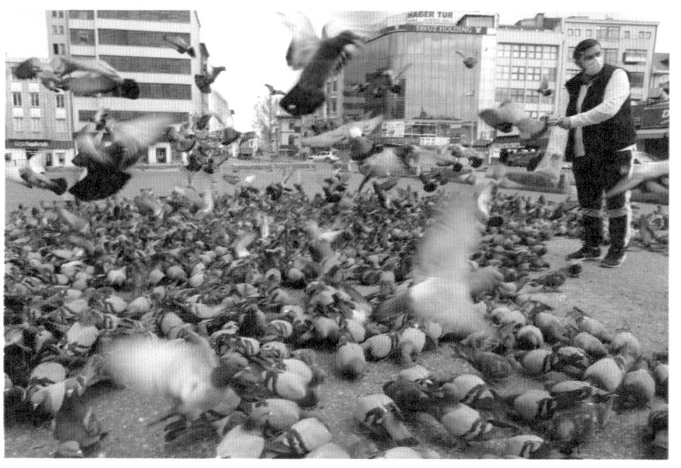

安卡拉

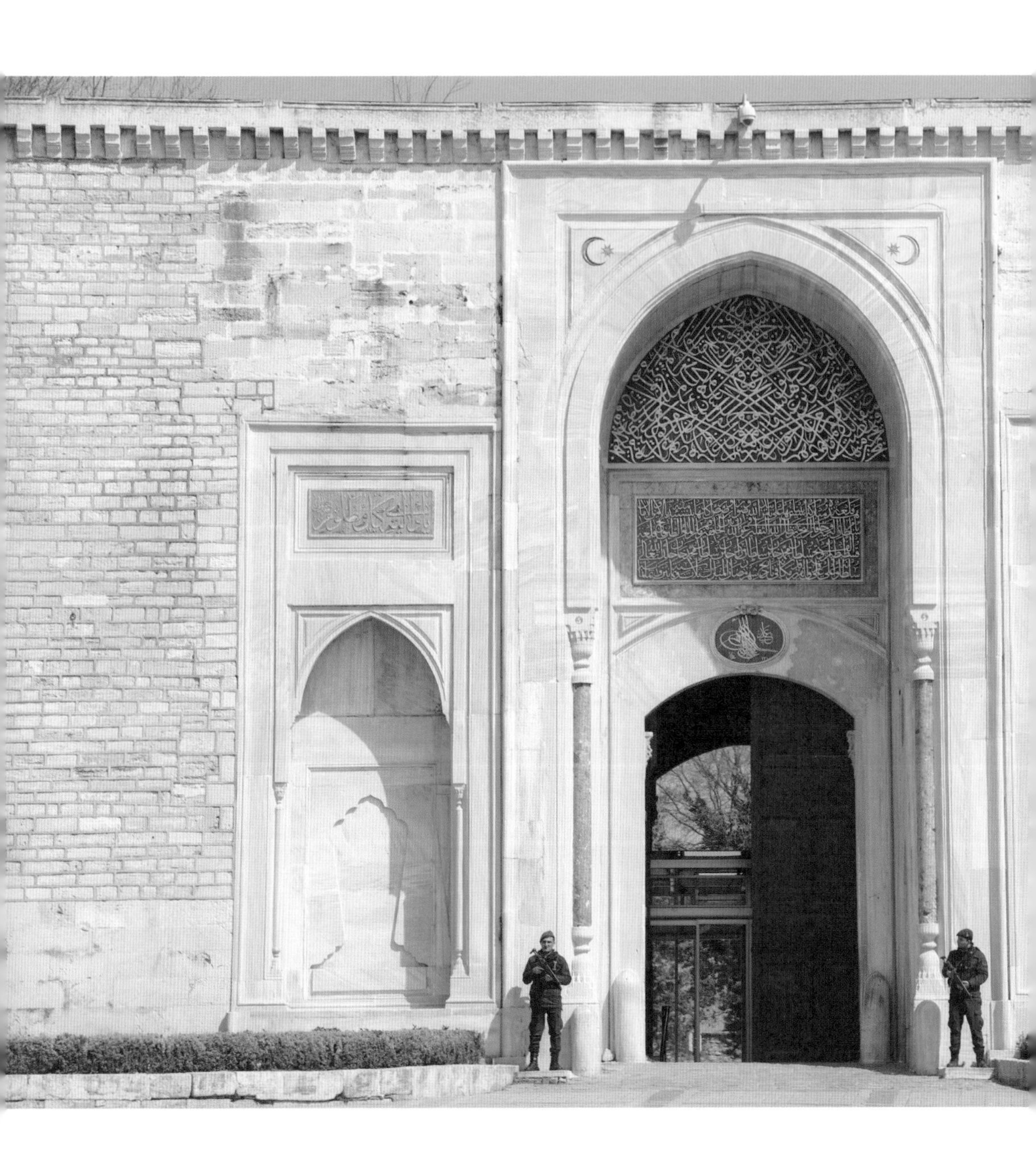

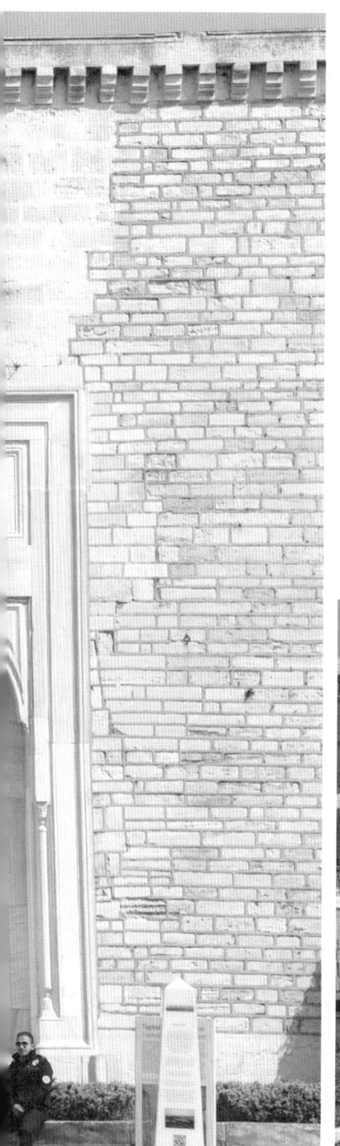

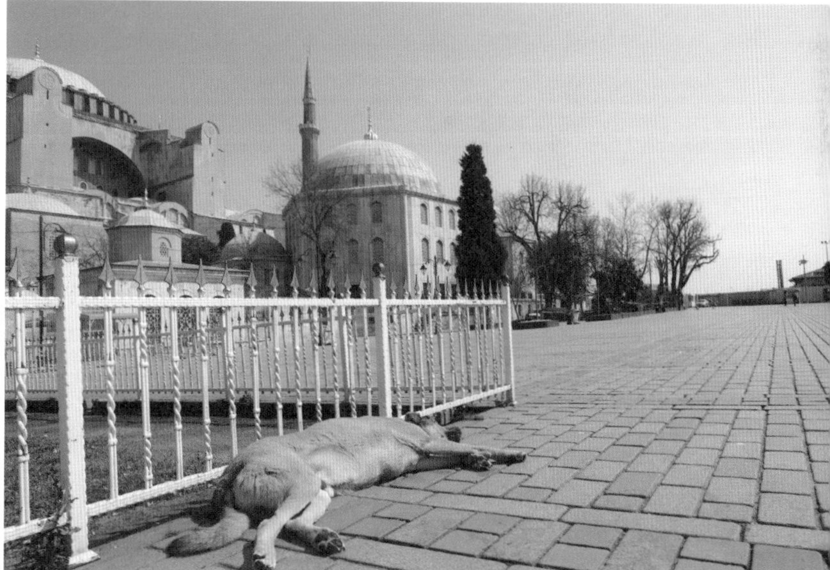

6 | 7

6 土耳其伊斯坦堡托卡匹皇宮博物館向來遊人如織，3 月 22 日因暫停開放只見警察和保全。

7 向來人聲鼎沸的伊斯坦堡聖索菲亞博物館前方廣場，3 月 22 日因暫停開放而空無一人。
（何宏儒伊斯坦堡攝）

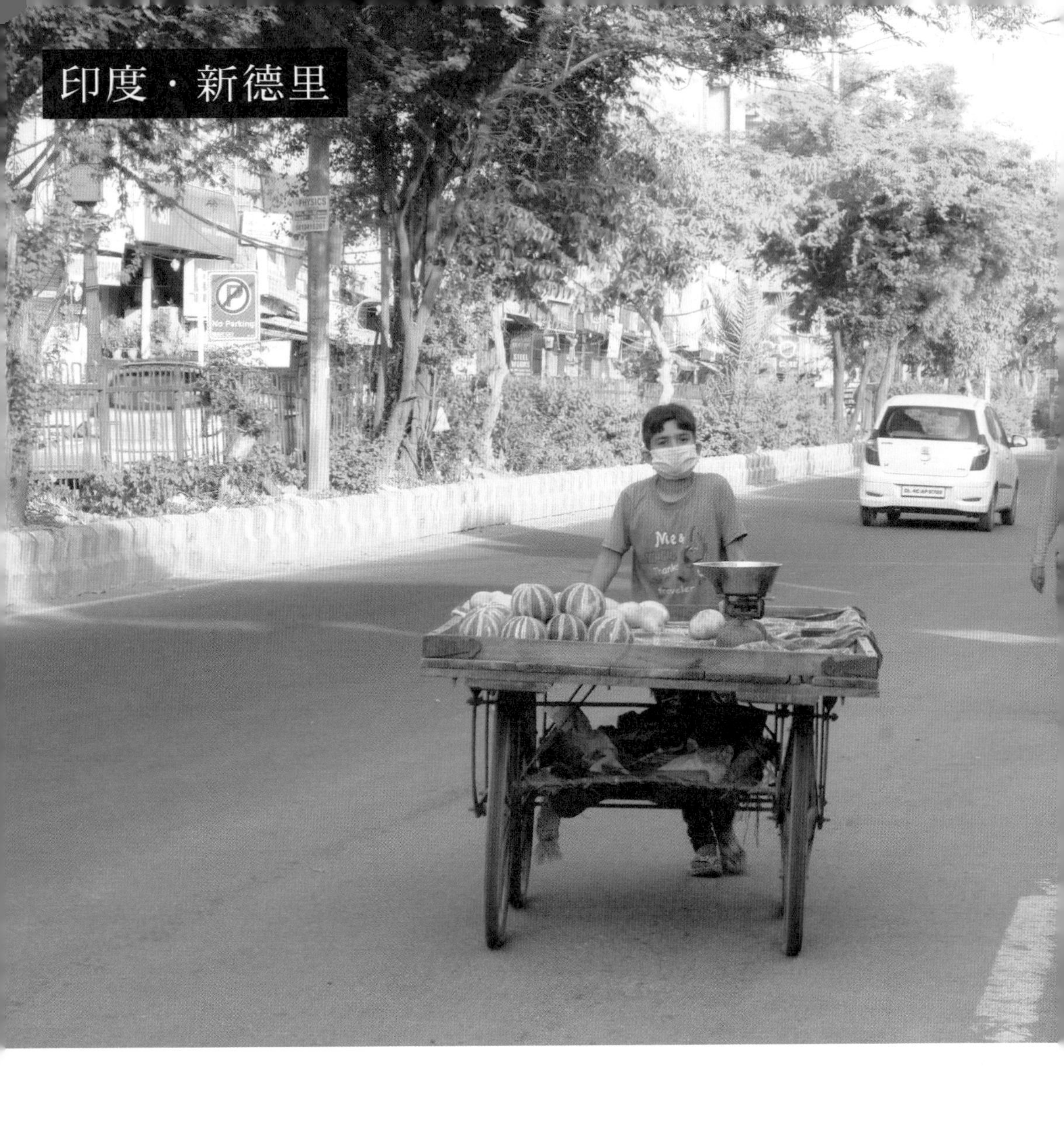

印度・新德里

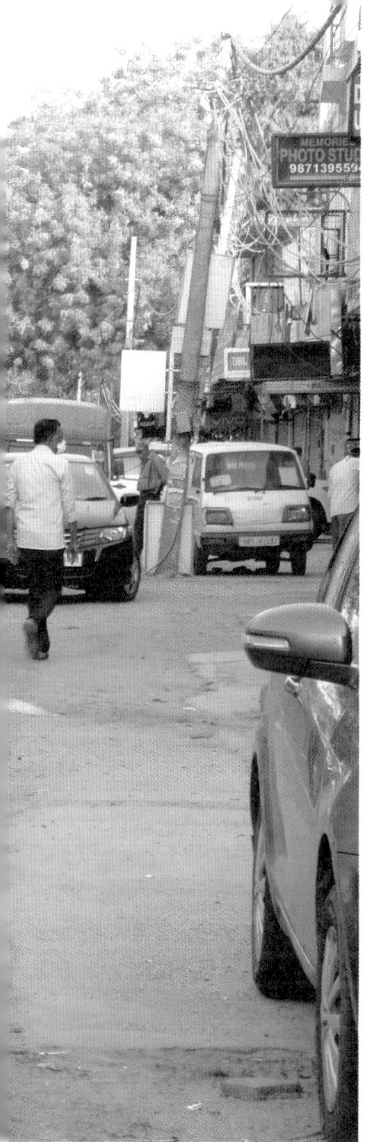

1
2 | 3

1 印度政府執行全國封鎖，仍允許販售蔬果食品攤販推車外出營業，以免更多窮人失業無法維持生計。圖為戴著口罩的少年推車沿路兜售。

2 新德里市政府下令餐廳與商店關門至3月底，南德里一熱鬧商圈變得很冷清。

3 新德里知名觀光景點印度門關閉，3月24日門前馬路不見車輛。
（康世人新德里攝）

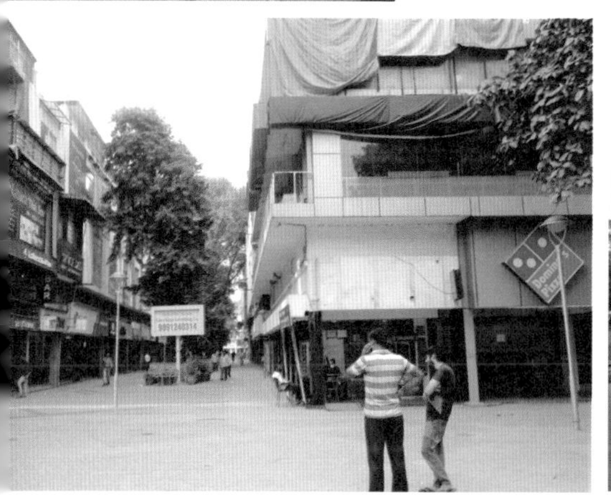

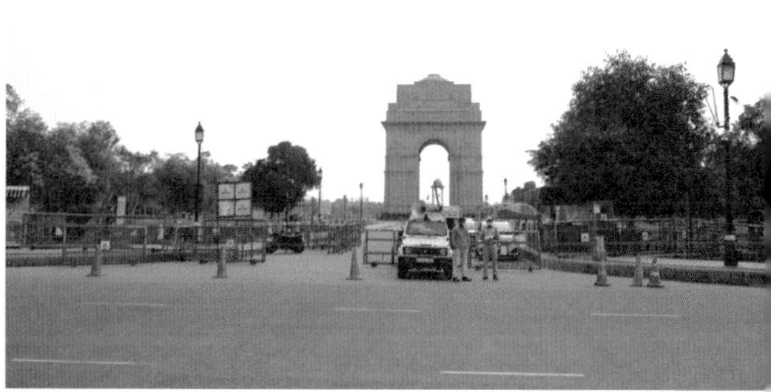

新加坡

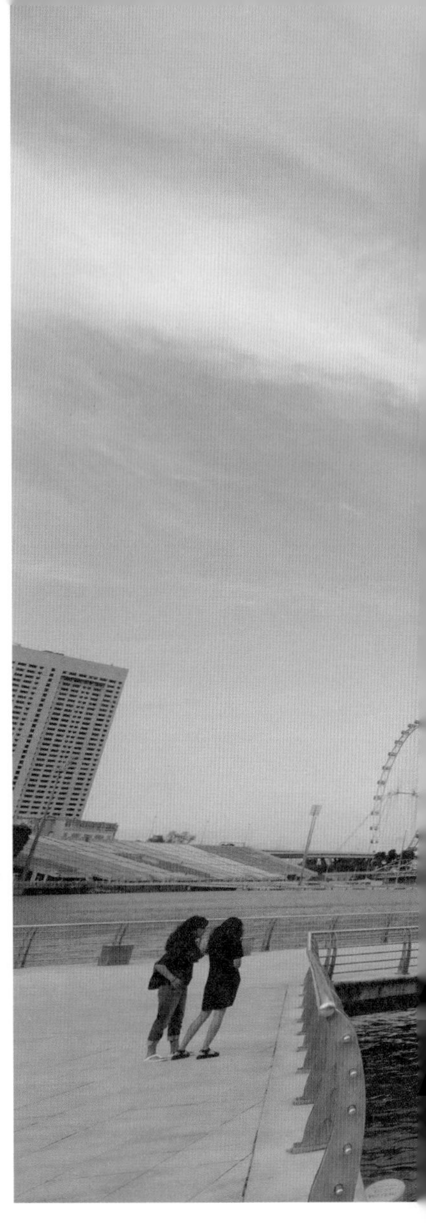

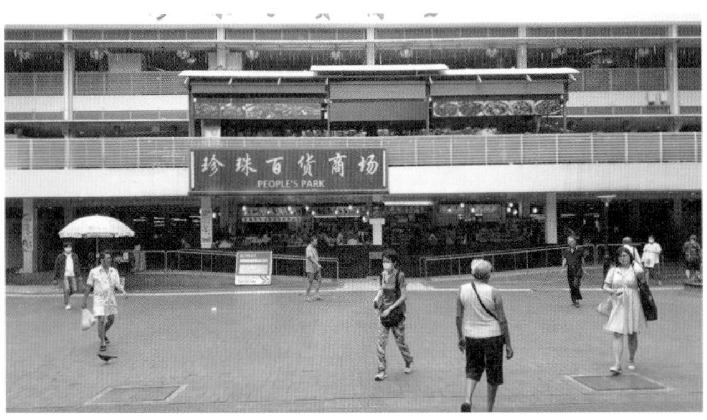

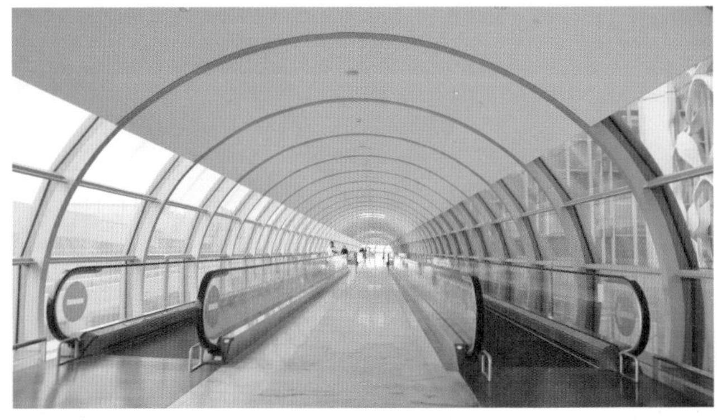

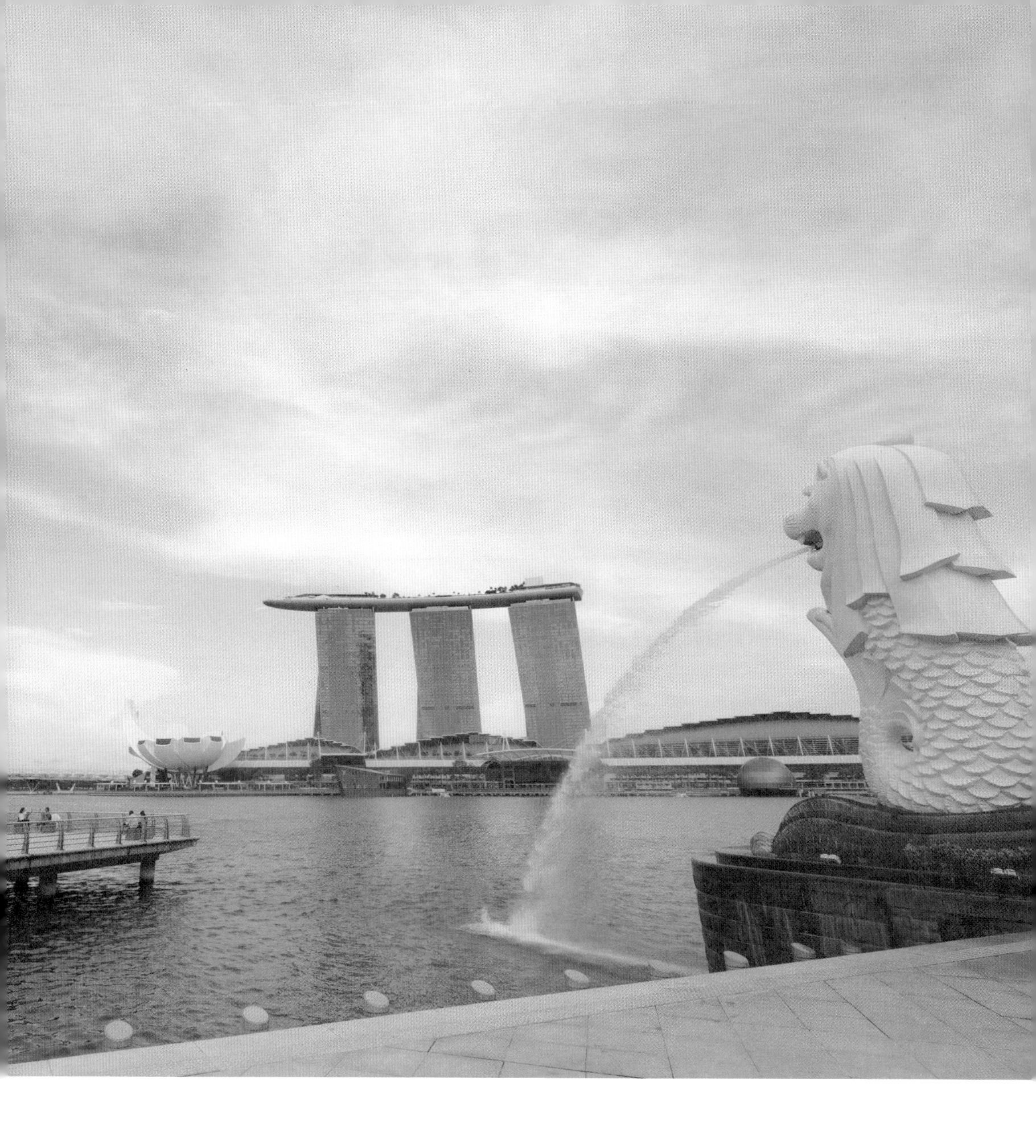

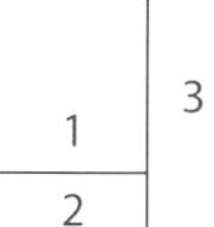

1　新加坡牛車水人潮不復見。

2　新加坡3月24日實施邊境管制，從樟宜機場通往「星耀樟宜」通道幾沒人流。

3　知名觀光景點魚尾獅、金沙酒店與濱海灣區，少了觀光客加持，顯得空蕩蕩。
（黃自強新加坡攝）

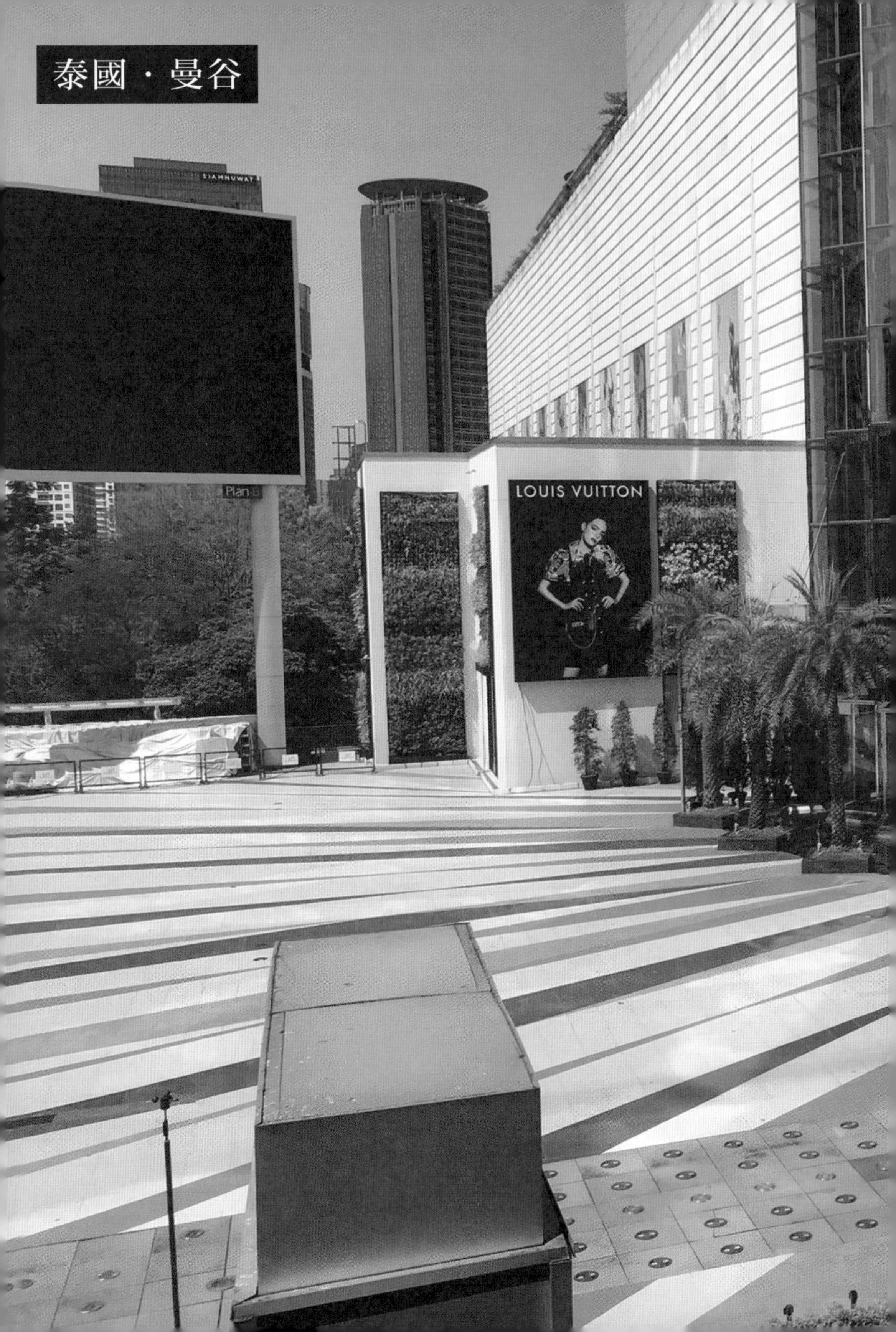

泰國・曼谷

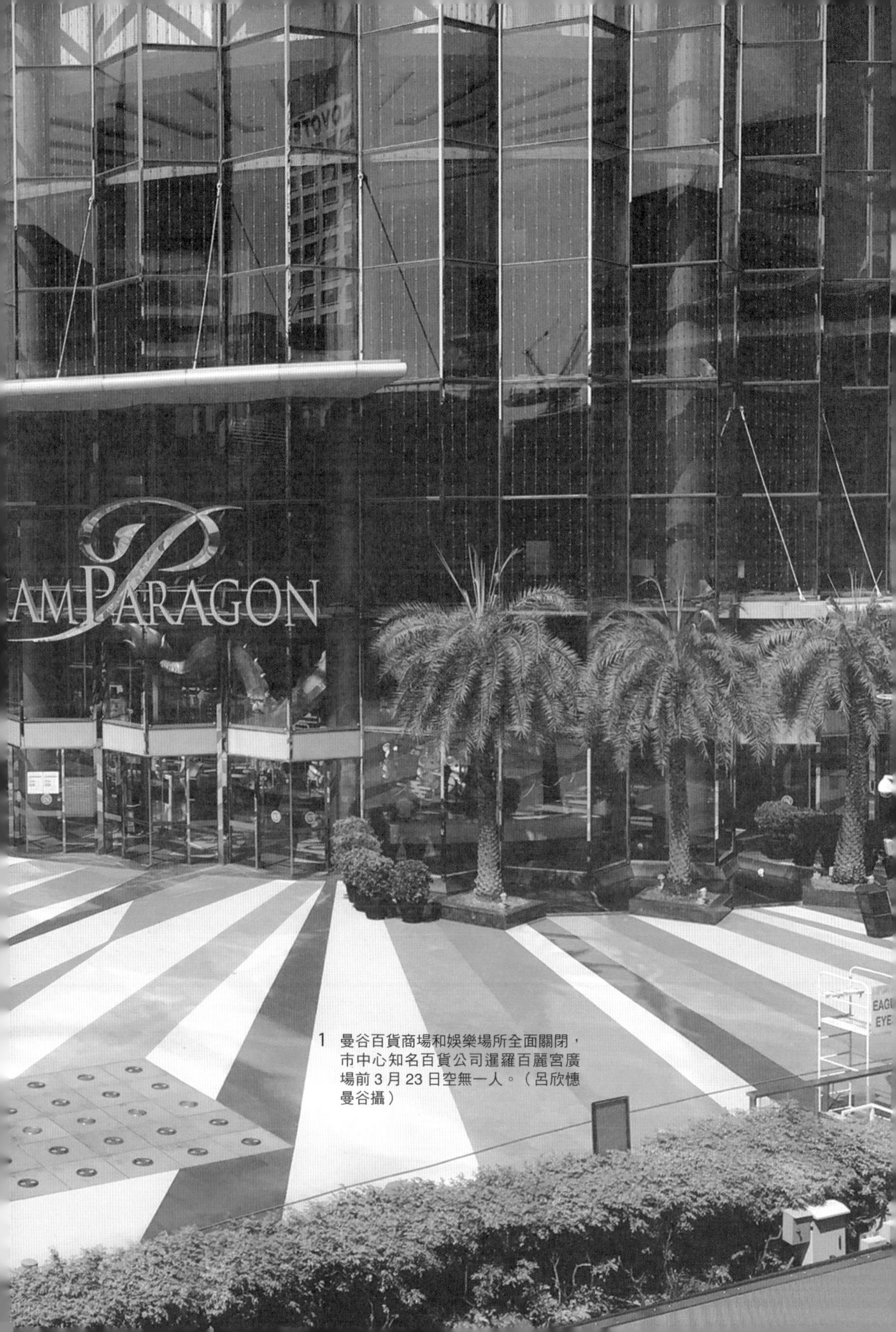

1 曼谷百貨商場和娛樂場所全面關閉，市中心知名百貨公司暹羅百麗宮廣場前3月23日空無一人。（呂欣憓曼谷攝）

曼谷

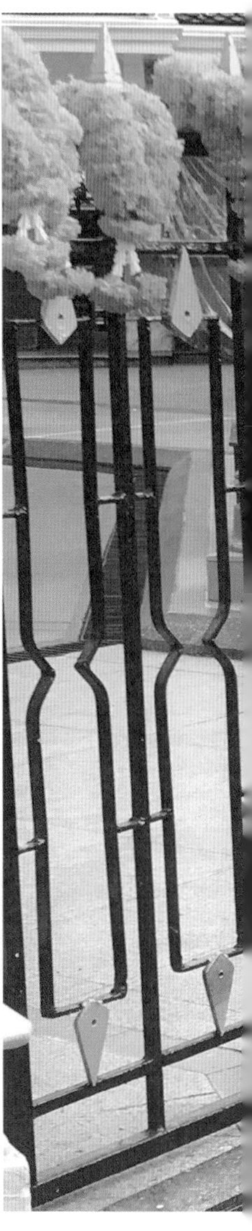

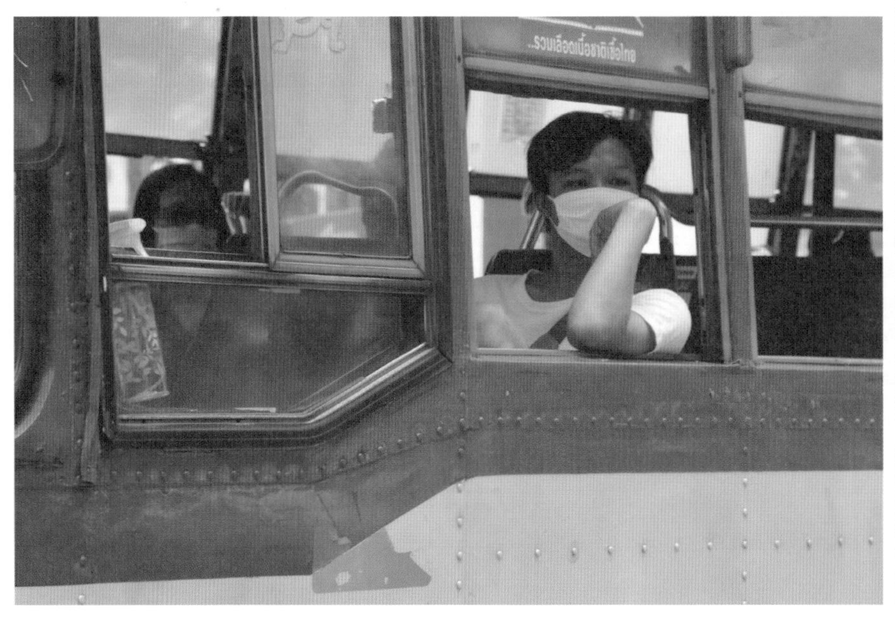

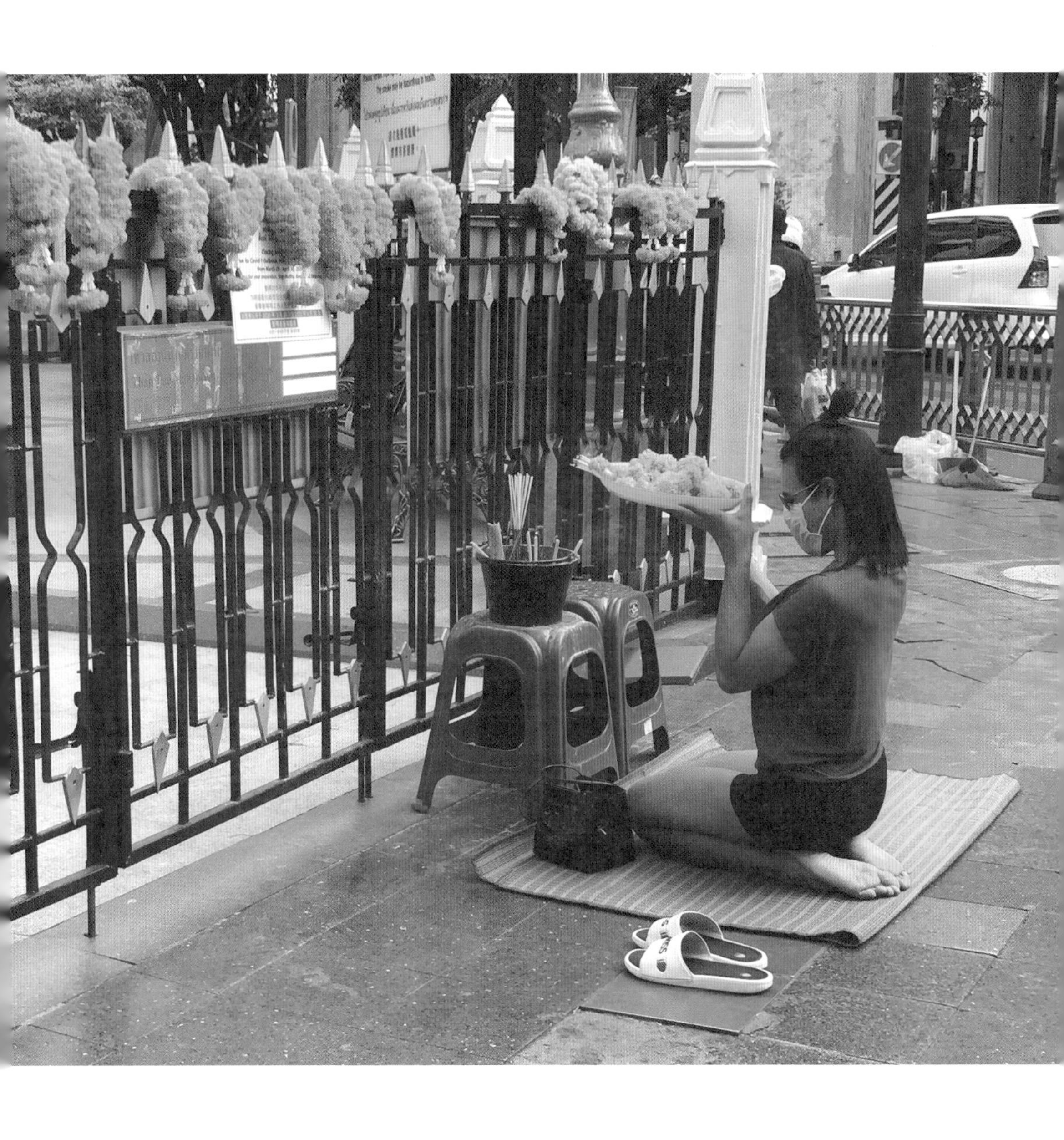

2 | 3

2　泰國政府規定民眾搭乘大眾運輸須戴口罩，乘客5月6日搭乘無冷氣的開窗公車，豔陽下依舊遵守規定。

3　曼谷熱門景點四面佛因疫情關閉，信徒5月6日在關閉的大門外奉獻還願。
（呂欣憓曼谷攝）

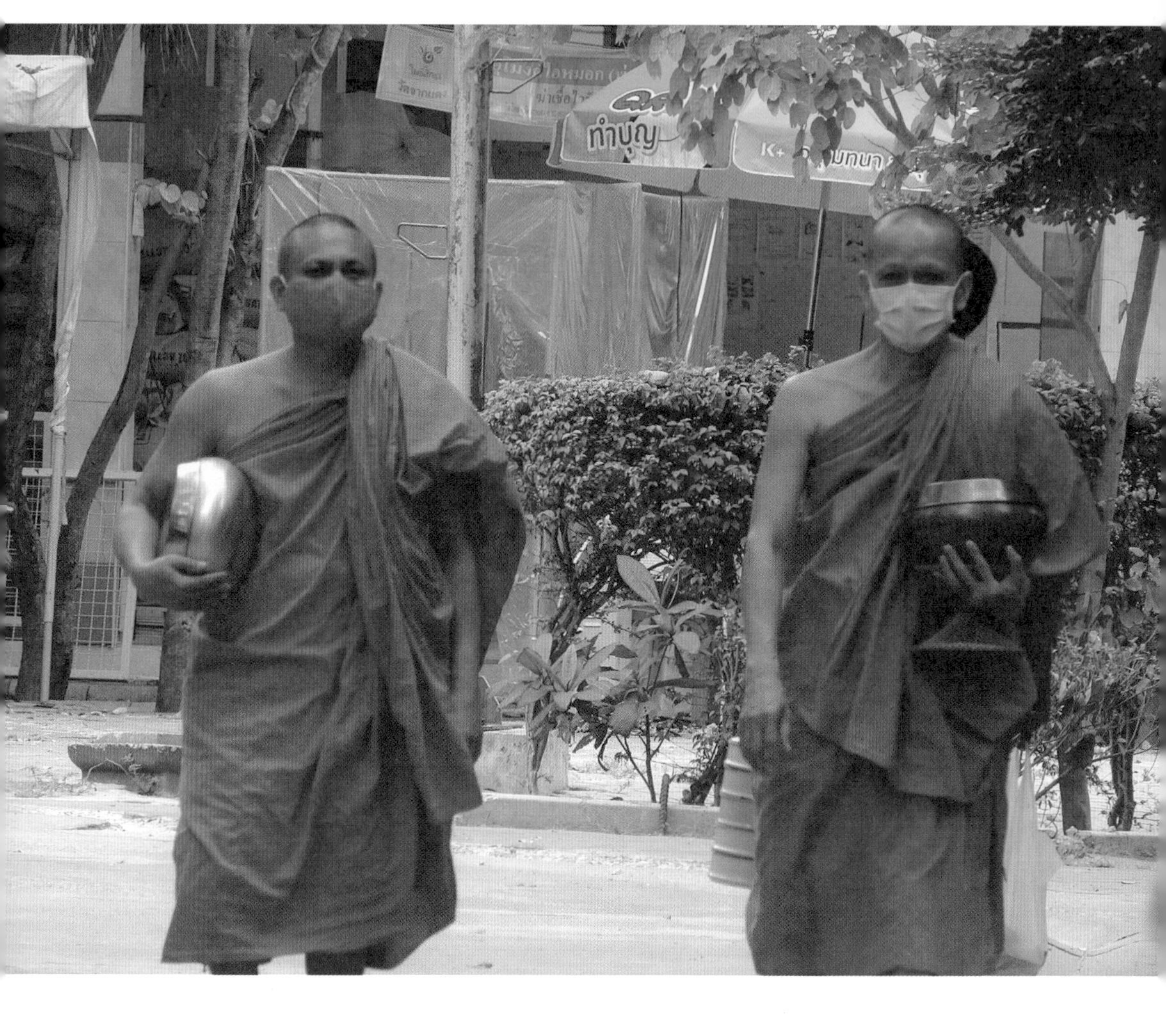

曼谷

4 | 5 / 6

4　5月6日，泰國寺廟僧侶也戴上口罩，托著缽準備前往食堂用餐。

5　曼谷摩托計程車司機生意慘淡，駕駛在車上玩手機、睡覺。

6　曼谷緩步放寬民眾外出限制，藥局藥師為防範武漢肺炎，隔著透明簾子和顧客交談。
（呂欣憓曼谷攝）

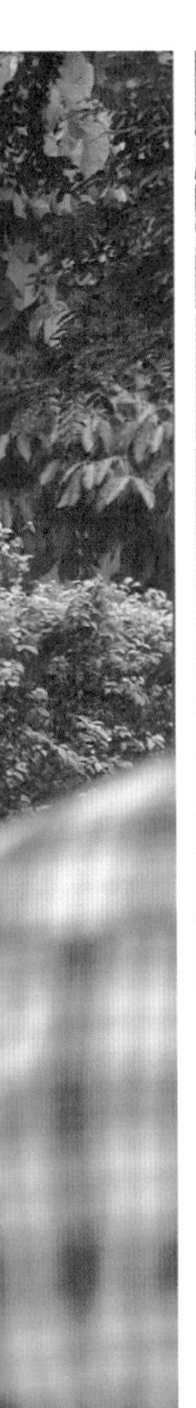

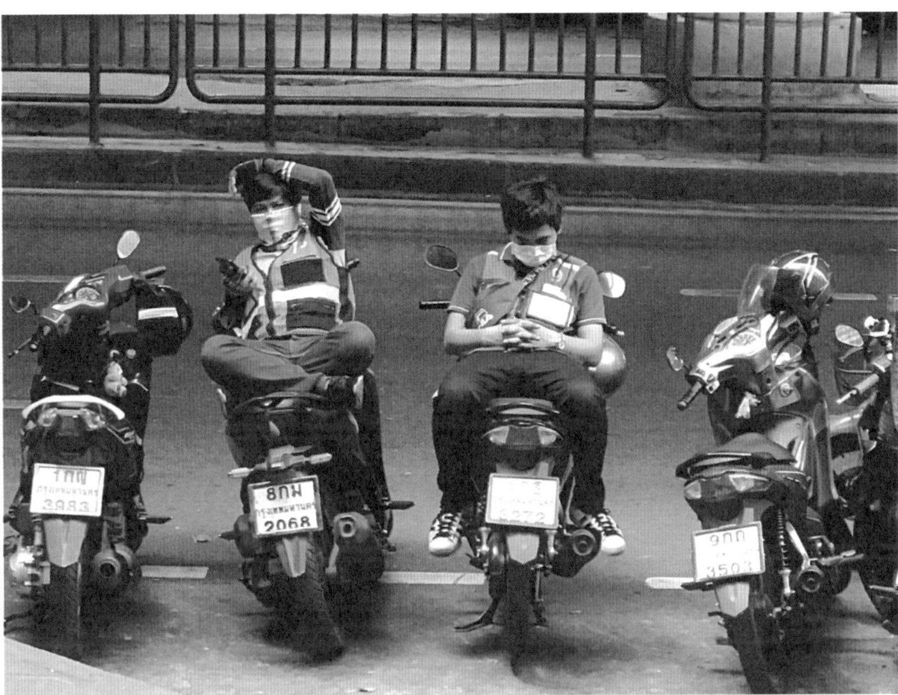
8กม
กรุงเทพมหานคร
2068
9กก
3503

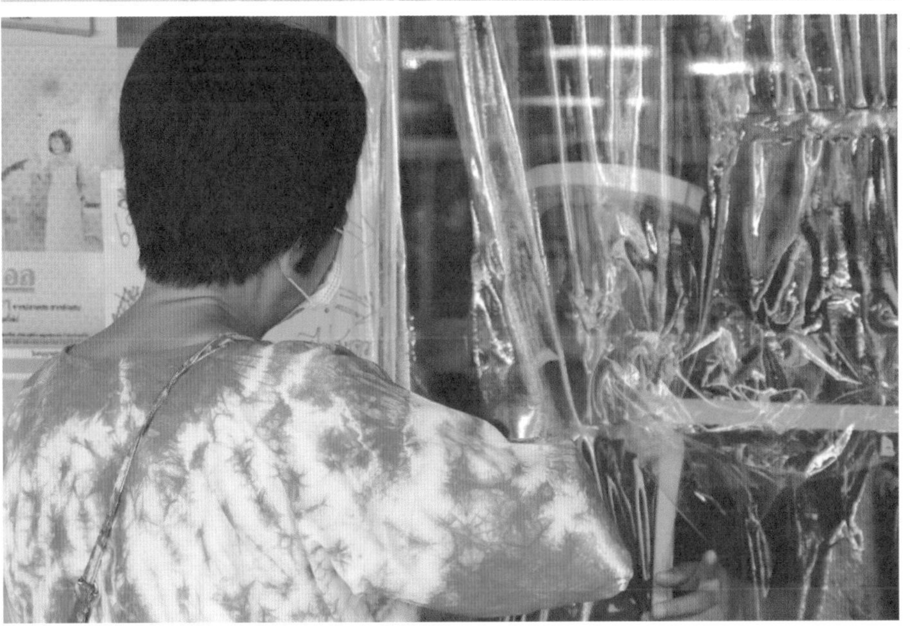

1 | 2

1　雅加達 SCBD 區為商務金融中心，以往午餐時間常可見上班族穿梭餐廳與辦公大樓，但因疫情進入緊急狀態，3 月 26 日街頭冷清。

2　印尼 3 月疫情擴大，政府加嚴防疫措施，雅加達的伊斯蒂柯拉清真寺進行消毒，也暫時收起地毯。
（石秀娟雅加達攝）

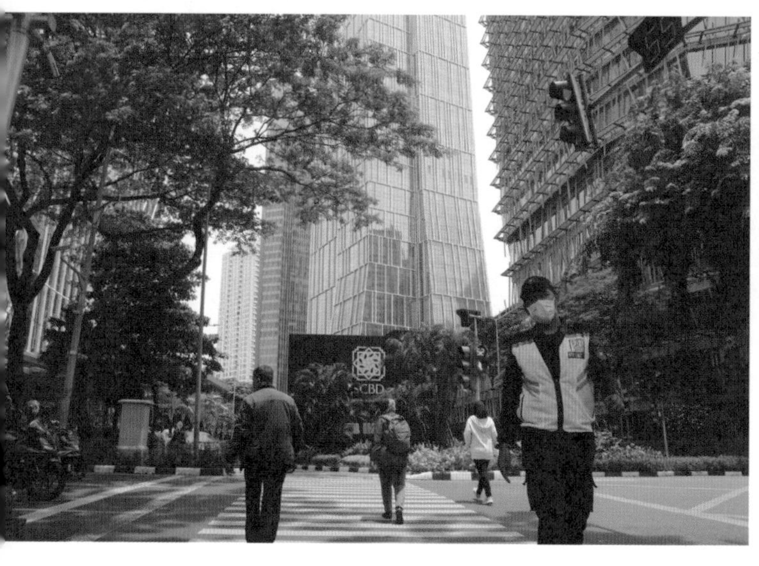

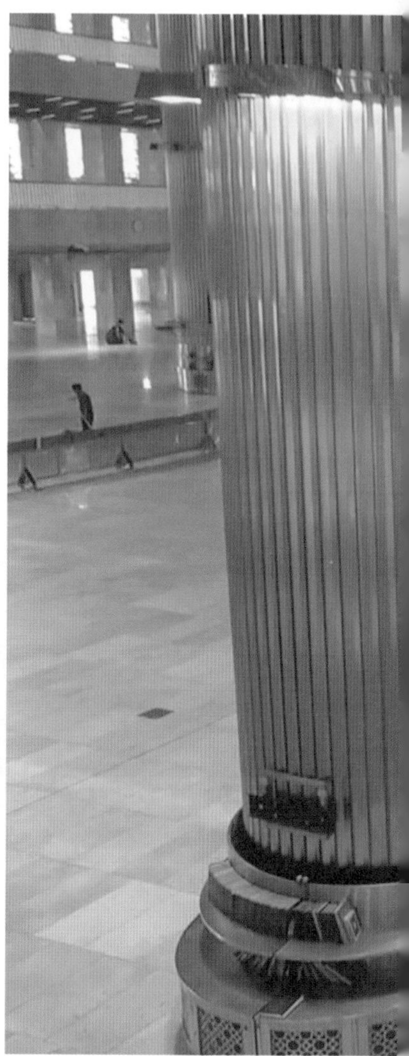

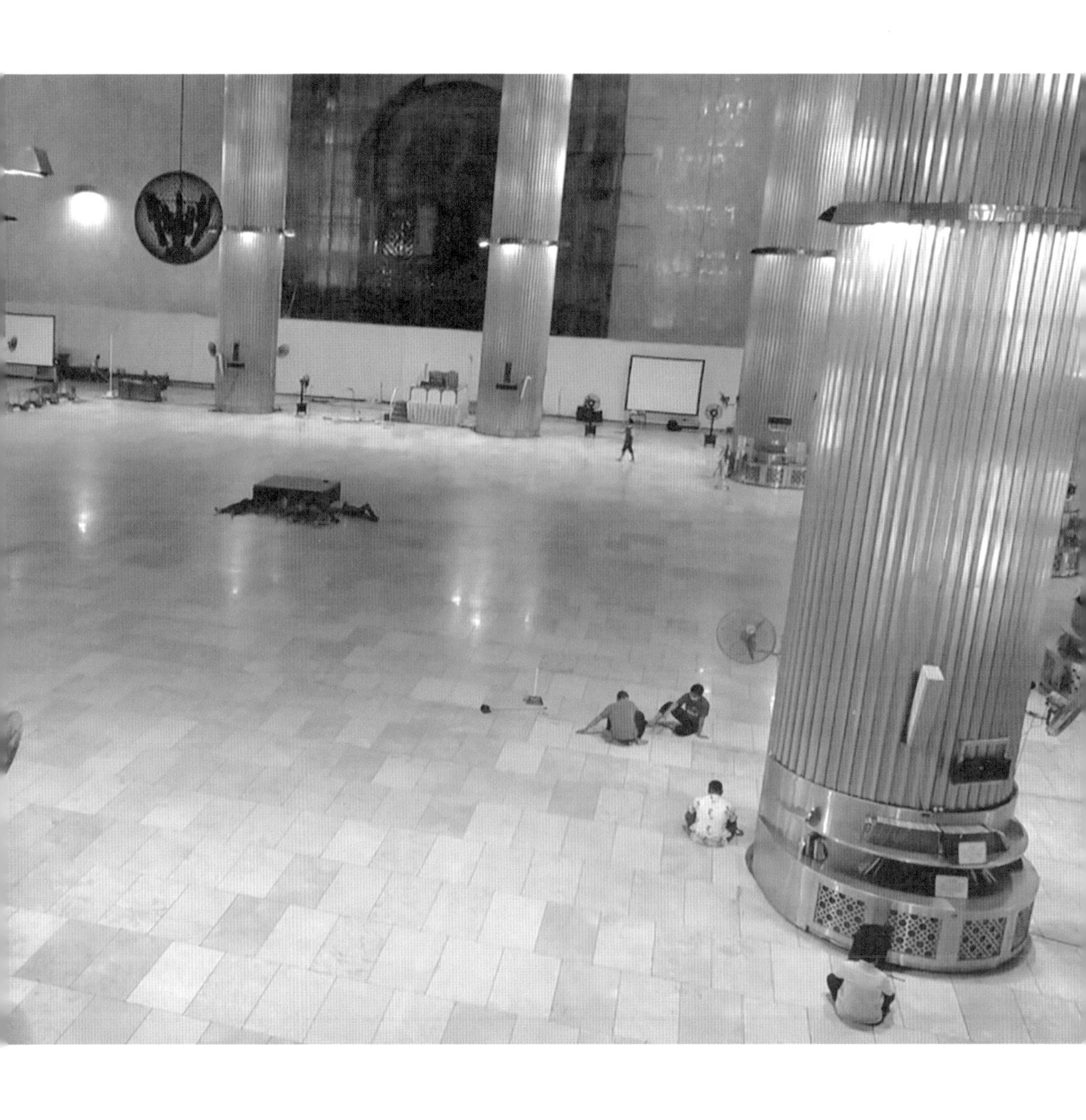

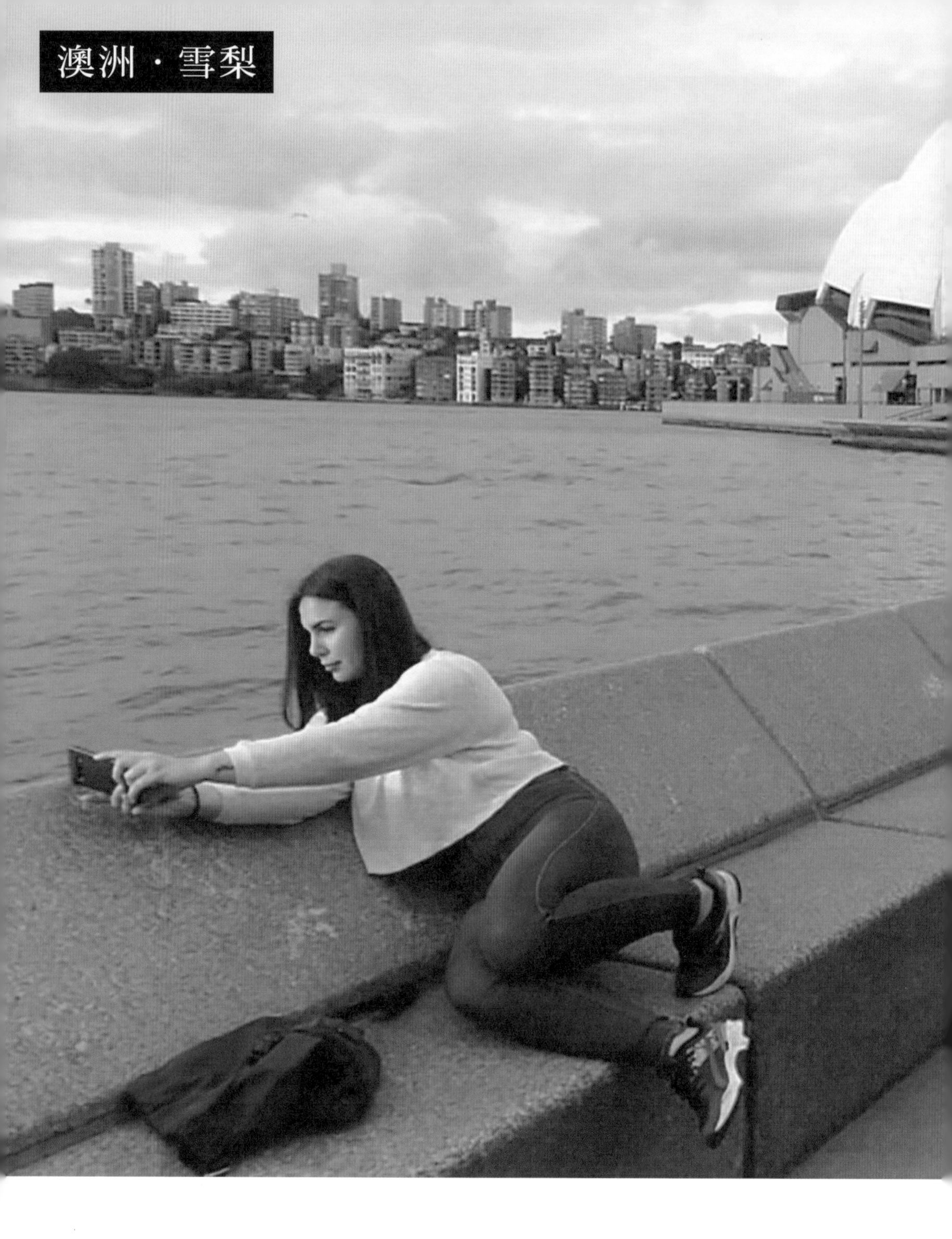
澳洲・雪梨

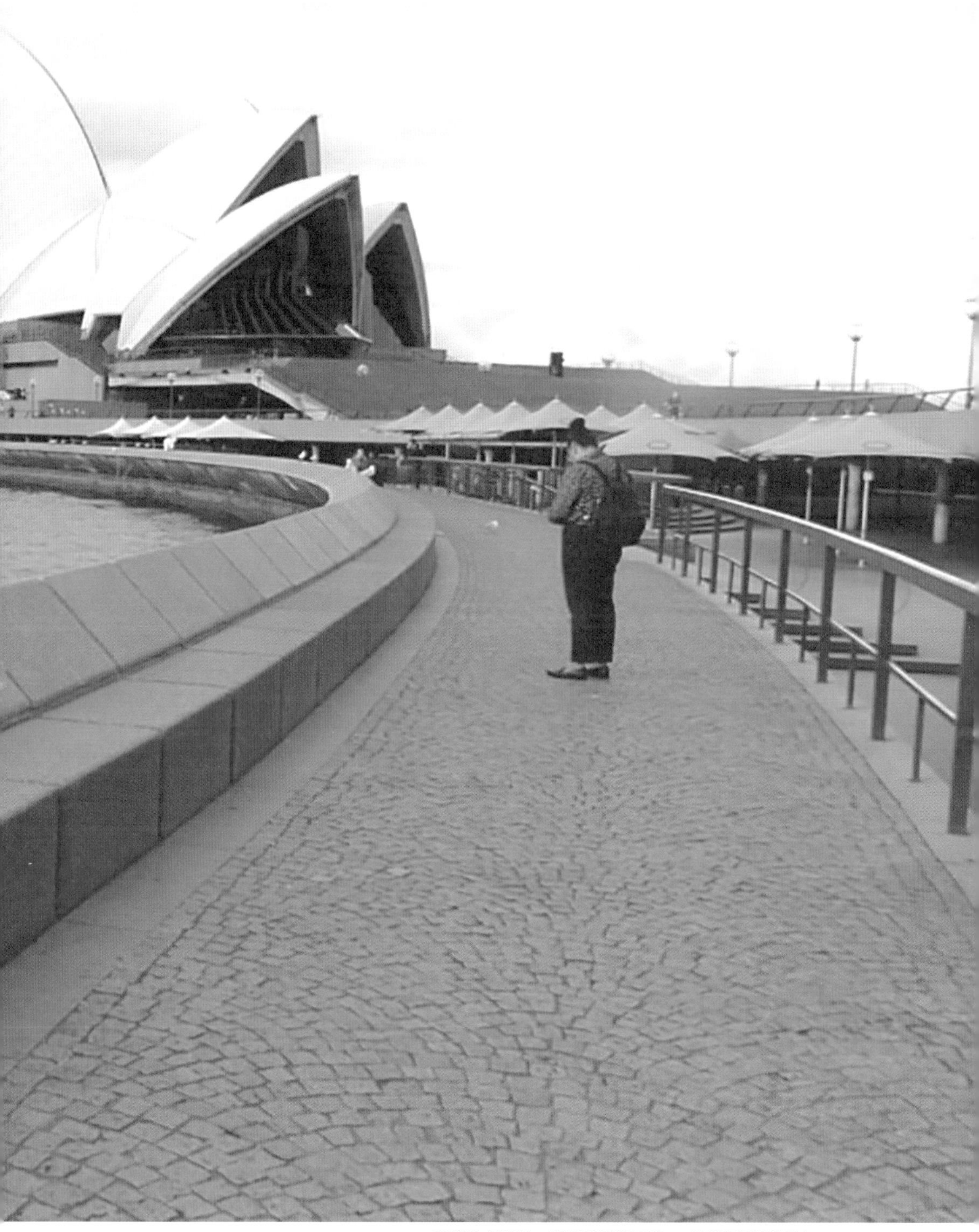

雪梨歌劇院外，觀光客寥寥可數。（丘德真雪梨攝）

日本・東京

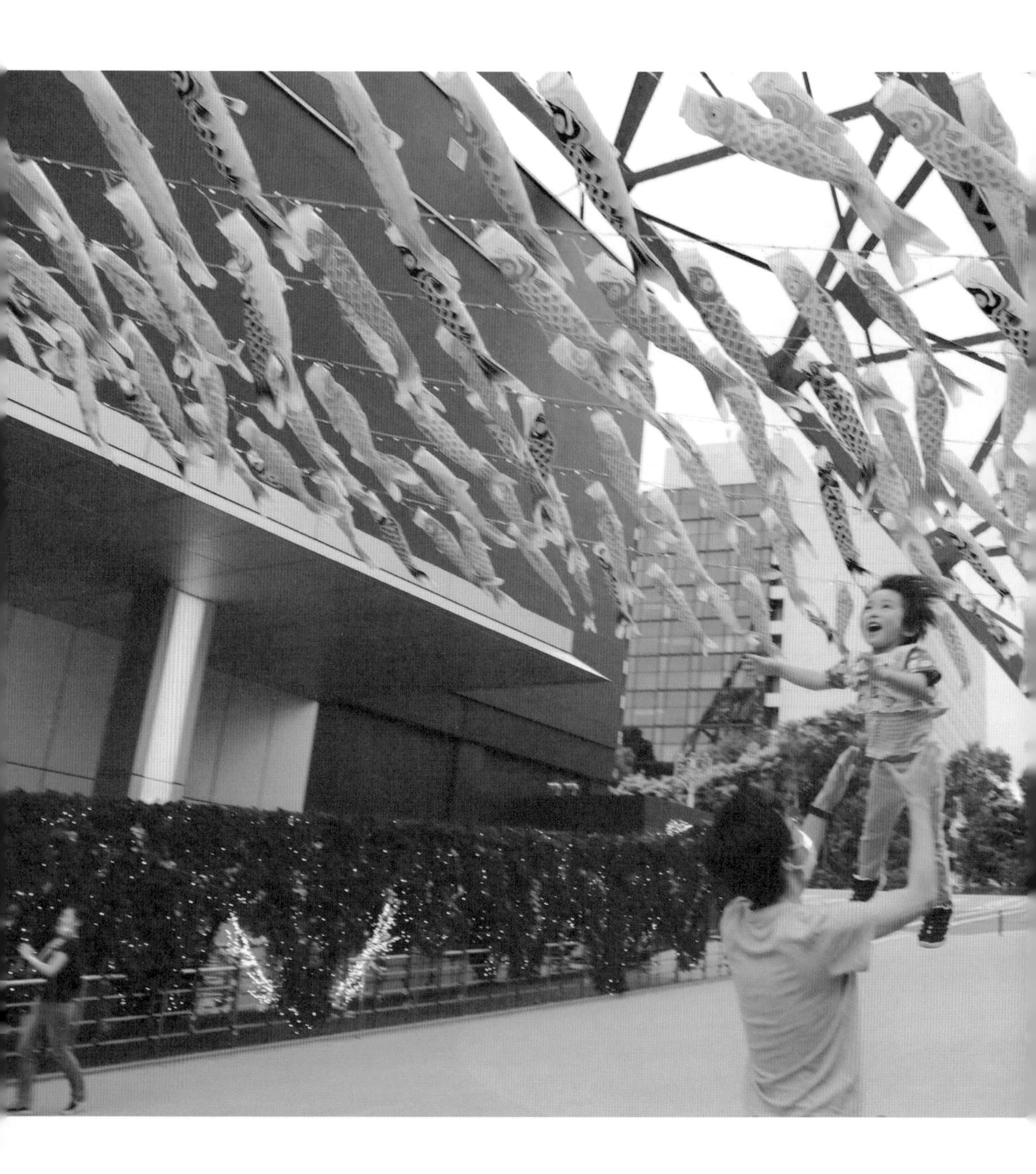

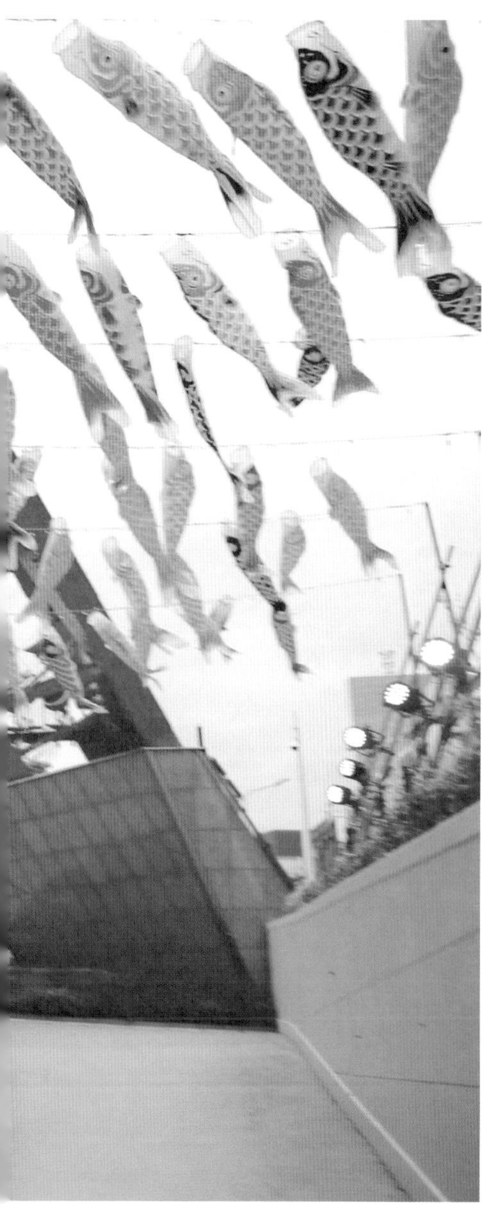

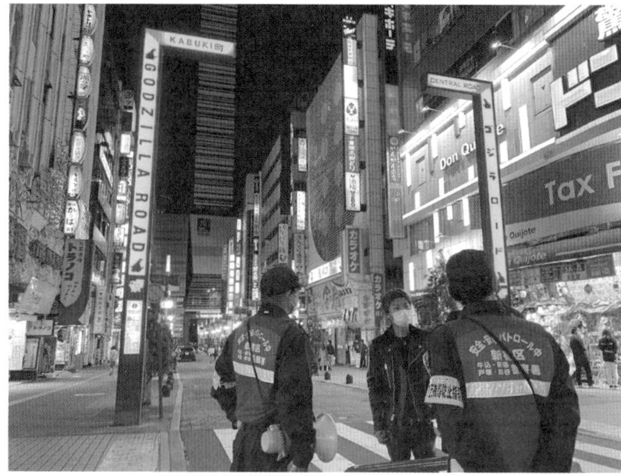

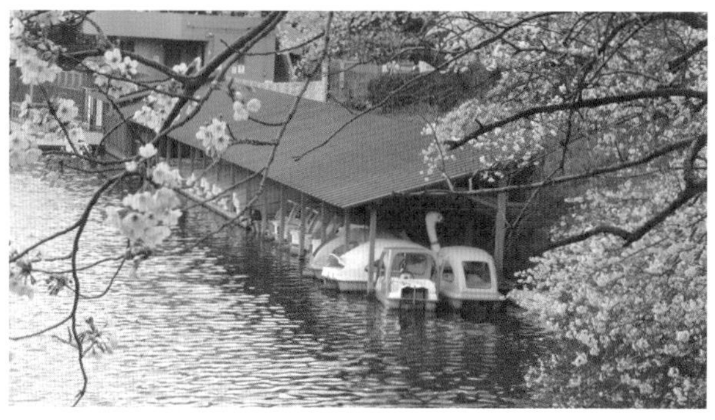

1 | 2
  | 3

1　5 月 5 日是日本兒童節，為國定假日。多處可看到掛著鯉魚旗的情形。東京鐵塔往年這一天有大批遊客前來，受到疫情影響，民眾盡量少出門。

2　東京新宿歌舞伎町鬧區自日本政府 4 月 7 日發布緊急事態宣言後變得冷清，圖為宣導人員 5 月 4 日勸說業者勿在街頭攬客。

3　受疫情影響，東京都政府管轄的公園多不辦大型櫻花季活動，千鳥淵划船場也暫停營業。
（楊明珠東京攝）

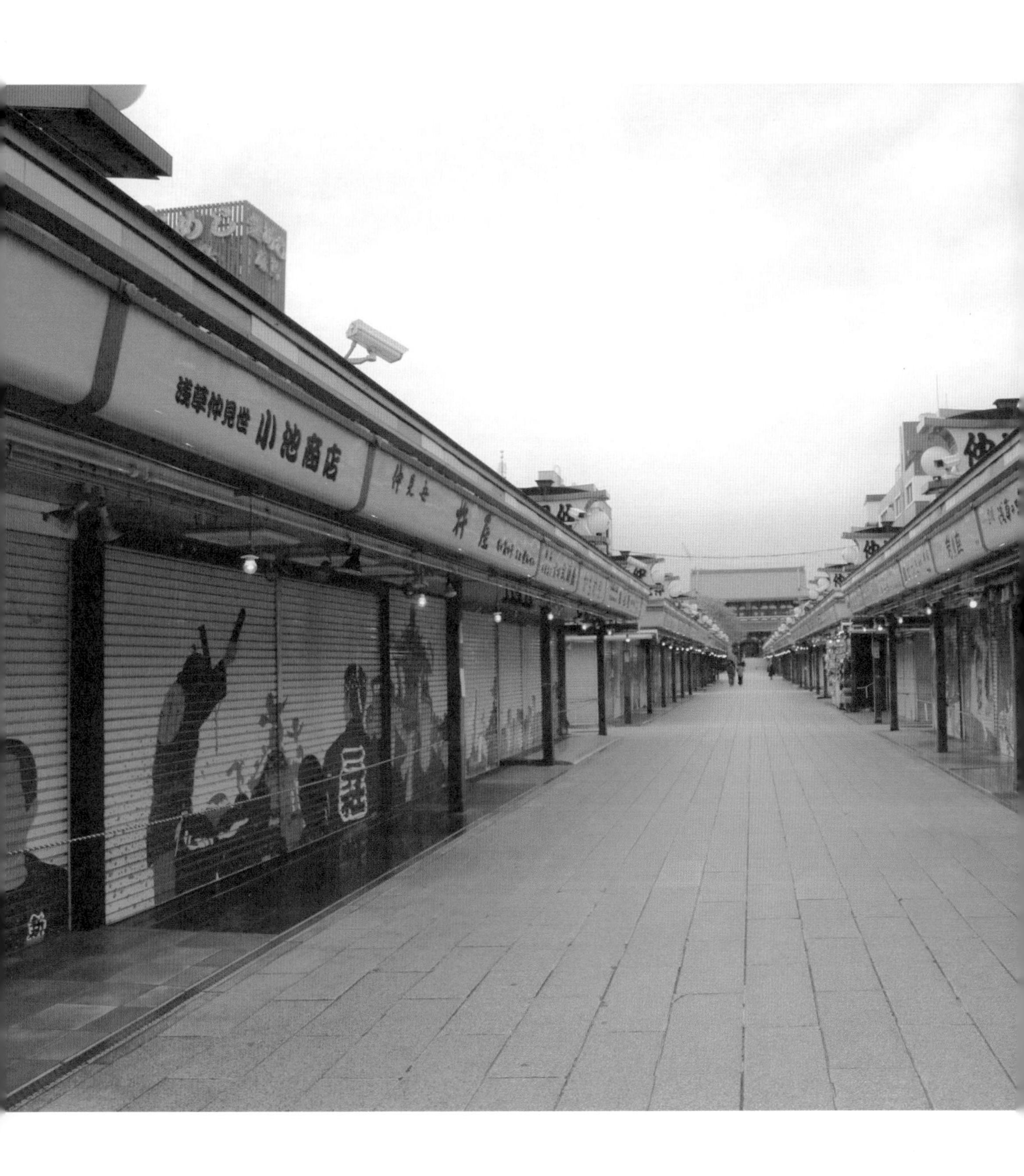
浅草仲見世 小池商店

紳士・婦人

マスク現在
売り切れです。
入荷は未定です。
口罩已经卖完了，
到货时间还不确定。
手指消毒ジェル、
手指用アルコール
どちらも
売り切れです。

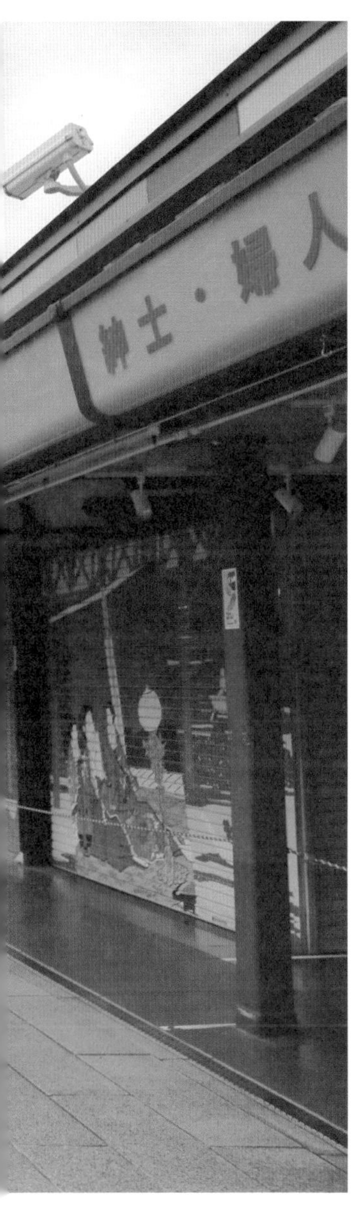

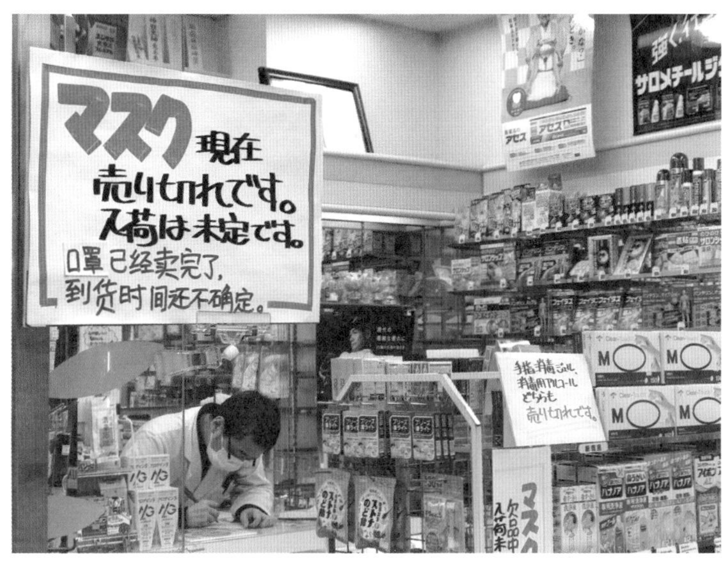

東京

4 | 5

4　日本政府 4 月 7 日對東京、大阪等地發布緊急事態宣言，原本熱鬧的淺草商店街一片死寂。

5　疫情嚴重，日本藥局至 4 月底仍難買到口罩。圖為東京池袋車站附近藥局標示目前無口罩。（楊明珠東京攝）

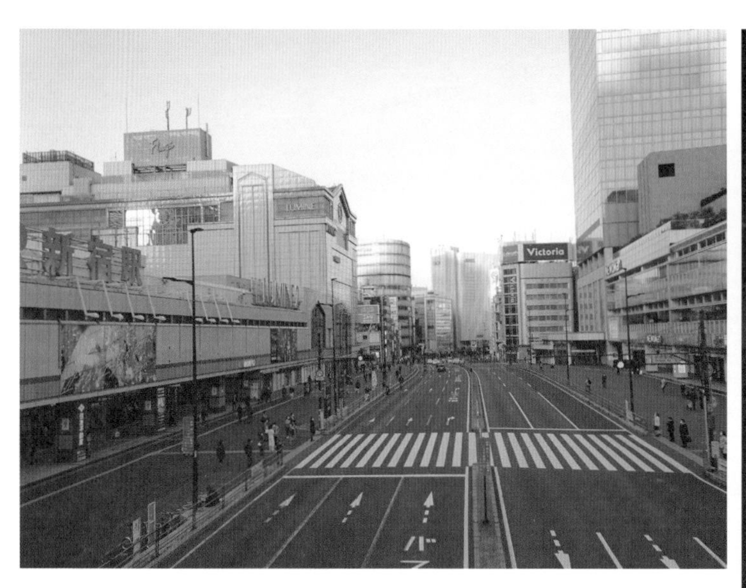

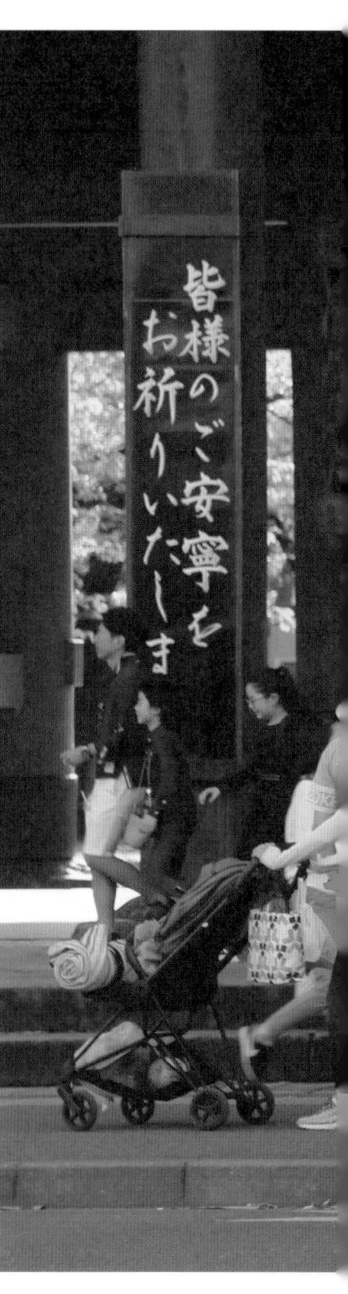

東京

6 | 7

6　為防疫情擴大，東京處於緊急事態，政府勸民眾少出門。圖為 4 月 25 日下午東京新宿車站周邊人潮車流都大為減少。

7　日本政府呼籲市民少出門，但知名的增上寺 4 月 20 日還是有不少民眾造訪。圖為增上寺門柱上寫著希望新型冠狀病毒等疫病退散。（楊明珠東京攝）

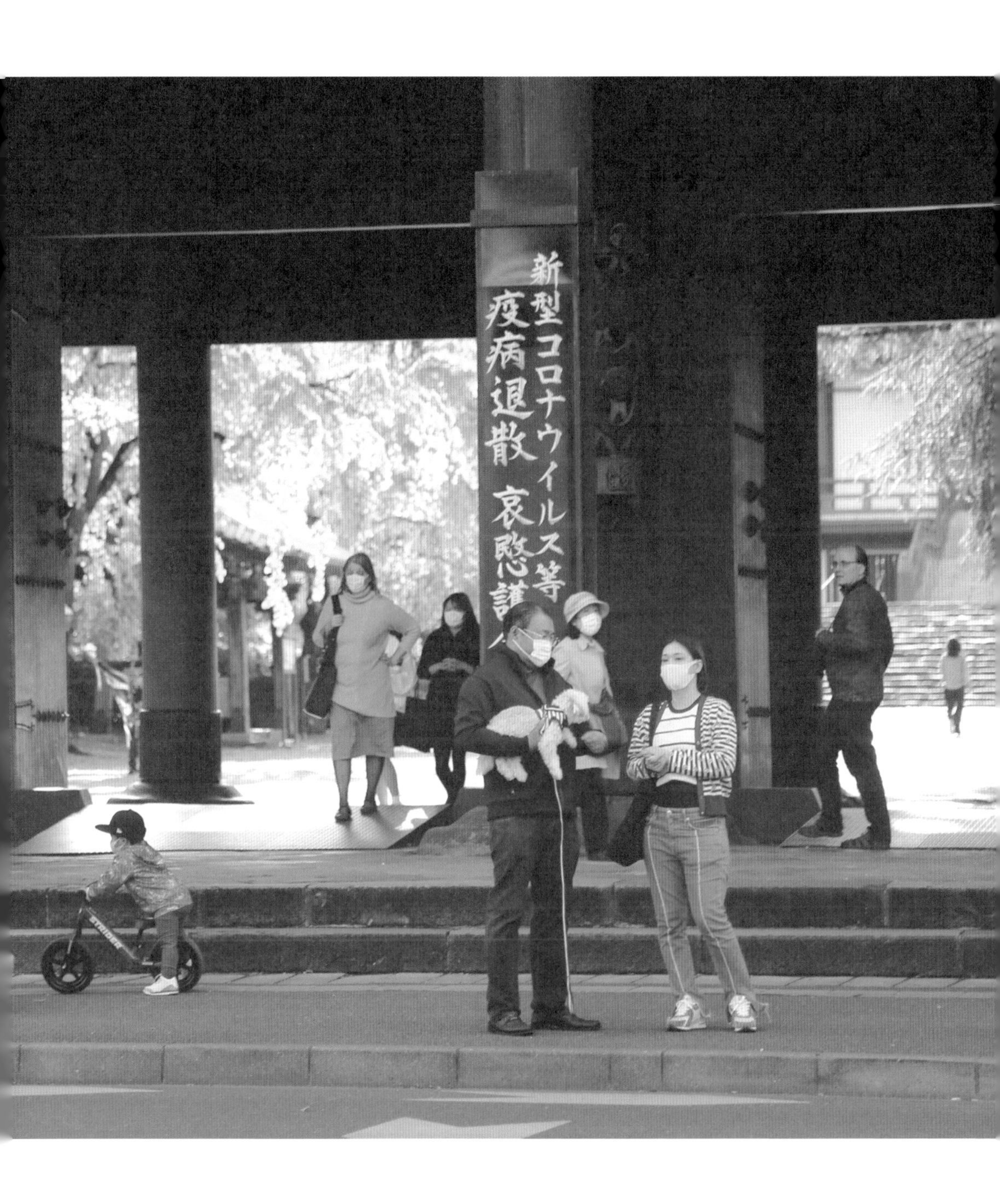
新型コロナウイルス等
疫病退散 哀愍護

中國・北京

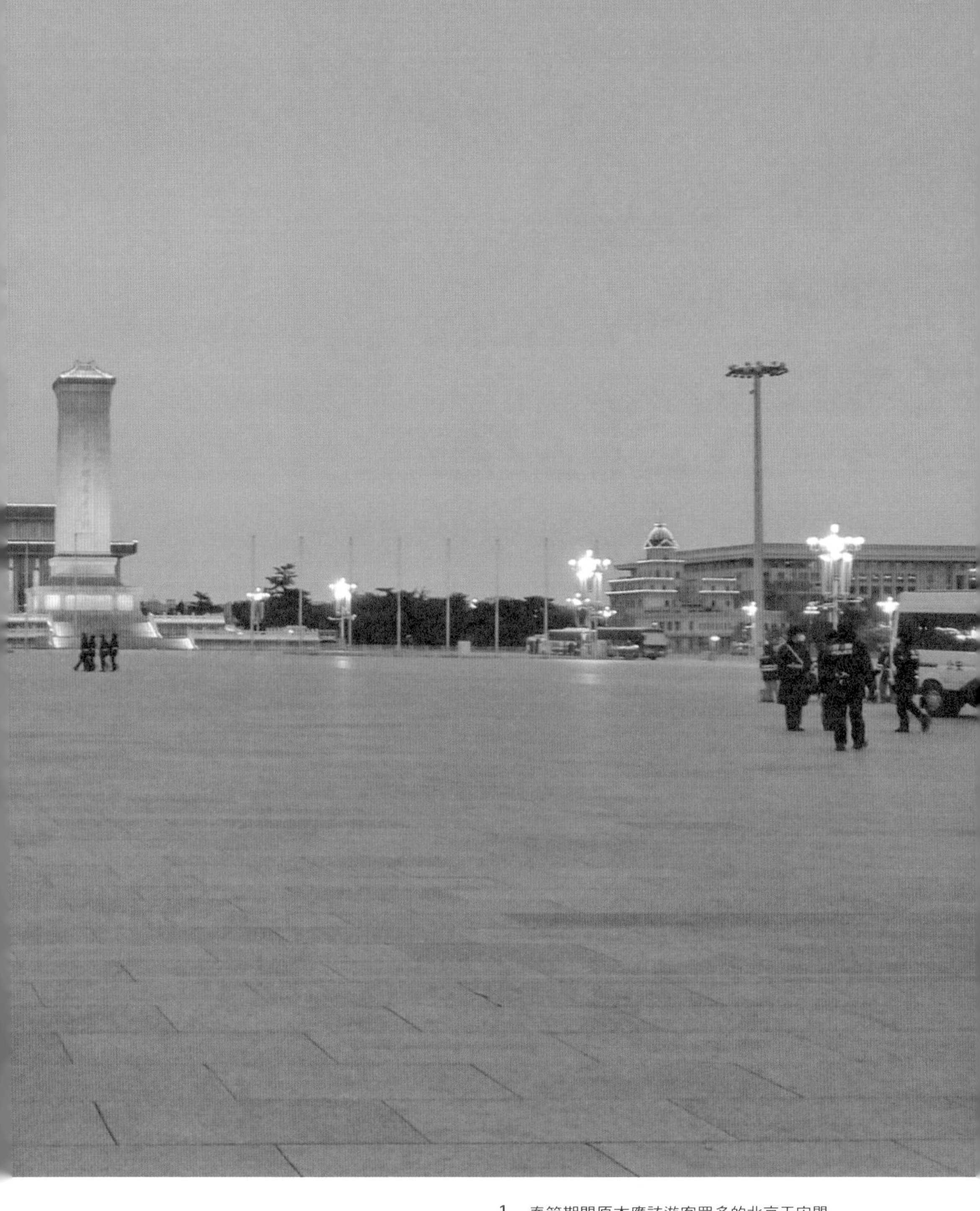

1　春節期間原本應該遊客眾多的北京天安門廣場，外地遊客因疫情無法進京顯得十分冷清。圖為2月1日傍晚的天安門廣場。（中央社）

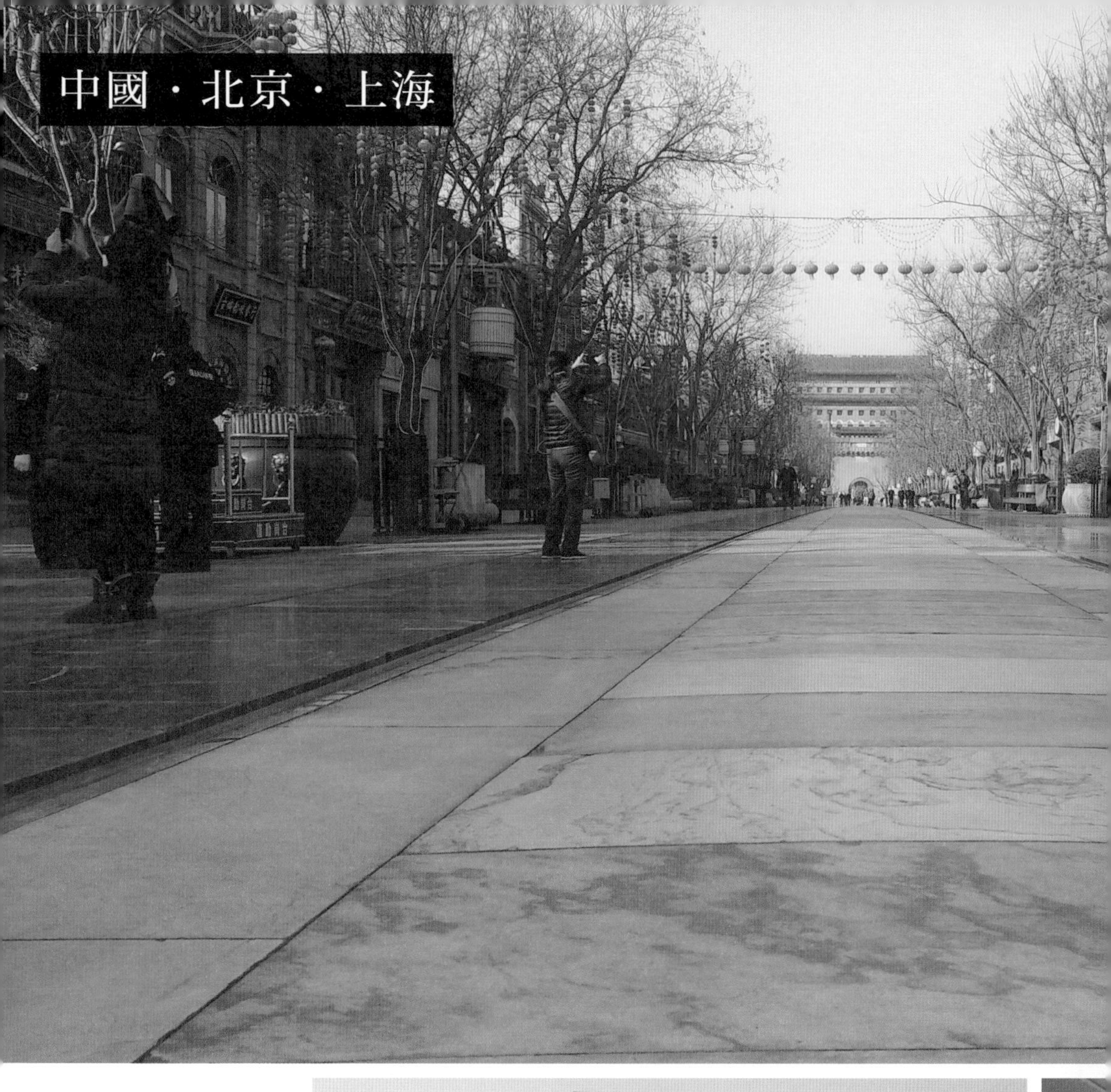

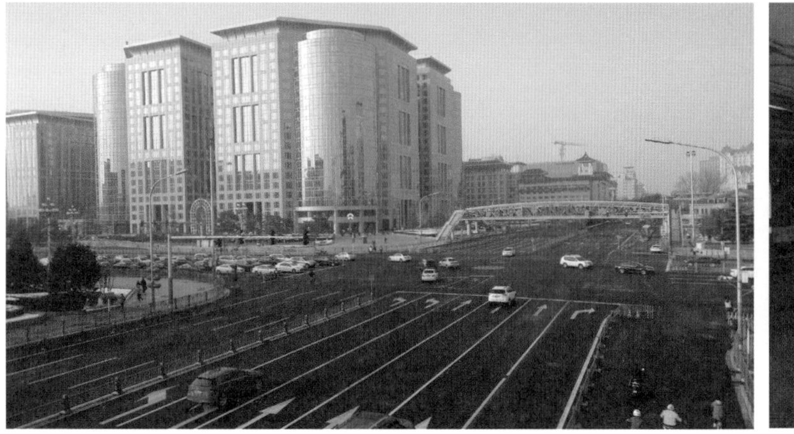

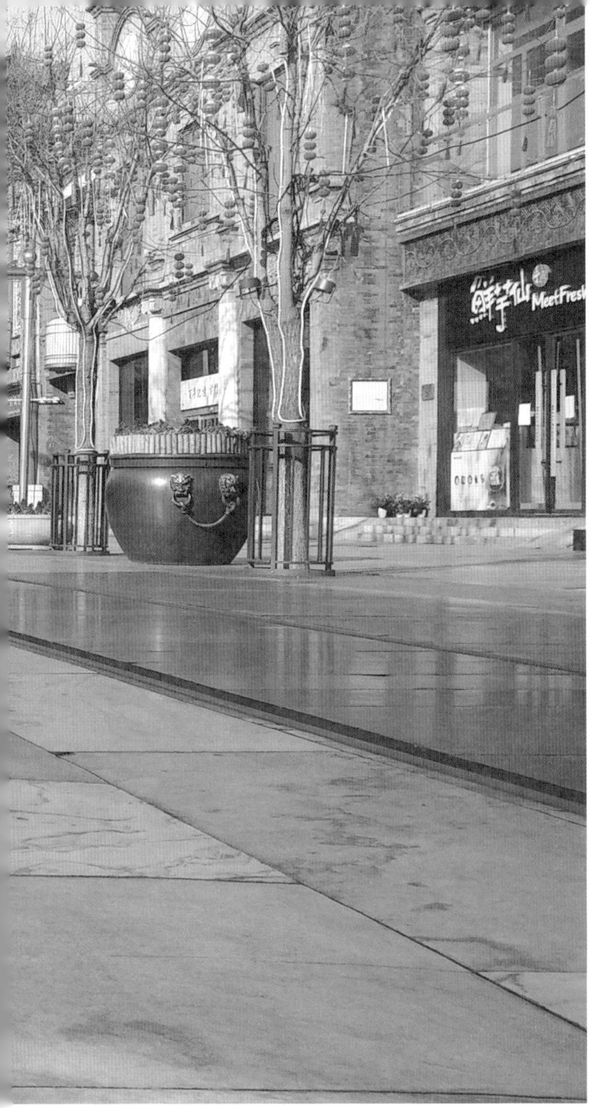

2

3 | 4 | 5

2　北京前門大街2月23日幾乎沒有遊客。（林克倫北京攝）

3　按中國傳統春節作息，元宵節前是外地民工返城準備開工高峰，但在其他省市「軟封城」下，北京2月7日的各街道依舊人車稀少。（林克倫北京攝）

4　北京2月23日的地鐵前門站月台沒有乘客。（林克倫北京攝）

5　中國復工以防疫、民生和大型製造業為優先，許多中小型餐飲、娛樂業仍未開工。圖為上海一處地下商店街，3月4日店面仍大門深鎖。（沈朋達上海攝）

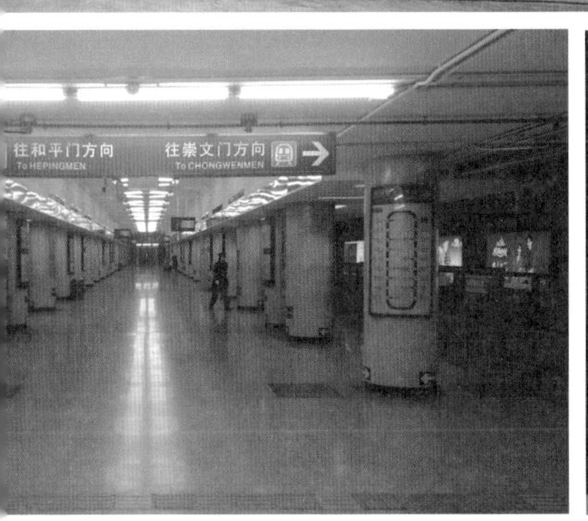

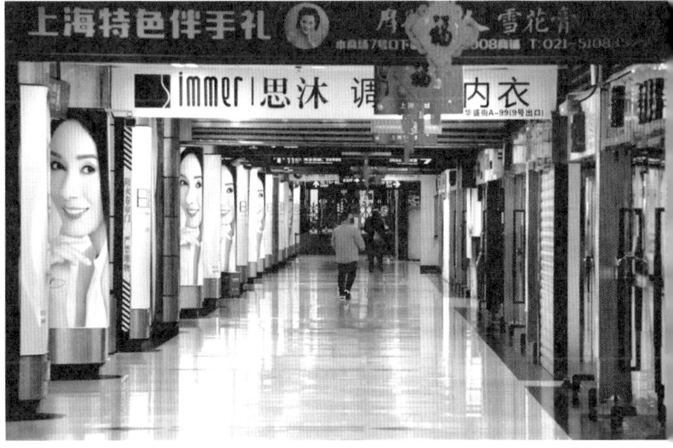

INK PUBLISHING
POINT 17

百年大疫：COVID-19疫情全紀錄

統籌策畫　張瑞昌
作　　者　中央通訊社
編　　輯　萬淑彰 林孟汝
責任編輯　田瑞華

總 編 輯　初安民
責任編輯　林家鵬
美術編輯　林麗華
校　　對　馬文穎 林家鵬 中央通訊社

發 行 人　張書銘
出　　版　INK 印刻文學生活雜誌出版股份有限公司
新北市中和區建一路249號8樓
電話：02-22281626
傳真：02-22281598
e-mail：ink.book@msa.hinet.net
網　　址　舒讀網http：//www.inksudu.com.tw

法律顧問　巨鼎博達法律事務所
施竣中律師
總 經 銷　成陽出版股份有限公司
電　　話　03-3589000（代表號）
傳　　真　03-3556521
郵政劃撥　19785090　印刻文學生活雜誌出版股份有限公司
印　　刷　海王印刷事業股份有限公司

港澳總經銷　泛華發行代理有限公司
地　　址　香港新界將軍澳工業邨駿昌街 7 號 2 樓
電　　話　852-27982220
傳　　真　852-31813973
網　　址　www.gccd.com.hk

出版日期　2020年 9 月　初版
2020年 10月 26日　初版二刷
ISBN　978-986-387-355-6
定　　價　490元

國家圖書館出版品預行編目資料

百年大疫：COVID-19疫情全紀錄
中央通訊社 著.
--初版. --新北市中和區：INK印刻文學，
2020.09 面； 17 × 23公分. --（POINT；17）
ISBN 978-986-387-355-6 (平裝)
1.傳染性疾病防制 2.病毒感染 3.報導文學
412.471　109010636